U0236446

儿科住院医师手册

（第2版）

首都医科大学附属北京儿童医院

主　　编：李仲智　　申昆玲

副主编：巩纯秀　　周　红　　孟小英

编　　委：（按姓氏笔划排序）

马晓莉	马　琳	王惠玲	刘世琳
刘　军	刘秀云	刘　纲	刘婷婷
向　莉	孙　宁	孙　琳	巩纯秀
邢　环	齐鸿燕	吴玉筠	吴润辉
宋文琪	张立新	张　建	张钦明
张　峰	张桂芳	张潍平	李绍英
李晓峰	李彩凤	李惠民	杨彩云
沈惠清	沈　颖	邱晓红	陈永卫
李春红	陈　晖	周　红	周　翾
孟小英	林　影	祝秀丹	胡英惠
徐子刚	徐保平	徐樨巍	殷　菊
袁　越	钱素云	曾　骐	焦安夏
焦莉平	董丽娟	魏京海	

秘　　书：苏　畅

中国协和医科大学出版社

图书在版编目（CIP）数据

儿科住院医师手册 /李仲智，申昆玲主编. —北京：中国协和医科大学出版社，2011.6
ISBN 978 - 7 - 81136 - 447 - 7

Ⅰ．①儿…　Ⅱ．①李…②申…　Ⅲ．①小儿疾病 - 诊疗 - 手册　Ⅳ．①R72 - 62

中国版本图书馆 CIP 数据核字（2011）第 100076 号

儿科住院医师手册（第 2 版）

主　　编：李仲智　申昆玲
责任编辑：田　奇

出版发行：**中国协和医科大学出版社**
（北京东单三条九号　邮编 100730　电话 65260431）

网　　址：www.pumcp.com
经　　销：新华书店总店北京发行所
印　　刷：中煤（北京）印务有限公司

开　　本：787 × 1092　1/32
印　　张：12.75
字　　数：320 千字
版　　次：2011 年 8 月第 2 版
印　　次：2021 年 5 月第 11 次印刷
定　　价：42.00 元

ISBN 978 - 7 - 81136 - 447 - 7 - 01

序　言

　　儿童是祖国的未来，儿科医生是儿童的保护神，我们的工作直接关系到儿童的健康成长。精湛的医术、缜密的思维是做好儿科工作的必备条件，而扎实的基本功、丰富的知识储备则是通向成功的阶梯。为了使年轻医师能够为儿童提供更高质量的服务，首都医科大学附属北京儿童医院的专家们总结了多年的临床经验，撰写了这本《儿科住院医师手册》，内容包括小儿内科、外科、五官科、皮肤病学及儿童保健等多方面知识，更难得的是阐述了疾病诊疗的临床思维及分析过程和儿科危重急症抢救的程序。本书内容简洁，形式新颖，实用性强，适合实习医师、进修医师以及基层工作的儿科医师在临床工作中随时查阅。

首都医科大学附属北京儿童医院名誉院长

首都医科大学儿科医学院名誉院长

中国工程院院士

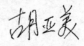

再版前言

本书为《儿科医师效率手册》的第二版，是为年轻医师准备的儿科临床知识速查手册。本书延续了第一版内容丰富、简洁实用的特点，涵盖了儿科临床的方方面面，包括小儿内科、外科、五官科、传染病、儿童皮肤病等多科临床知识；除儿科疾病学（常见疾病的诊断治疗、常见急症及其处理）外，对健康儿童生长发育及其营养喂养、常见化验正常值、儿童常用药物等亦进行了简明扼要的阐述。用图表的形式展示儿科常见症状与体征的临床分析过程和常见急症的急救处理，为初入医学大门的年轻医师提供了诊断思路与治疗方案。

本次再版除了进行知识更新外，最大的变动是在症状篇，在原版基础上，各专业高年医师根据多年的临床经验反复修改，以奉献更为科学缜密的分析诊断思路，希望对年轻医师及早建立正确的临床思维有所帮助。

由于编写人员水平有限，书中难免出现错误与疏漏，敬请读者批评指正。

首都医科大学附属北京儿童医院院长
首都医科大学儿科医学院院长

李仲智
2011 年 6 月

前　言

本书由我院富有经验的专家根据多年的临床实践编写而成，内容涉及广泛，涵盖了儿科临床的方方面面。除小儿内科外，还有小儿外科、五官科、小儿传染病、儿童皮肤病等多科临床知识；除了儿科疾病学内容（常见疾病的诊断治疗、常见急症及其处理）外，对健康儿童生长发育及营养喂养、常用化验正常值、儿科常用药物等亦进行了简明扼要的阐述，便于临床医师在繁忙的工作中随时查阅。对于临床医师，初诊病儿症状的鉴别诊断及急症患儿的抢救治疗有一定难度，针对这一情况，我们在症状篇及急救篇中贯穿了临床分析及工作程序，为初入医学大门的年轻医生提供了诊断思路与治疗方案。本书形式新颖，内容丰富、简洁实用性强，既是我院各科医师们的经验总结，又反映了医学新进展，可供实习医师、住院医师以及在基层医院工作的儿科医生临床工作中参考之用。

由于时间仓促，编写人员水平有限，书中难免出现错误与疏漏，敬请读者批评指正。

2004 年 3 月

目　录

第一章 儿科基础

第一节 生 长 发 育

儿童生长发育的特点：处在生长发育的动态过程中。

一、儿童期年龄阶段的划分

年龄分期	时间界定
宫内期（胎儿期）	自卵子和精子结合到出生，共 40 周，280 天
胚胎期	受孕后 2～8 周
胎儿期	受孕后第 9 周至出生
新生儿期	自出生至未满 28 天（附：围生期 孕满 28 周至生后 1 周）
婴儿期（乳儿期）	出生后至未满 1 岁
幼儿期	1≤年龄＜3 岁
学龄前期	3～6 岁
学龄期	7 到 12～13 岁
青春期	第二性征开始发育到成年期 女 11～12 岁至 17～18 岁 男 13～15 岁至 19～21 岁

二、体格发育的具体指标

（一）体重、身高

	体 重	身 长
足月新生儿	约为3000g（2500~4000g）	平均身长为50cm（46~53cm）
1~6个月	出生时体重（g）+月龄×700g	约增长15cm
7~12个月	出生时体重（g）+6（月）×700g+（月龄-6）×300g	约增长10cm
1岁时	约10kg	为出生时1.5倍，约75cm
2~12岁	体重（kg）=（年龄×2）+7（或8）	身长（cm）=年龄×7+70cm
性发育猛长期	差异大	每年约增加10cm

（二）身体的各部位比例

	头长与身长之比	身体中心	头围	胸围	脊柱
初生时	1/4	脐部	34cm	32~33cm	平直
3个月					抬头时出现颈前弯
6个月					会坐时出现胸后弯
1岁时			46cm	与头围等	会走出现腰前弯
2岁时	1/5		48cm	约等于头围+年龄	
5岁时			50cm		
6岁时	1/6	脐与耻骨			
12岁时	1/7	耻骨联合上缘			
15岁时			53~54cm		
成人	1/8				

（三）囟门与颅缝

	前囟	后囟	颅缝
闭合	1~1.5岁闭合	4个月之前	3~4个月

（四）牙的发育　乳牙共20颗，萌出时间个体差异较大，生后4~10个月乳牙开始萌出。

2岁以内小儿乳牙萌出总数等于月龄减4~6，全副乳牙应该在2~2.5岁出齐。

【出牙时间及顺序】

	牙齿种类	出牙时间	牙齿总数
乳牙	下中切牙（2个）	5~10个月	2
	切牙（4个）	6~14个月	6
	下侧切牙（2个）	8~15个月	8
	第一乳磨牙（4个）	10~17个月	12
	尖牙（4个）	18~24个月	16
	第二乳磨牙（4个）	20~30个月	20
恒牙	第一磨牙（六岁牙）（4个）	6~7岁	4
	切牙（8个）	6~9岁	12
	前磨牙（8个）	9~13岁	20
	尖牙（4个）	9~14岁	24
	第二磨牙（4个）	12~13岁	28
	第三磨牙（智齿）（4个）	17~30岁	32

（五）骨化中心　判定骨骼发育年龄，有诊断价值。一般用骨化中心数来判断。出生时无骨化中心，6个月时有两个，10岁时出齐（10个）。8岁前腕部骨化中心数＝年龄＋1。

【年龄与腕部骨化中心数的关系】

年龄（岁）	1~3	4	5	6~8	9~12
骨化数	0~3	4	5	6~8	9~10

（六）正常小儿体格发育标准 根据2005年全国九个省市城乡小儿测量结果。

均值的应用：均值加减两个标准差为体格发育正常范围。

百分位曲线：每个儿童在其同年龄组中的发育中所处的地位，它还可以表示儿童生长发育的动态变化，如果在生长发育过程中，发生曲线偏离时，应详加检查和判断。

3岁以下儿童 WHO 标准

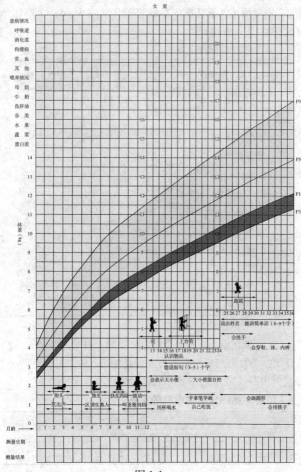

图 1-1

男童

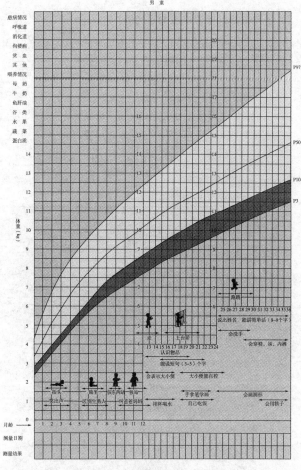

图 1-2

（七）不同年龄小儿呼吸、心率、血压正常值

【各年龄小儿呼吸次数的平均值】

年龄	每分钟呼吸平均次数
新生儿	40～44
出生至 1 岁	30
1～3 岁	24
4～7 岁	22
8～14 岁	20

【各年龄心率平均值及范围】

年龄	平均值（次/分）	最小～最大值（次/分）
出生～	127.9	88～158
2 天～	116.5	85～162
8 天～	146.0	115～172
1 个月～	139.5	111～167
4 个月～	130.0	105～158
7 个月～	124.8	109～154
1 岁～	119.2	85～187
3 岁～	108.8	75～133
4 岁～	100.8	71～133
6 岁～	91.7	68～125
8 岁～	88.9	64～123
11 岁～	82.3	52～115
男 12～14 岁	77.4	58～102
女 12～14 岁	87.3	55～109

【各年龄平均血压】

年龄	平均收缩压 （mmHg）	平均舒张压 （mmHg）
新生儿	80 ± 16	46 ± 16
6 个月	89 ± 19	60 ± 10
1 岁	96 ± 30	66 ± 25
2 岁	99 ± 25	64 ± 25
3 岁	100 ± 25	67 ± 23
4 岁	99 ± 20	65 ± 20
5 岁	94 ± 14	55 ± 9
6 岁	100 ± 15	56 ± 8
7 岁	102 ± 15	56 ± 8
8 岁	105 ± 16	57 ± 9
9 岁	107 ± 16	57 ± 9
10 岁	111 ± 17	58 ± 10
11 岁	113 ± 18	59 ± 10
12 岁	115 ± 19	59 ± 10
13 岁	118 ± 19	60 ± 10

（1mmHg = 133.322Pa）

三、神经精神发育

当小儿的动作和行为发育指标落后于正常儿童平均年龄时，提示小儿的神经精神发育可能偏离，需及时进行发育诊断及早期干预。各年龄组儿童动作及行为发育见下表。

年龄	动　作	语　言	适应性行为
初生	全身无规律性动作	会哭	手心接触到成人手指反射性紧握
2个月	由俯卧位托起，头与躯干能维持直线	能微笑，发出元音	双眼能随物移动，约90度
4个月	抬头，抬胸，头竖直	会大声叫，会发出"咕咕""咯咯"的声音	能看到玩具，对挂于胸上方的玩具开始会抓，能较有意识的笑和哭
6个月	稍会坐，会翻身	咿呀学语	能伸一手取物，并将其放入口中，会区别生熟人
8个月	能爬，独坐，扶之能站	发出个别音节，以唇音为主能发出"baba"，"m-ama"的叠音	能两手传递玩具，能观察大人行为，拇、食指能对指取物，会模仿大人动作
10个月	扶物站稳	能模仿大人的声音	会招手表示再见，会将食物递给大人，穿衣时会将手伸入袖
12个月	能自己站立，扶一只手会走	能说简单的词，有意识地称呼家人	用杯喝水，能表示爱憎的感情
15个月	走得好，会爬台阶，会叠两块积木	会说单字，如吃，睡，会叫熟悉物品的名称	会翻书，会指出需要的东西
18个月	会跑，拉一只手上台阶	能说出图画上的物品名	能正确指出自己身体的部位，会自己吃饭
2岁	会踢球，双脚跳，会开门	能说2~3个字的句子，如"我吃饭"	会自己吃东西，能看画，懂得命令，有困难知道找人

年龄	动 作	语 言	适应性行为
3 岁	两脚交替上台阶	会说短歌谣,知道性别年龄	能控制大小便,会看图、听讲故事,主动找人玩
5 岁	跑跳跃	能唱歌,讲述句子,排列有次序,会回答问题	会画圆圈,穿珠子,能穿不扎带的鞋,能表达感情 会穿衣脱衣,会数 10 以内的数,能画四方形,能辨别各种颜色

四、正常的青春期发育

（一）**青春期特点** 身体发生较大变化。青春期的开始受内分泌激素所控制。

1. 青春期开始生长速度增快,每年可增加身长 8 ~ 12cm,约经历两年,称此时期为青春期的猛长,女孩多开始于 12 岁左右,男孩开始于 14 岁前后,男孩比女孩迟两年。

2. 在青春期第二性征逐渐发育成熟,使体格发生较大的变化。女孩出现乳房的发育,外阴变化及阴毛的生长,并有月经来潮。男孩外生殖器增大成熟,阴毛生长并有喉结,声音变低沉,出现胡须等改变。

青春期的成熟与骨骼的成熟一致,身高的增长又是骨骼生长的结果,因此当性早熟时骨龄生长速度超过身高的增长,由于性早熟使骨骺过早闭合,减少了身高增长的时间,最后导致身材矮小。

（二）**青春期发育分期** （一般按 Tanner 的标准分为五期）

1. 男孩外生殖器的发育分期

1 期 青春前期,睾丸和阴茎的大小、位置与儿童早期一样。

2 期 阴囊和睾丸增大,阴囊皮肤变暗红并有皱褶出现。

3 期 阴茎增大,先是长度增加,睾丸及阴囊进一步增大。

4 期　阴茎再增大，睾丸及阴囊较大并阴囊皮肤变暗色加重。

5 期　外生殖器的形状、大小如成人。

2. 女孩乳房发育的分期

1 期　青春前期仅有乳头的突出如幼儿。

2 期　乳芽期，乳房和乳头稍隆起，乳晕直径增大。

3 期　乳房和乳晕进一步增大，两者结构不能区分。

4 期　乳头和乳晕进一步突起，和乳房发育之间有一凹陷，乳头和乳晕形成第二个隆起。

5 期　成熟期，乳房进一步的发育，使乳头和乳晕形成的第二突起消失，乳房整个结构连续。

此五期过程在我国女孩青春期发育过程中不一定完全出现，常有 4 期和 5 期不能分辨的。

3. 两性阴毛的发育

1 期　青春前期无阴毛。

2 期　生长出稀疏的黑色较浅的细毛，直的或有弯曲，主要分布在阴茎根部或在大阴唇上。

3 期　阴毛较粗，颜色加深，并有弯曲，分布亦广，可达耻骨。

4 期　阴毛分布形成人字形，但覆盖的面积较成人少。

5 期　阴毛浓密，分布为成人的女性型，即倒三角形。

6 期　阴毛向下，两侧可分布到股内侧，为成熟的男人型。

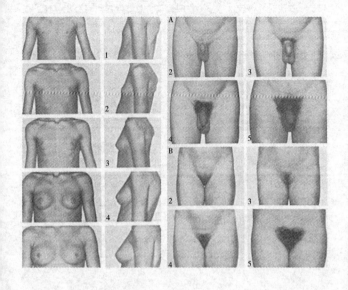

第二节　小儿营养与婴儿喂养

小儿营养是为了满足小儿机体修复旧组织，增生新组织，维持正常生长发育和生理活动，从外界摄取物质供给能量及各种营养素。正确喂养在儿科预防及治疗医学中占很重要的位置。

一、能量的需要

1. 总能量需要　婴儿 460.2kJ（110kcal）/（kg·d）；以后每增长 3 岁减去 41.8kJ（10kcal）；15 岁 251kJ（60kcal）左右。

如能量供应不足，小儿消瘦，发育迟缓；如热量过多则小儿过于肥胖。

2. 小儿能量需求的 5 个方面（以婴儿为例）

	占总能量需求百分比（%）
基础代谢	50～60
食物特殊动力作用	7～8
活动所需（个体差异大）	15～20
生长所需（小儿特有）	25～30
排泄消耗	＜10

二、营养素的需要（婴儿）

营养素	日需量（每千克体重）
水	150ml（包括乳汁等其他液体）
蛋白质	1.5g（母乳）
	3g（牛乳）
脂肪	4g
碳水化合物	12g
维生素	维生素A、D、E、K（脂溶性）
	维生素C、B族（水溶性）
矿物质	钙、铁、锌、碘等
膳食纤维	纤维素、木质素、果胶等

三大供能营养素合理的供能比例为蛋白质∶脂肪∶碳水化合物 = 15∶35∶50

三、母乳喂养

（一）母乳喂养优点

1. 营养素齐全，且最容易消化吸收，是婴儿的最佳食品。含乳清蛋白多、酪蛋白少，含必需氨基酸多，在胃内形成的凝块少，易于消化吸收；以不饱和脂肪酸为主，硬脂酸含量少，脂肪滴小，易于消化；乳糖成分高，易于铁的吸收；含矿物质比例适合生理需要，钙磷比例为1.5～2∶1，易于钙的吸收。

2. 保护婴儿免受病原微生物的感染。由于母乳中含有丰富的免疫物质如：巨噬细胞等可吞噬、杀伤病原微生物；分泌型的 IgA 可保护肠道免受病原微生物的侵袭；乳铁蛋白具有抑制大肠杆菌的作用等，使小儿具有较好的免疫力。

3. 经济、方便。

4 增进母子间感情，有利于婴儿的体格、智力以及心理的发育。

5. 减少婴儿发生过敏的概率。

（二）**哺乳方法** 尽早开乳。新生儿期每日哺乳 8 ~ 10 次，按需哺喂；2 ~ 3 月可改为 6 ~ 8 次，每 2.5 ~ 3 小时喂一次；最好能喂至 4 ~ 6 月，有条件者可喂至 8 ~ 12 月，在不影响加辅食情况下可 2 岁断奶。哺乳时每次应先将一侧乳房吸尽，再换喂另一侧乳房，并应两侧乳房先后交替，如乳量多或小儿患病不能吸尽时，应用吸乳器将乳汁吸空。

（三）**注意事项** 注意乳母的营养，情绪；避免服用能渗透至乳汁的药物；注意婴儿含接乳头的正确姿势；防止乳头皲裂；禁忌饮酒；乳母患严重疾病及传染病时应停止哺乳；按时给婴儿添加辅食。

四、人工喂养

当由于某种原因不能够哺喂母乳时，最佳的选择应为配方奶粉。在不具备条件的地区或家庭则采用牛乳或羊乳等。

【人乳、牛乳、羊乳成分比较】

成　　分	人乳含量（%）	牛乳含量（%）	羊乳含量（%）
水	88.0	87.5	86.9
蛋白质	1.2	3.5	3.8
乳糖	7.5	4.8	5.0
脂肪	3.5	3.5	4.1
钙（mg）	34.0	120.0	140.0
磷（mg）	15.0	90.0	106.0
铁（mg）	0.1	0.1	0.1
能量（kJ）	68.0	66.0	71.0

1. 牛乳喂养 ①稀释：牛乳蛋白质含量高，酪蛋白占4/5，不易消化，为减少凝块可以加水，或米汤；②加糖：牛乳中乳糖含量少，食用时要加糖，才能供给足够的热量；③牛乳必须经过加热煮沸，消毒后方能进食。

牛乳配制方法：3 个月体重 5kg 小儿为例，牛乳喂养：

（1）每日总热量：110kcal×5 ＝550kcal

（2）每日需 5% 糖牛乳量：100ml×（550kcal÷86kcal）≈640ml

每 100 毫升牛奶提供 66kcal 热量；每克糖提供 4kcal 热量

（3）每日需糖量：5g×（640÷100）＝32（g）

（4）每日需液体总量：150ml×5 ＝750ml

（5）除奶以外每日需水量：750 － 600 ＝150ml，可在喂奶间隔分次喂水

纯奶粉配制，重量比为 1∶8（1 份奶粉加 7 份水）；按容量计算为 1∶4，奶瓶一格奶粉加水四格。

2. 羊奶也是婴儿较好的营养品，易于消化吸收。但羊奶含维生素 B_{12} 量少，如能及时加辅食可以避免。其制备法与牛乳相同。

3. 炼乳、麦乳精、糕干粉不能作为人工喂养的主食，除含糖外其他必需营养素均不能满足小儿的需要。

五、辅食

1. 辅食添加原则 从一种到多种，从少到多，从稀到稠，从细到粗，循序渐进。断乳：断母乳，继续奶粉等乳制品喂养，但数量逐渐减少。

2. 辅食添加顺序

生后 2 周 加维生素 D 400IU/d（预防量）。

5～6 个月 米糊、营养米粉、蛋黄、菜泥、水果泥、烂粥、鱼泥、豆腐。

7～9 个月 饼干、烤馒头片、鱼、蛋、肝泥、肉末、碎菜、水果粒。

10～12 个月 稠粥、烂面、软饭、挂面、馒头、面包、豆制品、饺子等。

【中国居民膳食营养素参考摄入量】

年龄 (岁)	能量（推荐摄入量）		蛋白质（推荐摄入量）	
	（kcal/d）		（g/d）	
	男	女	男	女
0 ~	95kcal/（kg·d）		1.5~3g/（kg·d）	
0.5	95kcal/（kg·d）			
1 ~	1000	1050	35	
2 ~	1200	1150	40	
3 ~	1350	1300	45	
4 ~	1450	1400	50	
5 ~	1600	1500	55	
6 ~	1700	1600	55	
7 ~	1800	1700	60	
8 ~	1900	1800	65	
9 ~	2000	1900		
10 ~	2100	2000	70	65
11 ~	2400	2200	75	75
14 ~	2900	2400	85	80

【中国居民膳食营养素参考摄入量】

年龄 (岁)	钙 (mg/d)	铁（mg/d）		维生素 A(μg RE)		维生素 D (μg/d)
		男	女	男	女	
0 ~	300	0.3		400		10
0.5 ~	400	10		400		10
1 ~	600	12		500		10
4 ~	800	12		600		10
7 ~	800	12		700		10
11 ~	1000	16	18	700		5
14 ~	1000	20	25	800	700	5

RE（视黄醇当量）；1μg =40 国际单位；1 国际单位 =0.3μg RE

第二章 儿科常见症状及体征

第一节 发 热

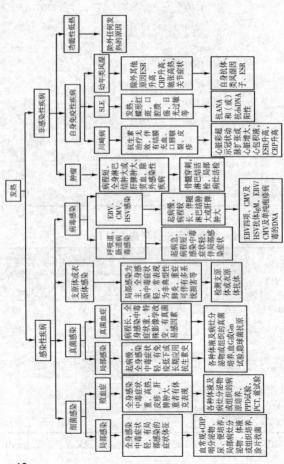

第二节 皮 疹

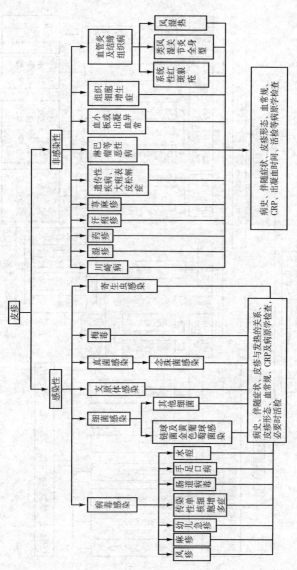

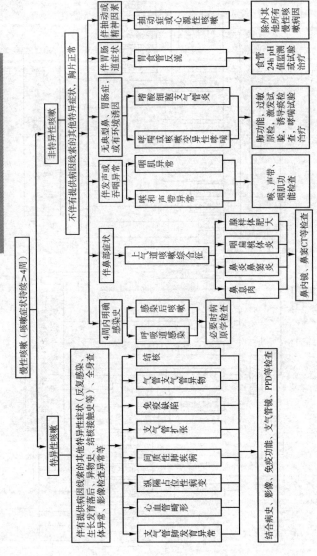

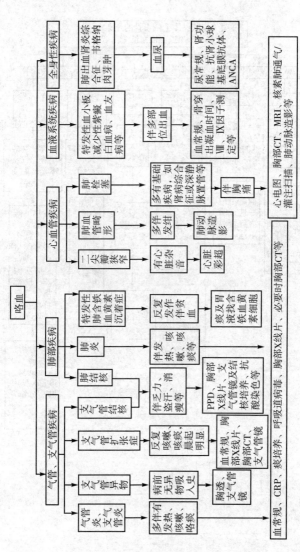

第五节 发 绀

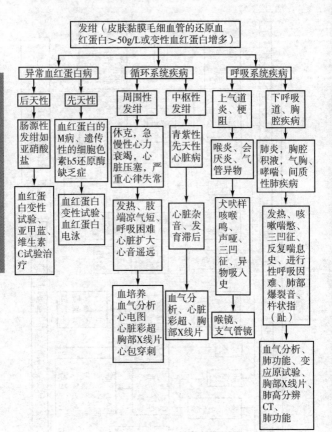

发绀（皮肤黏膜毛细血管的还原血红蛋白＞50g/L或变性血红蛋白增多）

异常血红蛋白病

- 后天性
  - 肠源性发绀如亚硝酸盐
    - 血红蛋白变性试验、亚甲蓝、维生素C试验治疗
- 先天性
  - 血红蛋白的M病、遗传性的细胞色素b5还原酶缺乏症
    - 血红蛋白变性试验、血红蛋白电泳

循环系统疾病

- 周围性发绀
  - 休克，急慢性心力衰竭，心脏压塞，严重心律失常
    - 发热、肢端凉气短、呼吸困难心脏扩大心音遥远
      - 血培养血气分析心电图心脏彩超胸部X线片心包穿刺
- 中枢性发绀
  - 青紫性先天性心脏病
    - 心脏杂音、发育滞后
      - 血气分析、心脏彩超、胸部X线片

呼吸系统疾病

- 上气道炎、梗阻
  - 喉炎、会厌炎、气管异物
    - 犬吠样咳喉鸣、声哑、三凹征、异物吸入史
      - 喉镜、支气管镜
- 下呼吸道、胸腔疾病
  - 肺炎、胸腔积液、气胸、哮喘、间质性肺疾病
    - 发热、咳嗽喘憋、三凹征、反复喘息史、进行性呼吸困难、肺部爆裂音、杵状指（趾）
      - 血气分析、肺功能、变应原试验、胸部X线片、肺高分辨CT、肺功能

第六节 呼 吸 困 难

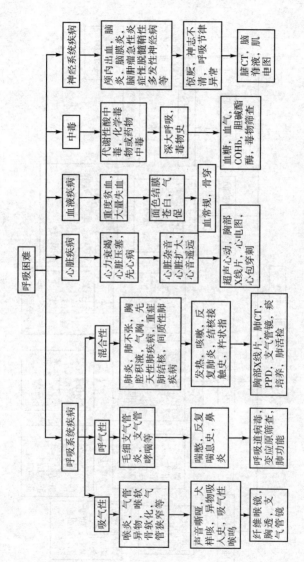

第七节 呕 吐

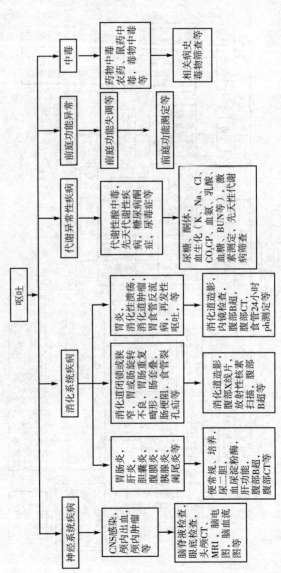

呕吐

神经系统疾病	消化系统疾病			代谢异常性疾病	前庭功能异常	中毒

神经系统疾病：CNS感染，颅内出血，颅内肿瘤等

消化系统疾病：
- 胃肠炎，肝炎，胆囊炎，腹膜炎，胰腺炎，阑尾炎等
- 消化道闭锁或狭窄，胃或肠旋转不良，胃肠重复畸形，肠梗阻，肠套叠，食管裂孔疝等
- 胃炎，消化性溃疡，消化道肿瘤，胃食管反流病，再发性呕吐，等

代谢异常性疾病：代谢性酸中毒，先天代谢性疾病，糖尿病酮症，尿毒症等

前庭功能异常：前庭功能失调等

中毒：药物中毒，农药，鼠药，毒物中毒等

脑脊液检查，眼底检查，头颅CT，MRI，脑电图，脑血流图等

便常规，培养，尿二胆，血尿淀粉酶，肝功能，腹部B超，腹部CT等

消化道造影，腹部X线片，放射性核素扫描，腹部B超等

消化道造影，内镜检查，腹部B超，腹部CT，食管24小时pH测定等

尿糖，酮体，血生化（K，Na，Cl，CO₂CP，血氨，乳酸，BUN等），激素测定，先天性代谢病筛查

前庭功能测定等

相关病史毒物筛查等

附：新生儿呕吐

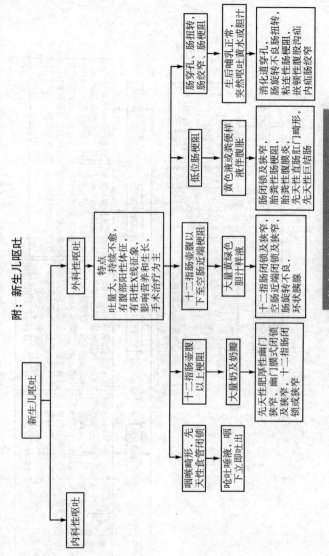

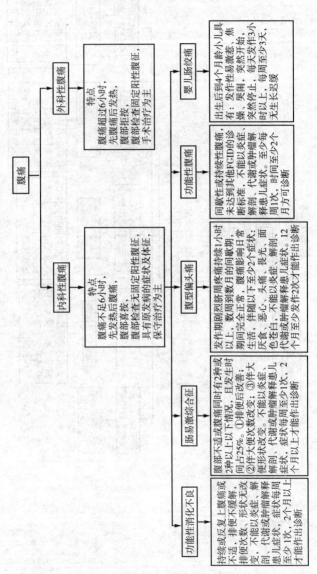

腹痛

外科性腹痛

特点
腹痛超过6小时，先腹痛后发热，腹部拒按，腹部检查固定阳性腹征，手术治疗为主

婴儿肠绞痛

出生后到4个月龄小儿具有：发作性易激惹，焦躁，哭闹，突然开始，突然停止，每次发作3小时以上，每周至少3天，时间至少1周，无生长迟缓

功能性腹痛

间歇性或持续性腹痛，未达到当地其他FGID的诊断标准，不能以炎症、解剖、代谢或肿瘤解释患儿症状，至少每周1次，时间至少2个月方可诊断

内科性腹痛

特点
腹痛不足6小时，先发热后腹痛，腹部喜按，腹部检查无固定阳性腹征，具有原发病的症状及体征，保守治疗为主

腹型偏头痛

发作期剧烈脐周疼痛持续1小时以上，数周到数月的间歇期，期间完全正常，腹痛影响日常生活，伴随以下至少2个症状：厌食、恶心、头痛、畏光、面色苍白，不能以炎症、解剖、代谢或肿瘤解释患儿症状，12个月至少发作2次才能作出诊断

肠易激综合征

腹部不适或腹痛同时有2种或2种以上，①排便后情况改善；②排大便次数改变；③伴大便形状改变。不能以炎症、解剖、代谢或肿瘤解释患儿症状，2症状每周至少1次，2个月以上才能作出诊断

功能性消化不良

持续或反复上腹痛或腹部不适，排便不缓解，排便次数、形状无改变，不能以炎症、解剖、代谢或肿瘤解释患儿症状，症状每周至少1次，2个月以上才能作出诊断

第九节　腹　泻

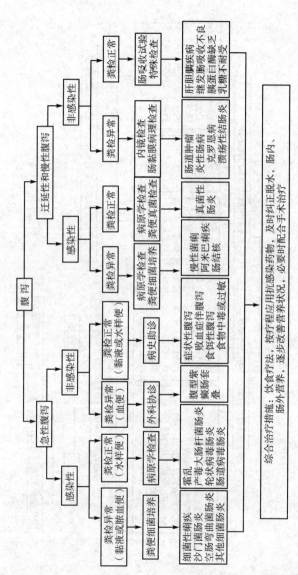

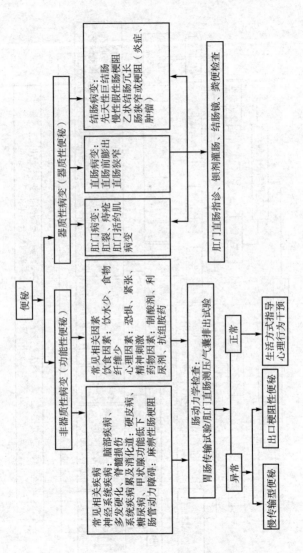

便秘

器质性病变（器质性便秘）

非器质性病变（功能性便秘）

器质性病变（器质性便秘）

肛门病变：
肛裂 痔疮
肛门括约肌
病变

直肠病变：
直肠前膨出
直肠狭窄

结肠病变：
先天性巨结肠
慢性假性肠梗阻
乙状结肠冗长
肠狭窄或便阻（疾症、肿瘤）

肛门直肠指诊、钡剂灌肠、结肠镜、粪便检查

非器质性病变（功能性便秘）

常见相关因素
饮食因素：饮水少、食物纤维少
心理因素：恐惧、紧张、精神抑郁
药物因素：制酸剂、利尿剂、抗组胺药

常见相关疾病
神经系统疾病：脑部疾病、多发硬化、脊髓损伤
系统疾病累及消化道：硬皮病、糖尿病、甲状腺功能低下
肠管动力障碍：麻痹性肠梗阻

肠动力学检查：
胃肠传输试验/肛门直肠测压/气囊排出试验

异常 ——— 慢传输型便秘

正常

出口梗阻性便秘

生活方式指导
心理行为干预

第十一节 呕 血

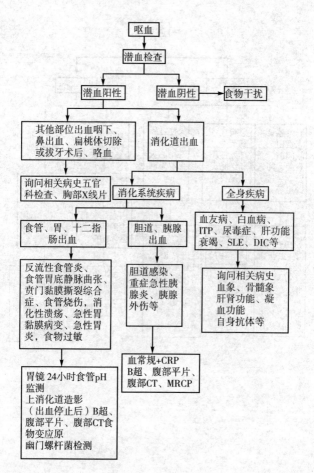

第十二节　便　血

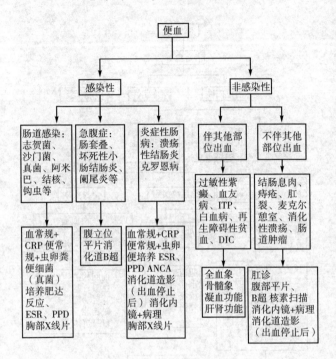

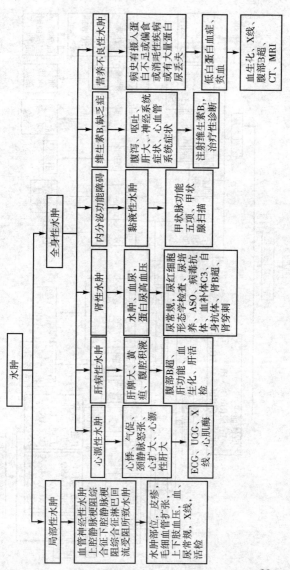

第十四节 血 尿

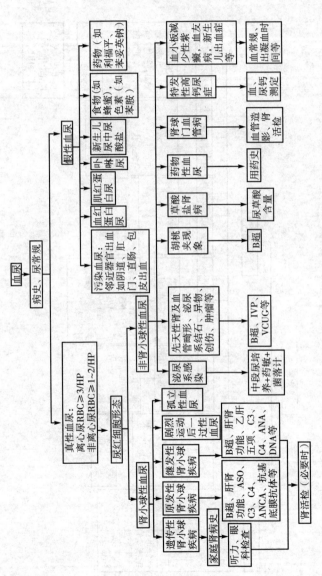

第十五节 高 血 压

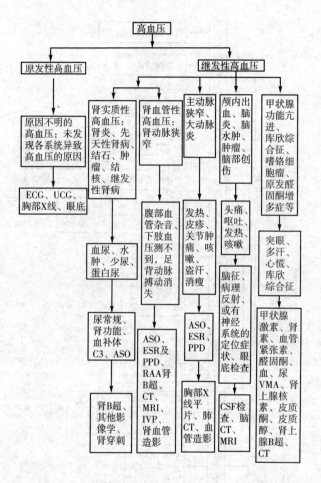

第十六节 肝脾肿大

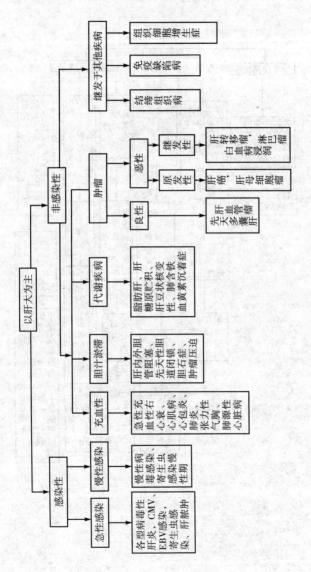

以肝大为主

感染性
- 急性感染：各型病毒性肝炎、CMV、EBV感染、寄生虫感染、肝脓肿
- 慢性感染：慢性病毒感染、寄生虫慢性感染期

非感染性
- 充血性：急性充血性右心衰、心肌病、心包疾、张力性气胸、肺源性心脏病
- 胆汁淤滞：肝内外胆管阻塞、先天性胆道闭锁、胆石症、肿瘤压迫
- 代谢疾病：脂肪肝、肝糖原贮积、肝豆状核变性、肺含铁血黄素沉着症
- 肿瘤
  - 良性：先天多囊肝、血管瘤肝
  - 恶性
    - 原发性：肝癌、肝母细胞瘤
    - 继发性：肝转移瘤、白血病、淋巴瘤浸润
- 继发于其他疾病
  - 结缔组织病
  - 免疫缺陷病
  - 组织细胞增生症

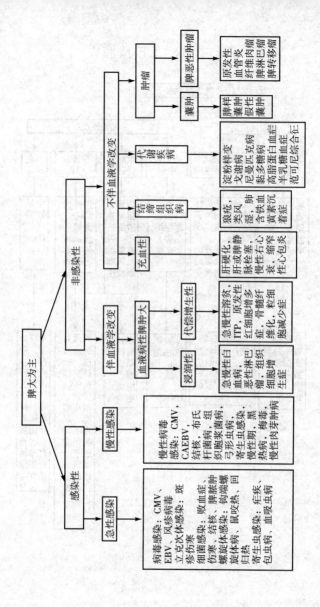

脾大为主

感染性
- 急性感染
  - 病毒感染: CMV、EBV、风疹病毒; 立克次体感染: 斑疹伤寒; 细菌感染: 伤寒、结核、脾脓肿; 螺旋体感染; 钩端螺旋体病、鼠咬热、回归热; 寄生虫感染: 疟疾、包虫病、血吸虫病
- 慢性感染
  - 慢性病毒感染: CMV、CAEBV; 结核、布氏杆菌病; 组织胞浆菌病; 弓形虫病、寄生虫病、黑热病; 梅毒、慢性肉芽肿病

非感染性
- 伴血液学改变
  - 血液病性脾肿大
    - 浸润性: 急慢性白血病、恶性淋巴瘤、组织细胞增生症
    - 代偿增生性: 急慢性溶贫、ITP、原发性红细胞增多症、骨髓纤维化、粒细胞减少症
- 不伴血液学改变
  - 充血性: 肝硬化、肝或脾静脉栓塞、慢性右心衰竭、缩窄性心包炎
  - 结缔组织病: 狼疮、类风湿、含铁血黄素沉着症
  - 代谢疾病: 淀粉样变、戈谢病、尼曼匹克病、黏多糖病、高脂蛋白血症、半乳糖血症可合并范可尼综合征
- 肿瘤
  - 囊肿: 脾样囊肿、假性囊肿
  - 脾恶性肿瘤: 原发性血管肉瘤、纤维肉瘤、脾淋巴瘤转移瘤

第十七节 淋巴结肿大

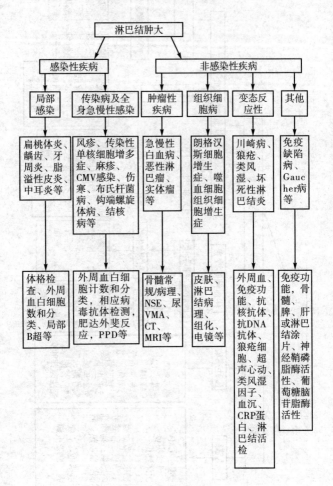

第十八节 贫 血

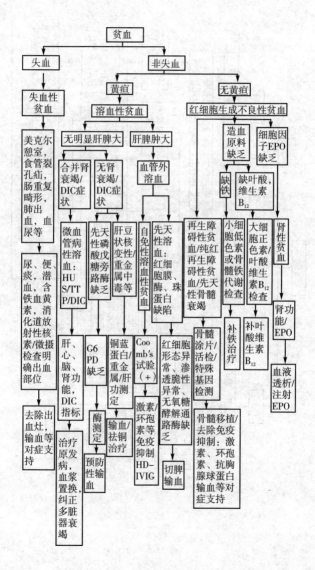

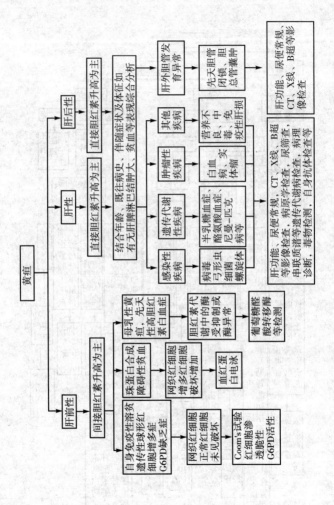

第二十节 头 痛

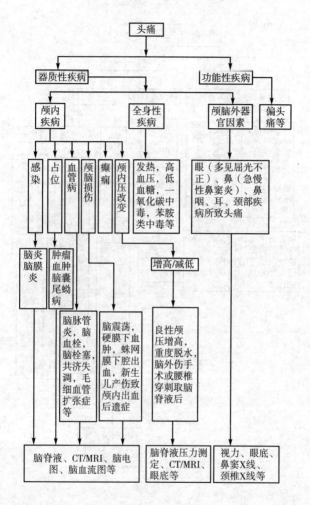

第二十一节　惊　厥

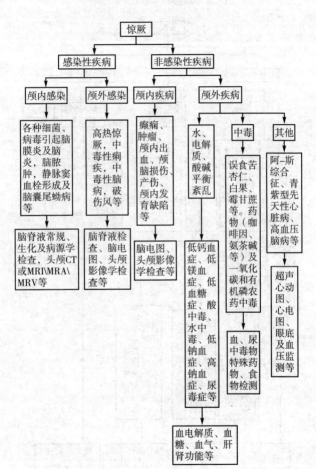

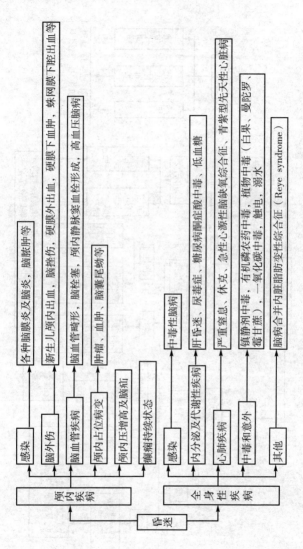

昏迷

├ 颅内疾病
│ ├ 感染 ── 各种脑膜炎及脑炎，脑脓肿等
│ ├ 脑外伤 ── 新生儿颅内出血，脑挫伤，硬膜外出血，硬膜下血肿，蛛网膜下腔出血等
│ ├ 脑血管疾病 ── 脑血管畸形，脑栓塞，颅内静脉窦血栓形成，高血压脑病
│ ├ 颅内占位病变 ── 肿瘤，血肿，脑囊尾蚴等
│ ├ 颅内压增高及脑疝
│ └ 癫痫持续状态
│
└ 全身性疾病
   ├ 感染 ── 中毒性脑病
   ├ 内分泌及代谢性疾病 ── 肝昏迷，尿毒症，糖尿病酮症酸中毒，低血糖
   ├ 心肺疾病 ── 严重窒息，休克，急性心源性脑缺氧综合征，青紫型先天性心脏病
   ├ 中毒和意外 ── 镇静剂安眠药，有机磷农药中毒，植物中毒（白果，曼陀罗，霉甘蔗），一氧化碳中毒，触电，溺水
   └ 其他 ── 脑病合并内脏脂肪变性综合征（Reye syndrome）

第二十三节　瘫　痪

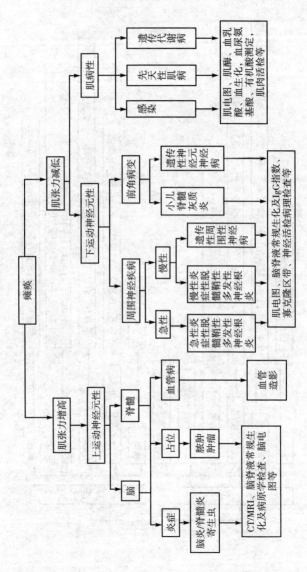

第二十四节 肥 胖

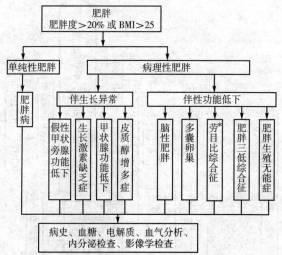

*Laurence-MBiedl 综合征:肥胖、多指(趾)畸形、视网膜色素变性,体型矮小、智力发育迟顿,生殖器发育不良。

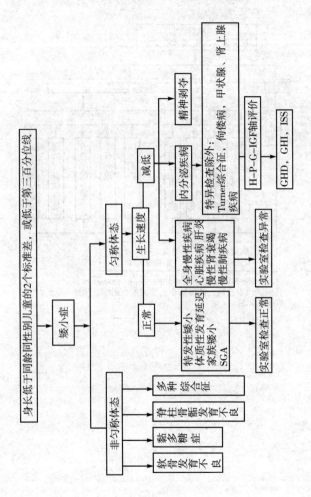

身长低于同龄同性别儿童的2个标准差，或低于第三百分位线

└─ 矮小症

├─ 匀称体态
│   └─ 生长速度
│   ├─ 减低
│   │   ├─ 精神剥夺
│   │   └─ 内分泌疾病
│   │   └─ 特异检查除外：Turner综合征、甲状腺疾病
│   │   └─ H-P-G-IGF轴评价：佝偻症、甲状腺、肾上腺疾病
│   │   └─ GHD、GHI、ISS
│   └─ 正常
│   ├─ 全身慢性疾病 心脏疾病 肝疾病 慢性肾衰竭 慢性肺疾病
│   │   └─ 实验室检查异常
│   └─ 特发性矮小 体质性发育延迟 家族矮小 SGA
│   └─ 实验室检查正常
│
└─ 非匀称体态
    ├─ 多种综合征
    ├─ 脊柱骨骺发育不良
    ├─ 黏多糖症
    └─ 软骨发育不良

第二十六节 多饮多尿症

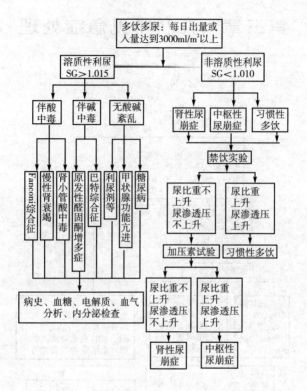

第三章 儿科常见急症处理

第一节 惊 厥

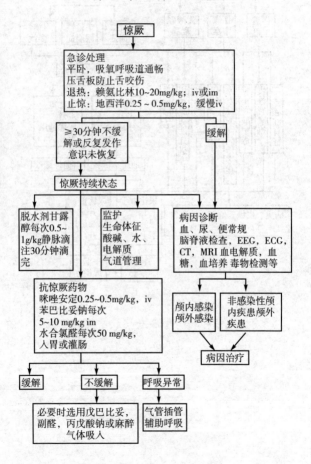

惊厥

急诊处理
平卧，吸氧呼吸道通畅
压舌板防止舌咬伤
退热：赖氨比林10~20mg/kg；iv或im
止惊：地西泮0.25~0.5mg/kg，缓慢iv

≥30分钟不缓解或反复发作意识未恢复 ／ 缓解

惊厥持续状态

脱水剂甘露醇每次0.5~1g/kg静脉滴注30分钟滴完

监护
生命体征
酸碱、水、电解质
气道管理

病因诊断
血、尿、便常规
脑脊液检查，EEG，ECG，CT，MRI 血电解质，血糖，血培养 毒物检测等

抗惊厥药物
咪唑安定0.25~0.5mg/kg，iv
苯巴比妥钠每次5~10mg/kg im
水合氯醛每次50mg/kg，入胃或灌肠

颅内感染颅外感染 ／ 非感染性颅内疾患颅外疾患

病因治疗

缓解 ／ 不缓解 ／ 呼吸异常

必要时选用戊巴比妥，副醛，丙戊酸钠或麻醉气体吸入

气管插管辅助呼吸

第二节 休 克

休克临床表现	早期 （代偿期或脏器低灌注）	晚期 （失代偿期）
症状体征		
神志	淡漠,烦躁	嗜睡,昏迷
心率	增快	明显增快
呼吸	增快、通气过度	困难
肢端	凉	湿冷,皮肤灰、发绀
脉搏/心音	强/强	弱/低钝
毛细血管充盈时间	延长(1~3s)	明显延长(>3s)
血压	正常	降低
尿量	正常或少尿	少尿或无尿
实验室检查		
酸碱中毒	呼碱、代酸可有可无	代酸或混酸
低氧血症	存在	严重
	动－静脉氧含量差降低	氧供依赖性氧耗
血乳酸	轻度增高或正常	明显增高
凝血－纤溶系统	轻度凝血异常	DIC

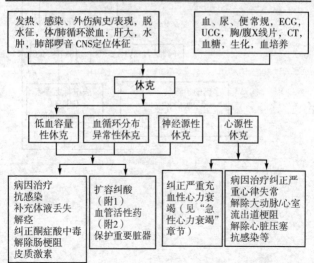

附1.【扩容纠酸】

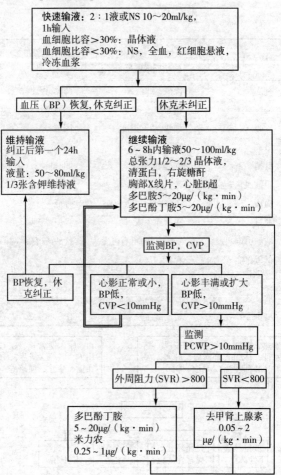

快速输液： 2∶1液或NS 10～20ml/kg，
1h输入
血细胞比容＞30%：晶体液
血细胞比容＜30%：NS，全血，红细胞悬液，
冷冻血浆

血压（BP）恢复，休克纠正 ／ 休克未纠正

维持输液
纠正后第一个24h
输入
液量：50～80ml/kg
1/3张含钾维持液

继续输液
6～8h内输液50～100ml/kg
总张力1/2～2/3晶体液，
清蛋白，右旋糖酐
胸部X线片，心脏B超
多巴胺5～20μg/（kg·min）
多巴酚丁胺5～20μg/（kg·min）

监测BP，CVP

BP恢复，休克纠正

心影正常或小，
BP低，
CVP＜10mmHg

心影丰满或扩大
BP低，
CVP＞10mmHg

监测
PCWP＞10mmHg

外周阻力（SVR）＞800 ／ SVR＜800

多巴酚丁胺
5～20μg/（kg·min）
米力农
0.25～1μg/（kg·min）

去甲肾上腺素
0.05～2
μg/（kg·min）

附2.【血管活性药物应用】

药物	常用剂量（μg/kg·min）	作用部位	作用
多巴胺	0.5~1.0	多巴胺受体	扩肾血管
(dopamine)	4.0~10	β	正性肌力
	11~20	α>β	缩血管
多巴酚丁胺	1~20	$β_1$和$β_2$	正性肌力
(dobutamine)			扩张血管（$β_2$）
肾上腺素	0.05~2.0	β>α	正性肌力
(epinephrine)			肾血流减少
			心率增快
去甲肾上腺素	0.05~2.0	α>β	缩血管
(norepinephrine)			正性肌力
米力农	0.25~1	磷酸二酯酶抑制剂	正性肌力
(milrinone)	[总量≤1.13μg/(kg·d)]		扩张血管
			心率增快

第三章　儿科急诊急症常见急症处理

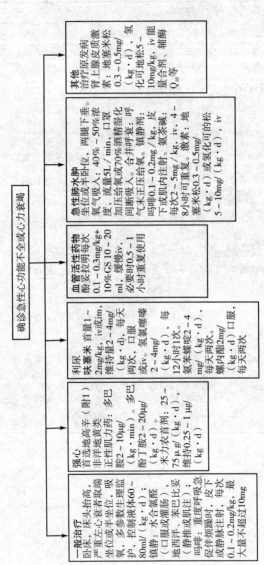

确诊急性心功能不全或心力衰竭

一般治疗
卧床，床头抬高，严重左心衰者取端坐位或半坐位，吸氧，多参数生理监护，控制液体60~80ml/（kg·d）；镇静：水合氯醛（口服或灌肠），地西泮、苯巴比妥（静注或肌注），重度烦躁时，皮下促伴烦躁时，皮下或静脉注射，每次0.1~0.2mg/kg，最大量不超过10mg

强心：
首选地高辛（附1）非洋地黄类正性肌力药：多巴胺2~10μg/（kg·min）。多巴酚丁胺2~20μg/（kg·d）。米力农首剂：25~75μg/（kg·d），维持0.25~1μg/（kg·d）。

利尿
呋塞米首量1~2mg/kg，iv或im，每天维持量2~4mg/（kg·d），口服两次或iv。氢氯噻嗪2~4mg/（kg·d），每12小时1次。氨苯蝶啶2~4mg/（kg·d），每天两次。螺内酯2mg/（kg·d）口服每天两次

血管活性药物
酚妥拉明每次0.1~0.3mg/kg+10%GS 10~20ml，缓慢iv，必要时0.5~1小时重复使用

急性肺水肿
坐位或半卧位，两腿下垂。氧气吸入：40%~50%浓度，流量5L/min，口罩加压给氧或70%酒精湿化间断吸入。合并呼衰：呼气末正压给氧。镇静剂：吗啡0.1~0.2mg/kg，皮下或肌内注射。氨茶碱：每次2~5mg/kg，iv，4~8小时可重复。激素：地塞米松0.3~0.5mg/（kg·d）或氢化可的松5~10mg/（kg·d），iv

其他
治疗原发病；肾上腺皮质激素：地塞米松0.3~0.5mg/（kg·d），氢化可的松5~10mg/kg，iv。能量合剂，辅酶Q10等

附1 【地高辛指导用量表】

年龄	给药途径	负荷量（μg/kg）	负荷量法	维持量（μg/kg）
早产儿	口服	10～20	首次给负荷量的1/3～1/2 余量再分2次，每次间隔8h，12h 后加用维持量	1/5～1/4 负荷量分2次，每12小时
成熟儿	口服	20～30		
>1个月	口服	25～40		
任何年龄	静注	75%口服量		

应用洋地黄注意事项：①治疗开始前必须询问病儿2周内有无用过洋地黄类药物，如已用药应酌情减量。情况不清者，最好从小剂量开始，在心电图监测下谨慎使用；②心肌炎（风湿性、病毒性、中毒性）伴心衰者，应警惕毒性反应；③新生儿及未成熟儿剂量宜偏小；④部分或完全房室传导阻滞时应慎用；⑤室性心动过速尤以洋地黄引起者应禁用；⑥心动过缓（婴儿＜100次/分、幼儿＜80次/分、儿童＜60次/分）时应停药观察。

第四节 急性呼吸衰竭

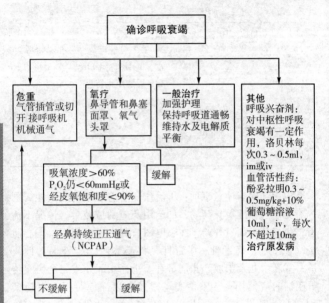

第五节 急性肾衰竭

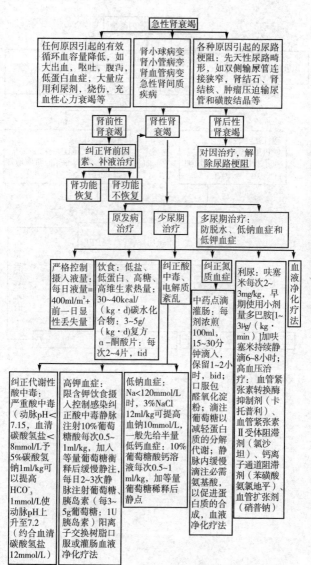

急性肾衰竭

任何原因引起的有效循环血容量降低，如大出血、呕吐、腹泻、低蛋白血症、大量应用利尿剂、烧伤、充血性心力衰竭等

肾小球病变
肾小管病变
肾血管病变
急性肾间质疾病

各种原因引起的尿路梗阻：先天性尿路畸形，如双侧输尿管连接狭窄、肾结石、肾结核、肿瘤压迫输尿管和磺胺结晶等

肾前性肾衰竭

肾性肾衰竭

肾后性肾衰竭

纠正肾前因素、补液治疗

对因治疗，解除尿路梗阻

肾功能恢复

肾功能不恢复

原发病治疗

少尿期治疗

多尿期治疗：防脱水、低钠血症和低钾血症

严格控制摄入液量：每日液量=400ml/m² + 前一日显性丢失量

饮食：低盐、低蛋白、高糖、高维生素热量：30~40kcal/（kg·d）碳水化合物：3~5g/（kg·d）复方α-酮酸片：每次2~4片，tid

纠正酸中毒、电解质紊乱

纠正氮质血症

中药点滴灌肠：每剂浓煎100ml，15~30分钟滴入，保留1~2小时，bid；口服包醛氧化淀粉；滴注葡萄糖以减轻蛋白质的分解代谢；静脉内缓慢滴注必需氨基酸，以促进蛋白质的合成，血液净化疗法

利尿：呋塞米每次2~3mg/kg，早期使用小剂量多巴胺[1~3μg/（kg·min）]加呋塞米持续静滴6~8小时；高血压治疗：血管紧张素转换酶抑制剂（卡托普利）、血管紧张素Ⅱ受体阻滞剂（氯沙坦）、钙离子通道阻滞剂（苯磺酸氨氯地平）、血管扩张剂（硝普钠）

血液净化疗法

纠正代谢性酸中毒：严重酸中毒（动脉pH<7.15，血清碳酸氢盐<8mmol/L予5%碳酸氢钠1ml/kg可以提高HCO₃⁻1mmol/L使动脉pH上升至7.2（约合血清碳酸氢盐12mmol/L）

高钾血症：限含钾饮食摄入控制感染纠正酸中毒静脉注射10%葡萄糖每次0.5~1ml/kg，加入等量葡萄糖稀释后缓慢静注，每日2~3次静脉注射葡萄糖-胰岛素（每3~5g葡萄糖：1U胰岛素）阳离子交换树脂口服或灌肠血液净化疗法

低钠血症：Na<120mmol/L时，3%NaCl 12ml/kg可提高血钠10mmol/L，一般先给半量低钙血症：10%葡萄糖酸钙溶液每次0.5~1ml/kg，加等量葡萄糖稀释后静点

第六节 弥漫性血管内凝血（DIC）

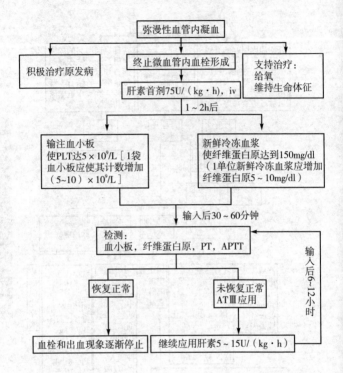

第七节　心脏呼吸骤停

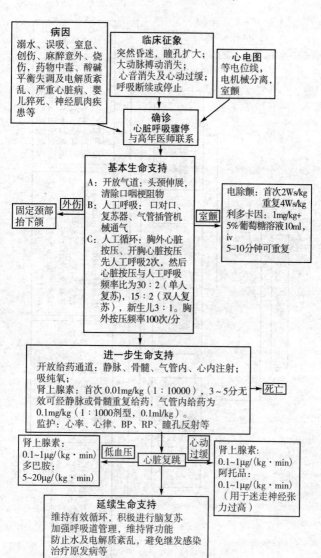

病因
溺水、误吸、窒息、创伤、麻醉意外、烧伤、药物中毒、酸碱平衡失调及电解质紊乱、严重心脏病、婴儿猝死、神经肌肉疾患等

临床征象
突然昏迷，瞳孔扩大；大动脉搏动消失；心音消失及心动过缓；呼吸断续或停止

心电图
等电位线，电机械分离，室颤

确诊
心脏呼吸骤停
与高年医师联系

基本生命支持
A：开放气道：头颈伸展，清除口咽梗阻物
B：人工呼吸：口对口、复苏器、气管插管机械通气
C：人工循环：胸外心脏按压、开胸心脏按压先人工呼吸2次，然后心脏按压与人工呼吸频率比为30：2（单人复苏），15：2（双人复苏），新生儿3：1。胸外按压频率100次/分

外伤 → 固定颈部抬下颌

室颤 → 电除颤：首次2Ws/kg 重复4Ws/kg
利多卡因：1mg/kg+5%葡萄糖溶液10ml，iv 5~10分钟可重复

进一步生命支持
开放给药通道：静脉、骨髓、气管内、心内注射；吸纯氧；
肾上腺素：首次0.01mg/kg（1：10000），3~5分无效可经静脉或骨髓重复给药，气管内给药为0.1mg/kg（1：1000剂型，0.1ml/kg）。
监护：心率、心律、BP、RP、瞳孔反射等

→ 死亡

肾上腺素：0.1~1μg/(kg·min) 多巴胺：5~20μg/(kg·min)

低血压 → 心脏复跳 ← 心动过缓

肾上腺素：0.1~1μg/(kg·min) 阿托品：0.1~1μg/(kg·min)（用于迷走神经张力过高）

延续生命支持
维持有效循环，积极进行脑复苏
加强呼吸道管理，维持肾功能
防止水及电解质紊乱，避免继发感染
治疗原发病等

第八节 急性颅高压

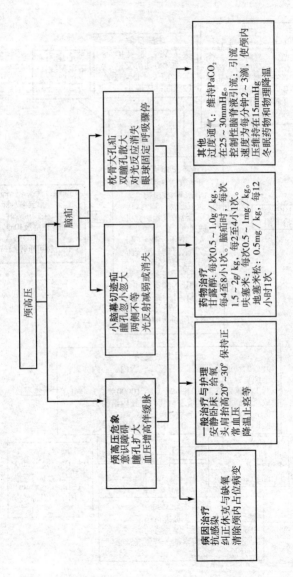

颅高压

├─ 颅高压征象
│ 意识障碍
│ 瞳孔扩大
│ 血压增高伴缓脉
│
└─ 脑疝
   ├─ 小脑幕切迹疝
   │ 瞳孔忽小忽大
   │ 两侧不等
   │ 光反射减弱或消失
   │
   └─ 枕骨大孔疝
      双瞳孔散大
      对光反应消失
      眼球固定 呼吸骤停

病因治疗
抗感染
纠正休克与缺氧
清除颅内占位病变

一般治疗与护理
安静卧床，给氧
头部抬高20°~30° 保持正常血压
降温止痉等

药物治疗
甘露醇：每次0.5~1.0g／kg，每4至8小时1次。脑疝时，1.5~2g／kg，每2至4小时1次。
呋塞米：每次0.5~1mg／kg，
地塞米松：0.5mg／kg，每12小时1次

其他
过度通气：维持PaCO₂在25~30mmHg。
控制性脑脊液引流；引流速度为每分钟2~3滴，使所内压维持在15mmHg
冬眠药物和物理降温

第九节 糖尿病酮症酸中毒

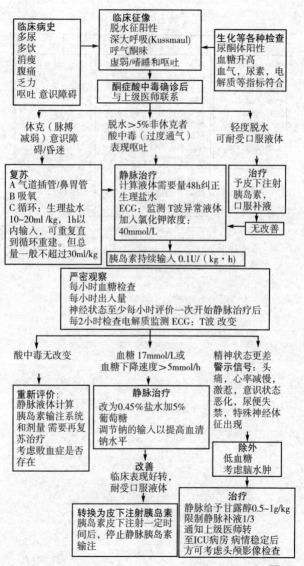

临床病史
多尿
多饮
消瘦
腹痛
乏力
呕吐 意识障碍

临床征像
脱水征阳性
深大呼吸(Kussmaul)
呼气酮味
虚弱/嗜睡和呕吐

生化等各种检查
尿酮体阳性
血糖升高
血气,尿素,电
解质等指标符合

酮症酸中毒确诊后
与上级医师联系

休克(脉搏
减弱)意识障
碍/昏迷

脱水>5%非休克者
酸中毒(过度通气)
表现呕吐

轻度脱水
可耐受口服液体

复苏
A 气道插管/鼻胃管
B 吸氧
C 循环:生理盐水
10~20ml/kg, 1h以
内输入,可重复直
到循环重建。但总
量一般不超过30ml/kg

静脉治疗
计算液体需要量48h纠正
生理盐水
ECG:监测 T波异常液体
加入氯化钾浓度:
40mmol/L

治疗
予皮下注射
胰岛素,
口服补液

无改善

胰岛素持续输入 0.1U/(kg·h)

严密观察
每小时血糖检查
每小时出入量
神经状态至少每小时评价一次开始静脉治疗后
每2小时检查电解质监测 ECG:T波 改变

酸中毒无改变

血糖17mmol/L或
血糖下降速度>5mmol/h

精神状态更差
警示信号:头
痛,心率减慢,
激惹,意识状态
恶化,尿便失
禁,特殊神经体
征出现

重新评价:
静脉液体计算
胰岛素输注系统
和剂量 需要再复
苏治疗
考虑败血症是否
存在

静脉治疗
改为0.45%盐水加5%
葡萄糖
调节钠的输入以提高血清
钠水平

除外
低血糖
考虑脑水肿

改善
临床表现好转,
耐受口服液体

治疗
静脉给予甘露醇0.5~1g/kg
限制静脉补液1/3
通知上级医师转
至ICU病房 病情稳定后
方可考虑头颅影像检查

转换为皮下注射胰岛素
胰岛素皮下注射一定时
间后,停止静脉胰岛素
输注

第十节 肾上腺危象

肾上腺危象

| 糖皮质激素
第一日：氢化可的松100~150mg/m²或5~10mg/kg，iv，每6小时1次病情好转后减量逐渐改为口服维持量 | 补液
快速补液：第一小时输入5%~10%糖盐水20ml/kg（或等张2：1液）必要时：血浆10ml/kg 补钠量：10mmol/kg
累积丢失：（多按中至重度脱水）液体量的2/3于前12小时补入，余量于后12小时补入
生理需要：每24小时1000~1200ml/m²，病情允许可以口服补液 | 失盐的治疗
9α-氟氢可的松：0.05~0.1mg/d，口服去氧皮质酮：1~2mg肌注或口服
氯化钠胶囊：2~4g/d，小婴儿鼻饲生理盐水 |

第十一节 中毒型菌痢

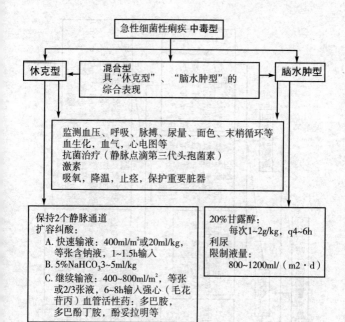

急性细菌性痢疾 中毒型

休克型

混合型
具 "休克型"、"脑水肿型" 的综合表现

脑水肿型

监测血压、呼吸、脉搏、尿量、面色、末梢循环等
血生化，血气，心电图等
抗菌治疗（静脉点滴第三代头孢菌素）
激素
吸氧，降温，止痉，保护重要脏器

保持2个静脉通道
扩容纠酸
A. 快速输液：400ml/m² 或 20ml/kg，
   等张含钠液，1~1.5h 输入
B. 5%NaHCO₃~5ml/kg
C. 继续输液：400~800ml/m²，等张
   或 2/3 张液，6~8h 输入强心（毛花
   苷丙）血管活性药：多巴胺，
   多巴酚丁胺，酚妥拉明等

20% 甘露醇：
   每次 1~2g/kg，q4~6h
利尿
限制液量：
   800~1200ml/（m2·d）

第十二节 流行性脑脊髓膜炎（暴发型）

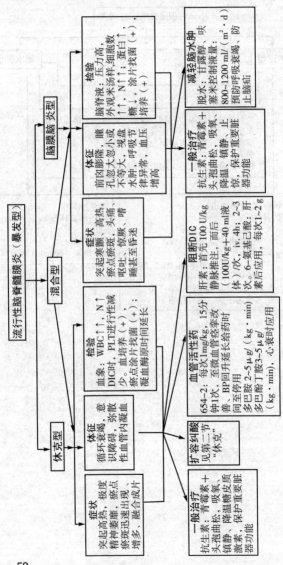

流行性脑脊髓膜炎（暴发型）

休克型

症状：突起高热，极度精神萎靡，瘀点瘀斑迅速涌出现、融合成片、增多、融合成片

体征：循环衰竭，意识障碍，弥散性血管内凝血

检验：血象：WBC↑↑，N↑。DIC时，PLT进行性减少。血培养找菌（+）；瘀点涂片找菌（+）；凝血酶原时间延长

扩容纠酸：见第二节"休克"

血管活性药：654-2：每次1mg/kg，15分钟1次，至微血管痉挛改善，BP回升延长给药时间至停用。多巴胺2～5μg/（kg·min）多巴酚丁胺3～5μg/（kg·min），心衰时应用

一般治疗：抗生素：青霉素+头孢曲松，吸氧、镇静、降温保护重要脏器功能

混合型

阻断DIC：肝素：首先100 U/kg静脉推注，而后静脉滴注（100U/kg·体）/次。iv。4h；2～3次。6-氨基己酸，肝素后应用，每次1～2 g

脑膜脑炎型

症状：突起寒颤、高热，瘀点瘀斑，头痛，呕吐、惊厥，嗜睡昏至昏迷

体征：前囟膨隆，瞳孔散大忽小忽大、瞳孔大不等大、水肿，呼吸节律异常，血压增高

检验：脑脊液：压力高，外观米汤样细胞数↑↑，N↑；蛋白↑，糖↓，涂片找菌（+），培养

减轻脑水肿，吸脱水：甘露醇，塞米松控制液量：800～1200 ml/（m²·d）预防呼吸衰竭，防止脑疝

一般治疗：抗生素：青霉素+头孢曲松，镇静、止惊，吸氧、降温保温，保护重要脏器功能

第十三节　常见急性中毒

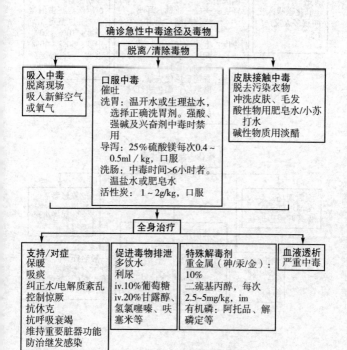

确诊急性中毒途径及毒物

脱离/清除毒物

吸入中毒
脱离现场
吸入新鲜空气
或氧气

口服中毒
催吐
洗胃：温开水或生理盐水，
选择正确洗胃剂。强酸、
强碱及兴奋剂中毒时禁
用
导泻：25%硫酸镁每次0.4~
0.5ml/kg，口服
洗肠：中毒时间>6小时者。
温盐水或肥皂水
活性炭：1~2g/kg，口服

皮肤接触中毒
脱去污染衣物
冲洗皮肤、毛发
酸性物用肥皂水/小苏
打水
碱性物质用淡醋

全身治疗

支持/对症
保暖
吸痰
纠正水/电解质紊乱
控制惊厥
抗休克
抗呼吸衰竭
维持重要脏器功能
防治继发感染

促进毒物排泄
多饮水
利尿
iv.10%葡萄糖
iv.20%甘露醇、
氢氯噻嗪、呋
塞米等

特殊解毒剂
重金属（砷/汞/金）：
10%
二巯基丙醇，每次
2.5~5mg/kg，im
有机磷：阿托品、解
磷定等

血液透析
严重中毒

一、一氧化碳中毒

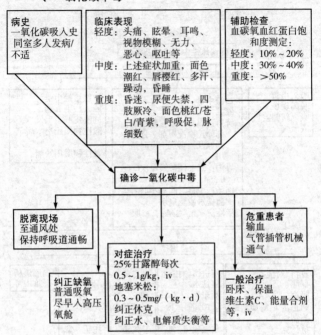

病史
一氧化碳吸入史
同室多人发病/不适

临床表现
轻度：头痛、眩晕、耳鸣、视物模糊、无力、恶心、呕吐等
中度：上述症状加重，面色潮红、唇樱红、多汗、躁动，昏睡
重度：昏迷、尿便失禁，四肢厥冷、面色桃红/苍白/青紫，呼吸促，脉细数

辅助检查
血碳氧血红蛋白饱和度测定：
轻度：10%～20%
中度：30%～40%
重度：>50%

确诊一氧化碳中毒

脱离现场
至通风处
保持呼吸道通畅

纠正缺氧
普通吸氧
尽早入高压氧舱

对症治疗
25%甘露醇每次0.5～1g/kg，iv
地塞米松0.3～0.5mg/（kg·d）
纠正休克
纠正水、电解质失衡等

危重患者
输血
气管插管机械通气

一般治疗
卧床、保温
维生素C、能量合剂等，iv

· 60 ·

二、安定类药物中毒

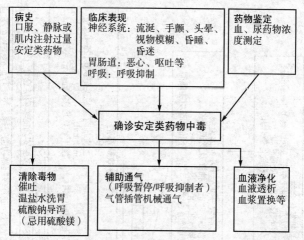

病史
口服、静脉或
肌内注射过量
安定类药物

临床表现
神经系统：流涎、手颤、头晕、
　　　　　视物模糊、昏睡、
　　　　　昏迷
胃肠道：恶心、呕吐等
呼吸：呼吸抑制

药物鉴定
血、尿药物浓
度测定

确诊安定类药物中毒

清除毒物
催吐
温盐水洗胃
硫酸钠导泻
（忌用硫酸镁）

辅助通气
（呼吸暂停/呼吸抑制者）
气管插管机械通气

血液净化
血液透析
血浆置换等

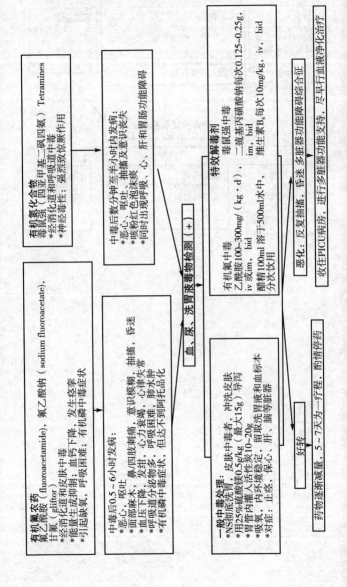

三、鼠药中毒

有机氟农药
氟乙酰胺（fluoroacetamide），氟乙酸钠（sodium fluoroacetate），甘氟（glifor）
*经消化道和皮肤中毒
*能量生成抑制，血钙下降，发生惊厥
*引起缺氧，呼吸困难；有机磷中毒症状

有机氮化合物
毒鼠强（四亚甲基二砜四氨[四氨]）Tetramines
*经消化道和呼吸道中毒
*神经毒性：强烈致惊厥作用

中毒后0.5～6小时发病：
*恶心、呕吐
*面部麻木，鼻/四肢刺痛，意识模糊，抽搐，昏迷
*血压下降，发绀，心力衰竭，心律失常
*呼吸道分泌物多，呼吸困难，肺水肿
*有机磷中毒症状，但达不到阿托品化

中毒后数分钟至半小时内发病：
*恶心、呕吐，抽搐及意识丧失
*咳粉红色泡沫痰
*同时出现呼吸、心、肝和胃肠功能障碍

血、尿、洗胃液毒物检测（＋）

一般中毒处理：
*NS彻底洗胃，皮肤中毒者，冲洗皮肤
*用25%硫酸镁0.5g/kg（最大15g）导泻
*胃管内灌入活性炭10-20g
*吸氧，内环境稳定，留取洗胃液和血标本
*对症：止痉，保心、肝、脑等脏器

有机氟中毒
乙酰胺100-300mg/（kg·d）
iv 或 im，bid
醋精100ml 溶于500ml水中，分饮或饮用

特效解毒剂
毒鼠强中毒
二巯基丙磺酸钠每次0.125-0.25g，im，bid
维生素B，每次10mg/kg，iv，bid

好转 → 药物逐渐减量，5～7天为一疗程，酌情停药

恶化：反复抽搐，昏迷，多脏器功能障碍综合征
收住PICU病房，进行多脏器功能支持，尽早行血液净化治疗

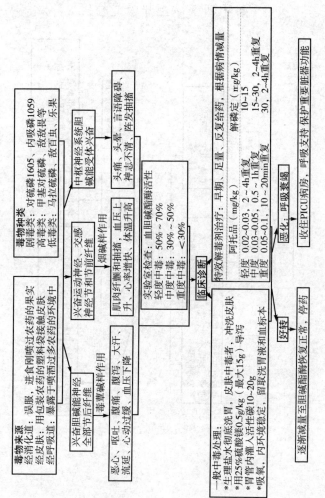

毒物来源
经消化道：误服，进食刚喷过农药的果实
经皮肤：用包装农药的塑料袋接触皮肤；暴露于喷洒过多农药的环境中
经呼吸道：暴露于喷洒农药的环境中

毒物种类
剧毒类：对硫磷1605，内吸磷1059
高毒类：甲基对硫磷，敌敌畏等
低毒类：马拉硫磷，敌百虫，乐果

兴奋胆碱能神经全部节后纤维 → 毒蕈碱样作用
恶心、呕吐、腹痛、腹泻、大汗、流涎、心动过缓、血压下降

兴奋运动神经，交感神经节前纤维 → 烟碱样作用
肌肉纤颤和抽搐，血压上升，心率增快，体温升高

中枢神经系统胆碱能受体兴奋
头痛 头晕 神志不清 言语障碍 阵发抽搐

实验室检查：血胆碱酯酶活性
轻度中毒：50%~70%
中度中毒：30%~50%
重度中毒：<30%

临床诊断

特效解毒剂治疗：早期、足量、反复给药，根据病情减量

	阿托品（mg/kg）	解磷定（mg/kg）
轻度	0.02~0.03，2~4h重复	10~15
中度	0.03~0.05，0.5~1h重复	15~30，2~4h重复
重度	0.05~0.1，10~20min重复	30，2~4h重复

一般中毒处理：
*生理盐水彻底洗胃，皮肤中毒者，冲洗皮肤
*用25%硫酸镁0.5g/kg（最大15g）导泻
*胃管内灌入活性炭10~20g
*吸氧，内环境稳定，留取洗胃液和血标本

恶化：呼吸衰竭
收住PICU病房，呼吸支持，保护重要脏器功能

好转
逐渐减量至血胆碱酯酶恢复正常，停药

第十四节 上呼吸道梗阻

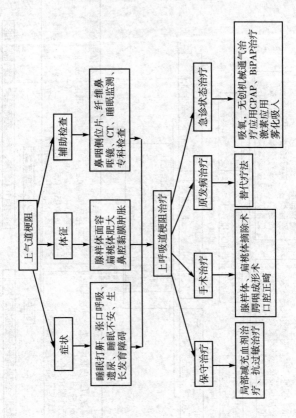

第四章　小儿液体疗法

液体疗法（fluid therapy）简称液疗，是指当某些疾病引起水、电解质和酸碱平衡紊乱时，通过输注某些液体以帮助体液重新获得平衡的一种治疗手段。

第一节　小儿水与电解质代谢的特点

小儿体液总量相对比成人多，年龄越小，其总液量占体重比例越大，成人体液占体重的60%，婴儿约占70%，儿童约占65%；小儿代谢旺盛，需水量比成人多，水的交换量也相对比成人多；小儿体液电解质组成与成人相似，但出生数日的新生儿，除血钠与成人相似外，血钾、氯、磷及乳酸多偏高，碳酸氢盐和钙偏低；小儿调节水和电解质功能差，在病理情况下，如发生吐泻或高热时，容易发生水和电解质代谢紊乱。

第二节　水、电解质和酸碱平衡紊乱

一、脱水

1. 脱水程度

脱水程度的评估

症状与体征	轻度脱水	中度脱水	重度脱水
一般状况	精神稍差或不安	精神萎靡或烦躁不安	嗜睡、昏迷甚至惊厥
眼窝、前囟	略凹陷	明显凹陷	深凹陷，眼不能闭合
眼泪	略少	少	无

症状与体征	轻度脱水	中度脱水	重度脱水
口舌	略干燥	干燥	明显干燥
口渴	无	口渴，想喝水	少量饮水或不能饮水
皮肤弹性	稍差，捏起后回缩快	差，捏起后回缩慢（1～2分钟）	很差，捏起后回缩很慢（>2分钟）
尿量	正常或略少	少	无
心率	正常	增快	快、弱
四肢末端	正常	稍冷	冷、凉
体重丢失	5%以下	5%～10%	10%以上

2. 脱水性质

三种性质脱水的特点

	等渗脱水	低渗脱水	高渗脱水
血钠（mmol/L）	130～150	<130	>150
细胞外液	减少	明显减少	减少
细胞内液	正常	增加	明显减少
常见病因	腹泻、呕吐、大面积烧伤、短期饥饿	慢性腹泻、营养不良、禁盐、利尿剂的应用	水摄入不足、高热、大量出汗、某些病毒性肠炎等
临床特点	一般脱水症状和体征	神经系统症状明显，脱水表现明显	口渴明显，高热，尿量减少显著，激惹、烦躁、甚至惊厥、昏迷

3. 脱水的治疗　首先明确病因，然后定出补液方案，包括定量、定性、步骤和速度等。补液的原则可概括为"先浓后淡，先盐后糖，先快后慢，见尿补钾"。脱水的治疗要从累积损失、继续损失和生理需要3个方面考虑。

脱水的治疗方案

		补液量	补液性质	备注
累积损失	轻度脱水	30~50 ml/kg	低渗性脱水 2/3张液至等张	难以确定脱水性质者按等渗脱水处理。8~12小时补完，开始为20ml/（kg·h），后为8~10ml/（kg·h）
	中度脱水	50~100 ml/kg	等渗性脱水 1/2~2/3张液	
	重度脱水	100~120 ml/kg	高渗性脱水 1/3~1/5张液	
继续丢失		20~40 ml/（kg·d）	1/3~1/2张	原则上丢多少补多少
生理需要量		70~90 ml/（kg·d）	1/3张含糖液	在余下的14~16小时内均匀进入（静脉或口服）

二、钠钾平衡紊乱

1. 低钠血症

（1）定义：血钠 $< 130mmol/L$。

（2）病因：①缺钠性低钠血症如胃肠皮肤丢失；②稀释性低钠血症如肾病综合征；③无症状低钠血症，如结核性脑膜炎。

（3）临床表现：其症状取决于血钠下降的程度及速度。表现为乏力、表情淡漠、恶心、呕吐、头痛、嗜睡、视物模糊、反应迟钝、肌肉痉挛、脉细而速及昏迷等。有时可有水肿表现，体重增加，皮肤潮红、温暖而湿润，甚至出现肺水肿。

（4）治疗：①治疗原发病；②钠的补充：血钠 $< 120mmol/L$，不论何因均应迅速提高血钠，可用高渗盐水纠正，

其简单计算方法有3%盐水12ml/kg，可提高血钠10mmol/L，在4小时内可先补给计算量的1/3～1/2，余量以后酌情再补。有酸中毒者可用碳酸氢钠或乳酸钠代替部分盐水。

2. 高钠血症

（1）定义：血钠>150mmol/L。

（2）病因：①潴留性高钠血症，如钠入量过多；②浓缩性高钠血症，见于各种原因所致的高渗性脱水。口渴是早期突出的症状，但神经精神症状是本病的主要表现。症状的轻重与血钠升高的速度和程度有关。急性高钠血症表现为嗜睡、软弱无力、烦躁、恍惚、易激惹、腱反射亢进、肌张力增高，进一步发展为抽搐、昏迷及死亡。

（3）临床表现：主要是治疗其原发病。限制钠盐的摄入，补充水分，使用排钠型利尿剂如呋塞米、利尿酸钠，输液速度不宜过快，重者（血钠>200mmol/L）可用透析疗法。

3. 低钾血症

（1）定义：血钾<3.5mmol/L。

（2）病因：①摄入不足；②排出过多；③钾向细胞内转移。

（3）临床表现：其轻重主要取决于低血钾发生的速度。全身肌肉软弱无力，甚至出现肢体软瘫，腱反射降低。精神抑郁、嗜睡、表情淡漠等。还有心率增快、心音低钝、期前收缩，重者可致室上性心动过速。低血钾可加重洋地黄中毒。心电图通常能较敏感地反映出低血钾情况。消化系统常见有腹胀、呕吐、便秘、肠鸣音减弱，甚至肠麻痹。长期缺钾可使儿童生长障碍。低血钾还可导致代谢性碱中毒。

（4）治疗：去除诱因，多吃蔬菜、水果、鱼类等，尽早恢复正常饮食。钾的补充：轻者可口服10% KCl，100～200mg/（kg·d）分6次服；重者需静脉补充，一般为100～200mg/（kg·d），缓慢静脉滴注，时间不应短于6～8小时。静脉用药应注意：①氯化钾应稀释成0.15%～0.3%；②含钾液应缓慢静滴，禁忌直接静脉推注，缺钾一般需2～3天才能补足；③静脉补钾必须在有尿后进行。

4. 高钾血症

（1）定义：血钾>5.5mmol/L。

（2）病因：①摄入过多；②肾排钾减少；③细胞内钾移至细胞外液。

（3）临床表现：不具特征性，但血钾升高到严重程度时，可引起严重心律失常而威胁生命。通常出现心率缓慢、心音低钝和心律失常，严重者可心脏骤停。最有助于诊断意义的是心电图改变，高至 12mmol/L 时即可发生室颤，心脏骤停而死亡。早期常有肢体异常、麻木感觉、软弱乏力、肌肉酸痛等。重者可出现吞咽、发音及呼吸困难，四肢呈迟缓性瘫痪等。

（4）治疗：病因治疗：立即停用含钾药物。轻者可补充水分或葡萄糖，给予排钾利尿剂，尽量避免输库血，限制含钾食物。高钾血症的治疗包括紧急降低血钾与排钾措施：①紧急降低血钾：a. 钙盐的应用：10% 的葡萄糖酸钙每次 0.5 ~ 1.0ml/kg（最大量 20 ~ 30ml），稀释后缓慢静脉注射。必要时可重复。b. 碱化细胞外液 常用 5% 碳酸氢钠，每次 3 ~ 5ml/kg（最大量 100ml）；②排钾措施：a. 利尿剂的应用。b. 透析疗法。

三、酸碱平衡紊乱

1. 代谢性酸中毒

（1）病因：①体内产酸过多或排出障碍；②丢失大量碱性物质；③摄入酸性物质过多。

（2）临床表现：可有呼吸加深、加快，甚至呼出气体中有酮味（烂苹果味），自诉头痛、恶心，嗜睡、呕吐，甚至昏迷，心率增快、血压下降、口唇樱桃红色、面色灰白、四肢厥冷。

（3）化验指标：BE、HCO_3^- 低于正常、$PaCO_2$ 降低、pH < 7.35，代偿者 pH 可在正常范围，血氯、钾常增高、AG 正常或增高。

（4）治疗：①治疗原发病；②碱性液的应用：pH < 7.20 是应用碱性溶液的指征。5% 碳酸氢钠 2.5 ~ 5mL/kg，可提高血 HCO_3^- 3 ~ 5mmol/L，首次可给计算量的 1/2；注意维护通气功能；注意补充钾和钙。

2. 代谢性碱中毒

（1）病因：①H^+ 的丢失过多；②HCO_3^- 摄入过多；③

低钾血症。

（2）临床表现：缺乏特异性，易被原发病所掩盖。常见呼吸浅慢、反应迟钝、嗜睡等，严重时可有手足搐搦及昏迷。

（3）化验指标：EB、HCO_3^- 增高、$PaCO_2$ 增高、pH 正常或增高，常伴有低氯、低钙或低钾。

（4）治疗：①病因治疗；②尽快纠正脱水及电解质紊乱，有低钾则补钾，低钙应补钙；③大剂量维生素 C 静点，可酸化血液；④严重者也可考虑透析疗法。

3. 呼吸性酸中毒

（1）病因：①呼吸系统疾病；②循环系统疾病、心脏骤停；③呼吸肌麻痹；④呼吸中枢抑制；⑤人工呼吸器使用和管理不善。

（2）临床表现：可有气促、呼吸节律不整、双吸气、叹气样呼吸等，心动过速、周围毛细血管扩张，严重者可有神经精神症状如昏睡、昏迷，同时有缺氧者，意识障碍尤为显著。

（3）化验指标：$PaCO_2$ 增高，HCO_3^- 增高，pH 正常或降低，常有高钾低氯。

（4）治疗：①治疗原发病；②严密监测血气和电解质变化，改善心肺功能及循环状态，间歇给氧（氧浓度小于40%），解除呼吸道梗阻；③当 pH < 7.15 时，才可分次、间歇、少量给予碱性药物。

4. 呼吸性碱中毒

（1）病因：①低氧血症；②某些药物中毒；③中枢神经系统疾病；④手术后病儿或严重的腹部疾病；⑤肺部疾病；⑥应用人工呼吸器不当。

（2）临床表现：表现为呼吸深而快，继而出现胸闷和手、足、面部麻木、震颤，甚至手足搐搦，多伴有不同程度的意识障碍。还可出现心律失常、心力衰竭等。

（3）化验指标：$PaCO_2$ 降低，HCO_3^- 降低，pH 正常或上升，常有低钾高氯。

（4）治疗：①积极治疗原发病，注意对症处理（如吸氧、纠正水电解质紊乱、给予镇静剂等）；②调整呼吸机参数，一般不需酸性药物。

第三节 小儿常用液体成分及张力

临床常用溶液的成分和张力

溶液种类	电解质浓度（mmol/L）				电解质渗透压（mmol/L）	张力	备注
	Na+	K+	Cl-	HCO3-			
5% 葡萄糖	-	-	-	-	-	-	临床多用以稀释电解质液
10% 葡萄糖	-	-	-	-	-	-	临床多用以稀释电解质液
0.9% 氯化钠	154	-	154	-	308	等张	不利于纠正代酸
2:1 液	158	-	105	53	316	等张	含 2 份生理盐水，1 份 1.4% 碳酸氢钠
改良达罗液（MD 液）	117	40	104	53	314	等张	有尿后方可给予
5% 碳酸氢钠	500	-	-	500	1000	3 张	用时需稀释 3 倍成等张液
1.4% 碳酸氢钠	167	-	-	167	334	等张	
1/6mol/L 乳酸钠	167	-	-	167	334	等张	
半张 MD 液	58.5	20	52	26.5	157	1/2 张	
生理维持液	30	20	50	-	100	1/3 张	用来维持生理需要的水及电解质
复方电解质葡萄糖注射液（MG3）	50	20	50	20	140	1/2 张	
口服补液盐（ORS）	90	20	80	30	220	2/3 张	适用轻中度脱水补充累积损失和继续丢失

第四节　儿科常见疾病的液体疗法

一、新生儿时期液体疗法

1. 新生儿肾功能尚不健全，故补液时应注意三点：①补充电解质的量应适当减少，并结合临床分批给予；②输液量应偏少，输液速度稍慢；③出生 10 天以内的新生儿，一般不必补钾。

2. 新生儿肝功能较差对乳酸盐代谢缓慢，故应用碳酸氢钠纠正酸中毒，而不用乳酸钠。新生儿禁用高渗碳酸氢钠。

3. 新生儿极易发生低钙血症和低镁血症，应在液体疗法的第 1 天即给予钙的补充，必要时补充镁制剂。

4. 新生儿脱水和酸中毒的临床表现常不典型，需密切观察及早诊断，以免延误治疗。

二、重症肺炎的液体疗法

1. 要保证足够的液量和热量的供应，以免发生脱水和酸中毒。能口服者尽量口服，不能口服者由静脉补充，液量为 60～80ml/（kg·d）。

2. 无脱水但不能进食时，可按生理需要量静脉输液，如气温高、持续高热或喘重总液量可偏高，用 1/4～1/3 张液。

3. 伴有脱水，多属高渗性脱水，可先用 1/3～1/2 张液补其累积损失，然后再用 1/5～1/3 张液补充生理需要。

4. 呼吸性酸中毒或碱中毒，治疗重点是纠正缺氧和改善肺的气体交换，一般不需要用碱性液或酸性液。

三、脑水肿的液体疗法

1. 输液量要恰当，可按 1000～1200ml/（m²·d）给予，使患儿处于略有脱水的状态，但应有足够的尿量。

2. 主要靠静脉补给液体，应将全天液量分段均匀给予，最好用输液泵。

3. 大多数情况下，可按生理需要量给予电解质，注意纠正酸中毒，可使用碳酸氢钠，但需同时或用后立即静点甘露醇。

4. 脑水肿合并休克或明显脱水时，应"边脱边补"；脑水肿合并脑疝或呼吸衰竭时，应"快脱慢补"。

四、心力衰竭的液体疗法

1. 轻度且能口服的患儿，应根据其渴感供应，既不限制亦不强进，液体总量以 50 ~ 70ml/（kg·d）为宜。

2. 合并腹泻脱水时，液体总量应比一般小儿同等程度脱水补液量减少一半。

3. 合并严重低钠血症时，可酌情补给高张氯化钠或碳酸氢钠，但仅可给计算量的一半。

4. 对严重低血钾者，应静点 0.15% 氯化钾，剂量 50 ~ 100mg/kg，于 2 ~ 4 小时内输入；如合并低钙血症，补充钙剂时应与洋地黄以不同的途经给药，并相差 2 ~ 4 小时。

五、小儿外科液体疗法

（一）小儿外科液体需要量的估算

小儿外科病儿液体需要量应从三个方面估算，即日需量、额外损失量及失衡量。

1. 日需量 指每日代谢作用的基本生理需要量，主要为排尿、呼吸、出汗、皮肤蒸发等排出的水与电解质量。

（1）日需水量：外科病儿水的日需量与病儿每日平均代谢率有关，随着人体每代谢 418.68kJ（100kcal）热量的产生，代谢废物随一定量的水分排出，平均每消耗 418.68kJ（100kcal）热量需水 100 ~ 120ml。考虑到外科手术或局部损伤后有局部水肿趋势，故小儿外科病儿一般按每 418.68kJ（100kcal）需 100ml 水计算。

外科病儿日需水量

体重范围	第一个 10kg	第二个 10kg	第三个 10kg
日需水量	100ml/（kg·d）	50ml/（kg·d）	20ml/（kg·d）

新生儿 24 小时内禁食可不输液，出生一个星期内代谢率很低，每日需水 50 ~ 75ml/kg。小儿术后早期由于抗利尿

激素等因素影响，排出自由水（free-water）减少，术后第一天需水量按半量补充，第二天按2/3补充，第三天补充全量。高热病儿代谢率增加，体温每增高1℃，增加需水量12%，补充日需量应不超过1600ml/（m² · d）。

（2）日需电解质量：维持水分平衡同时必须维持电解质平衡，短期内影响最大的渗透分子是 Na^+、K^+、Cl^- 三种离子。

Na^+：每418.68kJ（100kcal）需3mmol，相当于生理盐水18ml或1/6mol/L乳酸钠大约20ml。

K^+：每418.68kJ（100kcal）需2mmol，相当于0.15%氯化钾100ml或15%氯化钾1ml。

Cl^-：每418.68kJ（100kcal）需2mmol，相当于生理盐水13ml。

大手术后肾功能较差，术中常输血，而库血中钾的含量较高，为避免血钾过高，术后应复查电解质，按血钾浓度适当补充。长期不能经口进食的病儿，可发生钙与镁缺乏，应予以10%氯化钙或葡萄糖酸钙及25%硫酸镁。

（3）日需热量：日需热量即维持人体正常的生命活动所消耗的能量，在一般正常发育的外科患儿，按平均代谢率计算每日需要热量，平均代谢率大致与体重成正比，实际应用时多按体重计算。

外科病儿日需热量

体重范围	第一个10kg	第二个10kg	第三个10kg
日需热量	418.68kJ/（kg · d）	209.34kJ/（kg · d）	83.74kJ/（kg · d）

（4）补充日需量常用液体：根据小儿正常日需热量、水量、电解质的需要，日需量100ml的配制由10%葡萄糖80ml、0.9%氯化钠20ml及15%氯化钾1ml组成，按此比例配成生理维持液，作为小儿日需量液体制剂，其中每升含 Na^+30mmol，K^+20mmol，Cl^-50mmol，制剂总张力为1/3张。

2. 额外损失量　额外损失量是指因疾病导致的液体异常丢失，包括引流液量及第三间隙积存液量，如胃肠减压引流液、肠瘘的流出液、脓液的引流液、创面渗出液、肠腔内积存液、胸腔积液、腹腔积液及组织水肿等。

外科病儿的额外损失量主要为水和电解质的丢失。额外损失量的补充按照等量补充的原则，即丢多少补多少。电解质的补充应依据丢失液中电解质的含量估算。额外损失液应每 4～6 小时估计一次，一般不宜晚于丢失后 6 小时再补充。

各种损失液每 100ml 需补给之水和电解质液量

引流液	5% 葡萄糖（ml）	生理盐水（ml）	1/6mol/L 乳酸钠（ml）	15% 氯化钾（ml）
胃液	40	60	–	0.4～1
小肠液	20	70	10	0.2～1
胆瘘液	–	67	33	0.25～1
胰瘘液	–	50	50	0.25～1
肠瘘液	20	50	30	0.2～1
胃肠减压液	25	75	–	0.25～1

3. 失衡量　失衡量即已存在的水和电解质缺乏及酸碱失衡，小儿外科需急速纠正的失衡情况主要为脱水与酸中毒。

（1）脱水：脱水的治疗应根据脱水的性质和程度，决定补充溶液的性质和液量。

小儿外科病儿的脱水几乎都是低渗性脱水。低渗性脱水主要病因是肠梗阻、肠瘘、腹膜炎及烧烫伤等。主要症状有眼眶、前囟凹陷、皮肤弹力丧失。实验室检查可见血浓缩，血钠 130mmol/L 以下，尿氯化钠含量降低，非蛋白氮含量增高。严重者出现低血压及休克现象。

补充失衡量的多寡，根据脱水程度估算。补充失衡量的张力，根据脱水性质估算。

小儿外科病儿脱水的补液量（ml/kg）

	轻度脱水	中度脱水	重度脱水
婴幼儿	30～50	50～90	100～120
儿童	<30	30～60	60～90

小儿外科病儿脱水的补液张力

脱水性质	低渗性脱水	等渗性脱水	高渗性脱水
补液张力	2/3 张～ 等张液	1/2 张～ 2/3 张液	1/3～ 1/2 张液

补充失衡量时，既要补足液量，又要补足钠量。对于小儿外科病儿的低渗性脱水多以等渗液纠正，常用生理盐水或2：1液（2份生理盐水和1份1/6mol/L乳酸钠液）补充。

小儿外科病儿的脱水治疗，不需将脱水全部纠正再施行手术。一般在术前补充2～3个治疗量，即生理盐水或2：1液按20ml/kg分2～3次补给，能将失衡量基本纠正，生命体征维持平稳即可，剩余的失衡量可在术中、术后继续补充。

补充小儿失衡量的初始速度为20ml/kg，在0.5～1小时内快速输入，必要时可重复一次。以后按8～10ml/（kg·h），宜在8～12小时内补足。

（2）酸中毒：小儿外科病儿多为呕吐、肠梗阻、肠瘘等原因导致的代谢性酸中毒。

代谢性酸中毒的治疗应补充碳酸氢钠，可用5%碳酸氢钠液5ml/kg，以2倍葡萄糖液稀释成1.4%的等渗液，先给半量，以后再根据化验结果进行调整。

（三）小儿外科液体疗法方案

外科病儿水、电解质平衡的全面估算，应把日需量、额外损失量及失衡量三方面计算数值相加，作为全日的总输液量。外科补液原则是先补充失衡量（用等渗液），再补充日需量（用1/3张液体），最后补充额外损失量，（用1/2～3/4等渗液）。

外科病儿的输液分为术前、术中、术后三个阶段，各个阶段即相互联系又各有所侧重。外科病儿的术前输液重点是纠正脱水和酸中毒，迅速补充血容量，提高手术的耐受力。术中输液除继续补充失衡量，还应补充术中的额外损失量即滞留在创伤组织的液体和创面暴露丢失的蒸发液体量 [（估计为 5～10ml/（kg·h）]，多用等渗液补充。术中有出血者，应根据纱布、铺单、吸引瓶中的血量予以等量补充。术后输液则为比较正规的全面计算。要把日需量、额外损失量及失衡量三个方面计算数字相加起来，作为全日的总输液量，大约相当于 1/3 张液点滴输入。

小儿外科病儿输液速度：大量输液时，应注意调整速度。婴幼儿安全滴注速度为每小时 9ml/kg，新生儿可到 11ml/kg，儿童为 8ml/kg。心力衰竭或肺部疾患每小时不超过 6ml/kg。液体复苏时，短时间输液（指非含糖液）速度可加至每小时 20ml/kg，加压快速注入则每次以 30ml/kg 为标准。

第五章　常用诊疗技术

第一节　降温疗法

【适应证】　3 岁以内婴幼儿体温超过 38.5℃；3 岁以上儿童体温超过 38℃，可采用降温疗法。

【操作方法】　分为物理降温和药物降温。

1. 物理降温

(1) 酒精擦浴降温：用小毛巾或几块纱布蘸稀释成 35%～50% 的酒精，擦患儿的颈部、腋下、肘窝、股根部（应避免擦胸腹部），每次 10～15 分钟，可擦 1～2 次。擦完后将全身擦净。操作时需观察病儿皮肤颜色、呼吸与脉搏，半小时后再测体温。

(2) 冰袋降温：把冰箱冷冻室内的冰袋取出，冰袋外面用毛巾或布包上，放在患儿头下枕着，半小时左右可试体温，如体温仍 38℃ 以上，可换用新的冰袋继续应用，待体温降至 38℃ 以下时，即可撤去冰袋。

(3) 冷湿敷降温：把毛巾叠成二层或四层，放在冰水或冷水中浸湿，取出拧去一些水分，使毛巾不滴水即可，把毛巾放在额头上，可用两块毛巾交替更换。如果体温降至 38℃ 以下，即可停用。如果持续高热不退，可多用几块毛巾分别放在颈部或大腿根部，这样可加强退热作用，如果病儿出现寒战，或皮肤发花应立即停止使用。

(4) 温水浴：用较体温低 2℃ 的温水浸浴，每次 30 分钟。

2. 药物降温

(1) 水杨酸类：①阿司匹林每次 5～10mg/kg 口服，常与镇静剂苯巴比妥或抗组胺药组成复方制剂；②阿司匹林赖氨酸盐（赖氨匹林）每次 10～25mg/kg 肌注、静注或静滴。副作用：对胃肠道有刺激；国外报道有个别病例可引起 Reye 综合征。

（2）对乙酰氨基酚：每次 10～15mg/kg，口服，需要时每 4～6 小时可重复一次，一日可服 3～4 次。副作用：偶见恶心、呕吐、出汗等，长期用药可引起高铁血红蛋白血症及肝坏死，新生儿禁用。

（3）布洛芬：每次 5～10mg/kg，口服，需要时每 6～8 小时可重复使用。副作用：恶心、呕吐、腹泻，偶有口腔炎、胃肠出血、转氨酶升高等。

3. 亚冬眠疗法　适用于高热或超高热，用一般退热药不起作用、同时惊厥反复发作或惊厥持续不止者，应用镇静止惊药物同时给物理降温。具体操作方法是：首先给以复方氯丙嗪每次（内含等量的氯丙嗪及异丙嗪）1mg/kg 肌注，同时每次 1mg/kg 静注。头部加冰袋或冰帽，同时用温湿毛巾（比体温略低，为 36～37℃）敷于前胸部、腋窝、腹股沟等大血管走行部位，每 10～20min 更换一次湿毛巾。以后每 2～4 小时注射一次复方氯丙嗪，共维持 8～12 小时。必要时可加用地西泮、水合氯醛、苯巴比妥钠等镇静药物诱导降温。如患儿一直平稳、无四肢内旋发紧及惊厥发作，体温一直维持在 36～37℃，即可先去掉温湿毛巾，逐渐停用冬眠药物。

第二节　氧气吸入法

【适应证】　凡低氧血症及有组织缺氧者，均为氧疗的指征。但是由于机体具有代偿能力和适应能力，氧疗在临床上仅用于缺氧较显著及有临床症状者。在氧运输能力不足，如心血管功能障碍、贫血及氧耗量增加（高热、休克）时，给氧宜偏早。

【操作方法】

1. 鼻导管法　适用于轻、中度低氧血症。

（1）清洁鼻腔，选择合适的鼻导管，在接好氧气瓶后插入鼻前庭或鼻咽部，前者插入深度为 1～2cm，后者相当于鼻翼至耳垂的距离，再用胶布固定鼻导管于鼻孔周围或面颊部。

（2）导管接于氧气湿化瓶中玻璃管的上口，开放氧气表，调节氧气流量为 $1 \sim 2L/min$ 或湿化瓶中逸出之气泡每分钟达 $80 \sim 120$ 个。以盛有 $45℃$ 左右温水的恒温装置则湿化效果更好（湿化瓶水温应在 $45℃$ 以上，使氧气充分湿化，以维持呼吸道湿度）。有肺水肿的患儿湿化瓶中应放入 70% 酒精。

（3）经常注意导管是否通畅，根据缺氧情况随时调整氧流量。

2. 双孔鼻管给氧法　使用时将双孔对准鼻孔，并用胶布固定。这种鼻管不深入鼻腔中，对鼻黏膜无刺激性，管腔也不易被痰痂堵塞，病儿易于接受。流量控制在 $1 \sim 2L/min$。

3. 面罩给氧法　鼻导管给氧效果不好或病儿拒用鼻管时，可用面罩给氧。将面罩轻置于患儿口鼻上，罩上有小孔以排出二氧化碳，流量控制在 $4 \sim 8L/min$，可使 FiO_2 达到 $0.3 \sim 0.6$。

4. 头罩给氧法　自颈部上方将头部置于罩内，勿触及病儿下颌及面部，注意防止擦伤病儿皮肤。头罩给氧较面罩吸氧舒适。流量控制在大于 $5L/min$，可使 FiO_2 达到 $0.6 \sim 0.8$。

5. 经鼻持续气道正压供氧（略）。

6. 机械通气供氧（略）。

【注意事项】

1. 吸氧浓度　给氧要以能缓解缺氧，又不抑制呼吸中枢对低氧感应为原则。FiO_2：轻中度缺氧 $0.3 \sim 0.4$；严重缺氧 $0.5 \sim 0.6$，使用 $FiO_2 > 0.6$，尽量小于 24 小时，纯氧吸入不宜超过 6 小时。

2. 吸入氧的温度与湿度　吸入氧的温度、湿度应尽量接近生理状态。

3. 保证通气功能　要注意解除呼吸道梗阻（如黏液栓、支气管痉挛），保持呼吸道通畅。

4. 原发病的分析和处理　给氧只是对缺氧的对症治疗，对导致低氧血症的原发病要进行适当的治疗，方可取得好效果。

【氧气治疗的副作用】

1. 氧中毒。

2. 吸收性肺不张。

3. 呼吸抑制和二氧化碳潴留。

第三节　咽拭子培养

【操作方法】

1. 于清晨未进食前或新入院患儿未服药前采集。

2. 将病儿头部固定，以压舌板压舌根部，用拭子在咽部涂抹。

3. 将培养管口在酒精灯上烧烤，迅速将拭子放入培养基内，立即检验。

第四节　鼻胃管插管术

【适应证】

1. 诊断和治疗　抽取胃液作检查（如碱变试验）；抽空胃内容物（如吸入的胎粪、母血）；洗胃（咽下综合征）；胃肠减压（如肠梗阻、肠淤胀）。

2. 鼻饲　小于32周的早产婴；破伤风痉挛期；重症缺氧缺血性脑病等，常需鼻胃管喂养。

【操作方法】

1. 患儿仰卧，测量插入长度（耳垂至鼻尖＋鼻尖至剑突之距离），在鼻饲管上做上标记。

2. 将患儿头朝向一侧，用镊子将鼻饲管由鼻孔送入胃内。

3. 将注射器接上鼻饲管，应先观察有无胃液抽出，并将0.5~1ml空气注入胃中，在上腹部听诊有无水泡音，核实鼻饲管插入胃内后，用胶布固定，即可按计划进行鼻饲或其他诊疗操作。

【注意事项】

1. 严防插入气管。

2. 鼻胃管每24~48小时更换1次。拔管时应捏紧管腔，严防乳汁滴入管腔。

第五节 鼻 饲 法

【适应证】 适用于神志昏迷，吞咽麻痹或不能吸吮的早产婴。

【操作方法】

1. 按小儿年龄选择合适的胃管（婴儿可用导尿管，新生儿宜用乳胶橡皮管）煮沸消毒。

2. 插管前先测量插入的深度，即从鼻根至剑突的长度，做好标记，用液体石蜡润滑导管。

3. 病儿取仰卧或半坐位，头部向后倾，清洁鼻腔，将胃管从鼻腔徐徐插入，早产儿及无牙乳儿可从口腔插入，通过咽喉时动作要快，以后再缓慢插入直到标记处。如遇剧烈咳嗽，呼吸困难，面色发绀时，应立即拔出。

4. 插入后能抽出胃内容物，则表示已在胃内。可将管外端放入水中，如有气泡逸出，则是误入气管。或注入少量空气，以听诊器于剑突下听诊，若听到响声说明已插入胃中。

5. 用注射器抽取温热适度的流汁饮食缓慢注入，灌饲完毕，用少量温开水冲洗管内滞物，以免阻塞胃管，再将导管弯曲用干净纱布包好，夹紧，并固定以防食物倒流。

6. 胃管一般2~3天更换一次，用于早产婴的特制胃管可保留一周。

第六节 洗胃及取胃液法

【目的】 清除胃内容物，如药物和食物中毒；或取胃液进行诊断性检查。

【禁忌证】

1. 重危或呼吸极度困难的病儿。

2. 近期有食管或胃大量出血者。

3. 严重的急性腐蚀性胃炎如误吞强酸，强碱等。

4. 食管或贲门狭窄或梗阻，或食管畸形者。

【操作方法】 插入胃管后，先用50ml注射器抽出胃内容物至排空为止，将取出物送检。后用生理盐水或1%碳酸氢钠溶液反复灌洗，直至抽出液清澈为止；属急性中毒者，应反复灌洗至抽出液无毒物气味，颜色与注入液相似为止。

对神志清醒合作的患儿，可采用口服催吐法，令其频频口服一定量灌洗液，后以压舌板刺激咽部吐出，反复进行多次。洗胃完毕夹紧胃管外端，然后拔出胃管。并计算液体的入量及出量，以了解胃内存留的液量。

第七节　导尿术

【目的】　下尿路梗阻的引流、诊断，手术或危重病人的尿量监护。

【适应证】

1. 小儿尿道瓣膜、神经源性膀胱等下尿路梗阻疾病引起的感染、尿潴留。

2. 排尿性膀胱尿道造影检查。

3. 手术或危重病人的尿量监护。

【禁忌证】

1. 急诊尿道外伤病人，尚未明确完全性或不全性尿道断裂。

2. 严重尿道狭窄。

3. 尿道急性炎症期。

【操作方法】

1. 小儿仰卧位，下肢分开。

2. 打开导尿包，戴好无菌手套。

3. 用络合碘消毒外阴部。男孩应翻开粘连的包皮清洁阴茎头。

4. 左手提起阴茎，右手用镊子或用手握住距导尿管头2~3cm处，将导尿管插入尿道口后即刻用左手固定位于阴茎体部尿道内的导尿管，防止滑出。将导尿管沿尿道生理弯曲轻柔送入膀胱（图5-1）。女孩应用左手分开外阴，于阴道处女膜上方尿道口插入。

5. 导尿管出尿即刚好进入膀胱，再向内插入2~3cm即可在外阴固定。如是双腔气囊导尿管则固定效果更满意。

【注意事项】 切忌在导尿管进入膀胱前注水或注气扩张固定气囊，防止损伤尿道。新生儿、婴儿或者瘢痕性包茎病人，包皮口狭小，不能完全暴露阴茎头，暴力外翻包皮可导致包皮撕裂。此时只要能显露尿道口，或者根据经验插管，导尿管可以进入尿道口即可，不必完全暴露阴茎头。

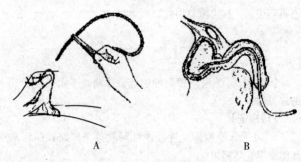

A   B

图 5-1　导尿术

第八节　肛门指检

【适应证】 主要用于急腹症、便血、直肠肿瘤、先天性巨结肠、骶前或盆腔肿物的检查。

【禁忌证】 新鲜肛门裂。

【操作方法】

1. 病儿取仰卧位、左侧卧位、膝胸卧位。

2. 注意肛门附近有无脓血、粪便、黏液、瘘口或肿块。检查是否有肛裂，排除禁忌证。

3. 检查者站在病儿右侧，右手戴手套，涂液体石蜡，示指末节掌侧（新生儿则用小指）轻轻按压肛门，使外括约肌放松，嘱病儿张口呼吸，使腹肌放松，示指轻轻插入肛门（图 5-2）。

4. 仔细触摸检查肛管及直肠周围，由浅至深，前后左右壁逐一检查，了解肛门直肠壁是否光滑，有无狭窄、瘘管，直肠内是否空虚，有无触痛，注意感觉括约肌的松紧度。探查肠腔内、骶前、盆腔有无肿物，必要时可作直肠腹部双合诊。

5. 指检完毕将手指缓慢抽出，观察指套上有无脓、血或其他分泌物，手指拔出后有无大量气体、粪便排出。

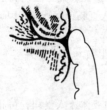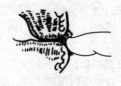

正确方法　　　　　　错误方法

图 5-2　肛门指诊法

第九节　肛管排气法

【目的】　排出肠内积气减轻腹胀。

【操作方法】　将消毒肛管顶端涂以凡士林徐徐插入肛门内 10～15cm，肛管外端插入水瓶中，液平面应低于床面约 15cm，可见气泡排出，若气体不多，可轻按患儿腹部或令患儿翻身。

第十节　灌　肠　法

一、普通灌肠

【目的】　解除便秘，为某些检查或手术做准备。

【适应证】

1. 便秘。

2. 消化道手术（特别是结肠手术）前肠道准备。

3. 影像学检查（消化道造影、静脉肾盂造影）前肠道清洁。

4. 纤维结肠镜检查前肠道清洁。

【操作方法】

1. 灌肠液常用 0.1%~0.2% 肥皂液、生理盐水，溶液温度以 39~41℃ 为宜。每次用量 100~200ml。

2. 病儿左侧卧位或平卧位，臀下放置油布、尿垫。

3. 灌肠筒挂于输液架上，液面距肛门 40~60cm。

4. 左手拇、示指分开肛门两侧，显露肛门将肛管缓慢插入肛门，在无阻力情况下送入直肠或结肠 7~10cm，固定肛管，松开夹子，使溶液缓缓流入。

5. 溶液即将灌完时，夹紧肛管并轻轻拔出，保留 5~10 分钟后再排便。

【注意事项】

1. 观察筒内液面下降，如液体流入受阻，可稍移动或挤捏肛管。

2. 观察病儿反应，如感觉腹胀或有便意，可适当降低灌肠筒的高度或暂停片刻，嘱病儿张口呼吸。小于 2 岁病儿不宜采用此法灌肠。

3. 肝昏迷病儿禁用肥皂液灌肠，以减少氨的产生和吸收。

二、清洁灌肠

【目的】 协助排便、解除梗阻，减轻腹胀，使结肠内积粪、粪块逐渐清除，达到肠道畅通，缓解肠腔内压力，改善其血液循环，促进肠壁炎症消退，使扩张肠管近端部分恢复正常，为手术创造条件。

【适应证】

1. 先天直肠肛门畸形排便困难。

2. 先天性巨结肠、直肠肛门手术术前准备。

【操作方法】

1. 灌肠液为生理盐水，温度为 37~39℃，灌入总量一般每次按 100ml/kg 计算，可以超过此量，但必须灌入量和排出量基本相等。

2. 患儿仰卧于治疗床，双下肢分开，首次灌肠前行直肠指检，了解有无肛门狭窄、直肠近端肠腔内有无粪石。

3. 臀下放置油布、尿垫，将便盆置于臀部下方。操作者站在病儿右侧，右手持消毒肛管涂上液体石蜡，左手拇、示指分开肛门两侧，显露肛门将肛管缓慢插入肛门，再在无阻力情况下送入直肠或结肠，肛管头端应超过痉挛端到达扩张肠管，此时有气体和粪便从肛管内排出（图5-3）。

4. 术者左手固定肛管，右手用50ml注射器抽吸配制好的灌肠液自肛管内注入扩张的结肠内，边注入边吸出或让其自然流出，如此反复灌入吸出，直至腹胀缓解，吸出的液体变清为止。

5. 若灌洗不畅，注入受阻或灌入的液体不能排出时，应检查肛管头端是否超过狭窄段到达扩张肠腔内，肛管是否折叠或被粪便堵塞，需调整肛管方向及深度，必要时拔出肛管重新插入。

6. 灌洗时由助手或病儿母亲配合按摩腹部，顺肠蠕动方向，有助于粪便软化。使粪便和灌肠液流出。

7. 对结肠内有粪石，灌肠液注入后不易排出时，应注入适量液体石蜡保留在肠管内，第2天再灌洗。

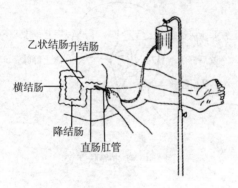

图5-3 灌肠法

【注意事项】
1. 灌入量与排出量要基本相等。
2. 灌洗液只能用配制的生理盐水，禁用清水、肥皂水或高渗盐水，以免导致水中毒或盐中毒。
3. 操作轻柔，婴幼儿要选择较细、质软的肛管，切勿用暴力插入，以免损伤肠壁造成出血或肠穿孔。

4. 先天性巨结肠并发严重的肠炎、结肠炎时，不宜作结肠灌洗，一般先行肛管排气和药物保留灌肠。

5. 冬天寒冷天气要注意保暖。

第十一节　静脉穿刺术

一、头皮静脉穿刺术

【适应证】　　新生儿及婴幼儿。首选前额静脉，其次是颞浅静脉、耳后静脉、枕静脉。

【操作方法】

1. 准备好输液瓶及输入液体，排空输液管内的空气，用血管钳夹住橡皮管，选择合适头皮针安装好。

2. 识别头皮动、静脉，前者有搏动，后者无搏动，避免穿入动脉（图5-4）。

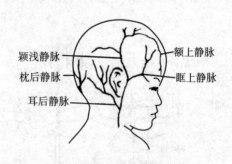

颞浅静脉　　　　　　　额上静脉
枕后静脉　　　　　　　眶上静脉
耳后静脉

图 5-4　头皮静脉穿刺

3. 患者仰卧或侧卧，由助手固定头部。剃净局部头发，常规消毒。术者立于患者头端，以左手拇指与示指绷紧局部皮肤，右手持针与皮肤几近平行角度，沿血管壁徐缓进针，见塑料管中有血回流即可开放皮管上血管钳，见壶腹内滴管液体滴流顺利，穿刺局部又无肿胀，即示穿刺成功，可用胶布固定。

【注意事项】　　输液过程中应注意观察，有无滴流不畅，局部肿胀，接头有无漏液。根据需要调整速度，注意输液反应。

二、颈外静脉穿刺术

【适应证】　四肢浅静脉穿刺困难者。

【禁忌证】　危重病儿，有严重心肺疾病及有出血倾向者，不宜由颈静脉处取血，以免发生意外。

【操作方法】

1. 患儿仰卧，肩下垫一小枕，头部移于桌缘并放低转向一侧，以充分暴露颈外静脉，助手固定头部。

2. 局部皮肤常规消毒。穿刺者立于患儿头侧，穿刺点在下颌角与锁骨上缘连线中 1/3 处，左手示指压迫颈外静脉近心端，或待患儿哭时使局部静脉暴露，右手持针指向足端斜刺入静脉取血（图 5-5）。

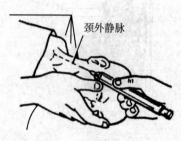

图 5-5　颈外静脉穿刺

3. 取血完毕拔出针头后恢复头于水平位，同时用棉球压迫局部 2～3 分钟。

三、股静脉穿刺术

【适应证】　重危病儿不宜翻动者及采血困难者，多用于婴幼儿。

【操作方法】

1. 患者平卧，抽血侧大腿外展呈 45° 角，膝关节呈 90° 角，臀部稍垫高，使腹股沟展平，由助手固定。

2. 于腹股沟中 1/3 与内 1/3 交界处触得股动脉搏动后，对局部皮肤及术者左示指进行常规消毒。

3. 以消毒的左手示指触得股动脉搏动，右手持注射器沿搏动内侧垂直进针或于腹股沟下 1 ~ 2cm 处与皮肤呈 45°角，沿股动脉内侧刺入至针尖刚遇阻力即停止前进，边退边抽见到回血停止后退，固定针头抽血（图 5-6）。

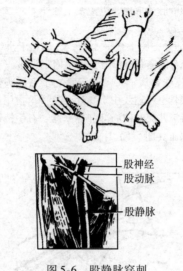

图 5-6　股静脉穿刺

4. 拔针后用棉球压迫局部 2 ~ 3 分钟，再粘以胶布。有出血倾向患者需加压 10 分钟。

四、后囟穿刺术

【适应证】　通常适用于新生儿，用其他方法取血困难者。

【操作方法】

1. 患儿侧卧，背向术者。由助手固定头部。剃去后囟处头发，局部严密消毒。

2. 取斜面较短针头，由后囟中央点沿矢状面指向额部最顶端刺入 0.3 ~ 0.5cm 即达直窦取血。

3. 拔针后用棉球压迫局部，再用消毒方纱覆盖，胶布固定。

五、静脉输血术

【操作方法】

1. 输血前准备

（1）抽取血样标本，作血型鉴定及交叉配血试验。

（2）输血前认真核对供血者与受血者的姓名，血型和交叉配血试验结果。

（3）从血库取出血后，勿剧烈震荡，以免引起溶血。

（4）输血前后应用生理盐水冲洗静点瓶。

2. 操作方法

（1）血样标本的采集：采用毛细血管采血及微量配血。取干燥清洁毛细玻璃吸管（内径约2mm，长5~10cm），从病儿耳垂取血半管，同时用一清洁干燥的小瓶放入生理盐水1~2ml，滴入2~3滴病儿耳血，配成约6%的血细胞悬液。送作血型鉴定及交叉配血。供血者采样方法与上述相同。

（2）输血操作方法：所用物品同静脉输液，另加无菌漏斗，生理盐水，一般用6~7号头皮针。选择表浅而粗大的静脉，操作方法基本与头皮静脉输液相同。

（3）输血速度及量：视病情需要而定。速度一般为每分钟15~20滴。急性失血者，开始速度要快。慢性重症贫血，速度要慢。如已合并贫血性心力衰竭，则必须少量多次输血，输入红细胞更为适宜，每次2~3ml/kg。贮血空瓶需等输血完毕后才可取走。

第十二节　静脉切开术

【目的】　建立静脉通路，经静脉进行输液、输药治疗。

【适应证】

1. 急需输液、输血，而静脉穿刺失败或困难者。

2. 需长时间输液，估计静脉穿刺不能维持过久者。

3. 患儿烦躁不安，静脉穿刺针无法固定者。

4. 病情危重，可能发生休克者。

5. 进行某些特殊检查如心导管、中心静脉压测定及静脉营养支持者。

【禁忌证】

1. 下腔静脉及下肢静脉栓塞者。

2. 下肢有感染灶者。

【操作方法】

1. 静脉选择　内踝前大隐静脉、腹股沟韧带下大隐静脉。

2. 术前准备　常规消毒皮肤、铺巾、局部麻醉。

3. 切口选择　内踝前大隐静脉选择内踝中点前、上各1cm处，作皮肤横切口或纵切口，长1~2cm。腹股沟韧带下大隐静脉选择腹股沟韧带中点下方2~3cm，作皮肤横切口或纵切口长2~3cm。

4. 静脉切开与插管　游离静脉1cm，于静脉下穿过两根细丝线，一根丝线结扎静脉远侧端并留线作牵引用，另一丝线推向静脉近端。牵拉远端结扎线将静脉提起，用眼科小剪刀在结扎线之近端静脉前壁上斜行剪一"V"形小口，迅速将已注满液体的塑料管或套管自静脉剪开处向静脉近端插入5~10cm，结扎近端丝线。

5. 缝合切口与固定插管　间断缝合切口，并以其中一针缝线固定塑料管或套管，以防滑脱，无菌纱布覆盖切口，用胶布将塑料管固定于肢体皮肤上以防滑脱。

6. 观察并调节　观察输液是否通畅，调节滴数。

7. 置管时间　静脉切开一般保留3~5天，硅胶管可保留10天，时间过长易发生静脉炎或形成血栓。术后若出现静脉炎，应立即拔管，局部热敷，抬高患肢，并给予抗菌药物。

【注意事项】

1. 切开皮肤及切开静脉注意点

(1) 切口不宜过深，以免切断血管。游离静脉时，勿伤及伴行神经。

(2) 剪开静脉时斜面应向近心端，小于45°角度，剪开径勿超过静脉口径的1/2。

(3) 若静脉剪断或撕裂时，以丝线缝扎近端静脉，再以此固定，于缝扎线近端试行插管。

2. 插管有困难时，采用以下办法

（1）插入的塑料管过粗，可将塑料管拉长变细，并将管口剪成斜面，便于插管。

（2）静脉腔太细，可直视下直接用套管针作静脉穿刺，或用三角针戳开开窗。

3. 插管后管道不通，采用以下办法

（1）若塑料管误插入静脉内膜下，应拔除重新插管。

（2）若血管痉挛，可用 0.25% 普鲁卡因 2～5ml 先行静点，以缓解静脉痉挛。

（3）若判断为塑料管内血栓形成，应拔除换管，重新插管。

第十三节 胸腔穿刺术

【适应证】

1. 诊断性穿刺。

2. 胸膜腔内有大量积液，积气伴有压迫症状。

3. 脓胸反复抽脓，冲洗治疗。

【术前准备】

1. 穿刺定位

（1）胸部查体。

（2）胸 X 线：胸片或胸透。

（3）必要时可经 B 超定位。

2. 物品准备 胸穿包：联三通的胸穿针一个、孔巾一条、纱布、弯盘、钳子一把、注射器、麻醉药。

【操作方法】

1. 患儿取坐位，年长儿反坐于靠背椅上，椅背上放一枕头，两臂交叉置于椅背，头伏于前臂上。婴幼儿由助手抱于前胸，将患侧上肢抬高至头部，使肋间隙放宽。

2. 穿刺点应在叩诊实音区域之最低部，常用者为：①肩胛中线第八肋间；②腋后线第七肋间；③腋中线第六肋间（图5-7）。包裹性积液可由 X 线或超声波定位；④如为张力性气胸将 16～20 号套管针第二肋间、第三肋上缘锁骨中线交界上进针。

3. 常规消毒穿刺处皮肤，盖以孔巾。穿刺者戴无菌手套，以 1% 普鲁卡因作局部麻醉至胸膜。以左手拇指及示指固定肋间皮肤，右手持连有橡皮管及三通的穿刺针（管末端用血管钳夹住），沿肋骨上缘进入，如感阻力消失，则已进入胸腔。

4. 固定针头将橡皮管与 50ml 注射器连接，松开血管钳，缓慢抽取胸腔积液，并分别注入常规、生化、培养等测定小瓶中。积液多时，可反复抽液，严防空气进入胸腔内。如脓液黏稠不易抽出时，可用无菌生理盐水反复冲洗。

5. 放液量多少视病情而定，年长儿一般不超过 500 ~ 600ml，以免造成纵隔突然摆动。

6. 操作完毕，拔出穿刺针，盖以方纱、压迫局部，再以胶布固定。

【注意事项】 穿刺过程中，患儿如有胸痛，出汗，面色苍白或突然频咳，呼吸困难或抽液中含鲜血时，应立即停止穿刺。处理后使病儿平卧。

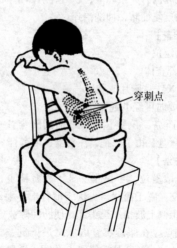

穿刺点

图 5-7 胸腔穿刺术

第十四节　腹腔穿刺术

腹腔穿刺是除手术以外最直接、最迅速获得腹腔内液体的简便手段，对各种腹膜炎、腹部闭合性损伤有诊断价值。可根据穿刺液性质及常规化验，确定腹腔内病变。

【适应证】

1. 诊断性穿刺，以明确腹腔液的性质。

2. 大量腹水者适当放液减轻腹内压。

3. 腹腔内注射药物。

【禁忌证】

1. 严重腹胀者。

2. 既往有手术史、腹腔炎症史、腹腔内疑有广泛粘连者。

【操作方法】

1. 穿刺前患儿排空尿液，以免误伤膀胱。

2. 体位　向穿刺侧侧卧位、斜坡卧位或平卧位。

3. 穿刺点　脐与髂前上棘连线中外 1/3 交点（图 5-8）。

4. 消毒皮肤，铺巾。

5. 局部麻醉　常用 2% 普鲁卡因或 0.5% 利多卡因，注药须深达腹膜。

6. 穿刺针于穿刺点与腹壁呈垂直方向进针，进入腹腔有落空感时，再进针 1～2cm 抽吸，若未能抽出液体，则改变进针角度和深度，边退边抽，抽取液体后拔出穿刺针，揉压针孔，盖上无菌纱布。

7. 如穿刺为阴性，可注入生理盐水 50～100ml 灌洗腹腔，再行抽出。

8. 腹腔放液减压时，穿刺针外连消毒橡皮管，先用止血钳夹住橡皮管，穿刺针进入腹腔腹水自然流出后，再放液于容器内。放液完毕后，用力按压局部，无菌纱布覆盖，缚紧腹带。

【注意事项】

1. 叩诊气胀严重者应避免穿刺，避免刺入高张力肠腔。

2. 穿刺针误刺入肠腔（有气、有胆汁或混有粪渣）不可拔针，须继续抽吸至无张力时再拔针。

3. 可疑时应穿刺对侧以对照。

4. 放腹水时，液量不宜过多，一般每次不超过1000ml。

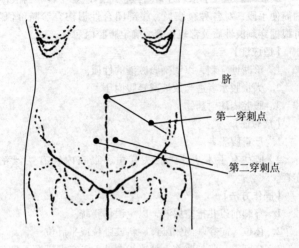

图-8　腹腔穿刺术

第十五节　腰椎穿刺术

【适应证】

1. 疑有中枢神经系统疾病，需检查脑脊液做诊断者。

2. 脑膜炎治疗过程中需进行脑脊液检验以判断疗效者。

3. 需鞘内注药治疗者。

4. 脊椎病变或神经变性病者。

【禁忌证】

1. 颅内压明显增高，高度怀疑颅内占位性病变者，不宜穿刺。

2. 颅内压增高，出现脑疝前驱表现者（如瞳孔不等大不等圆）。

3. 穿刺局部皮肤感染者，不宜穿刺。

4. 严重出血性疾病者。

【操作方法】

1. 患儿侧卧，背向术者，助手面对患儿，用双手将患儿头部向胸部弯并将双腿屈曲，将背部突出，致使背部与台面垂直，固定好（图5-9）。

2. 穿刺部位一般采用第3~4或4~5腰椎脊突之间（两髂嵴连线和脊柱交点为第四腰椎），其上下比邻的一个腰椎间隙亦可作为穿刺点（图5-9）。穿刺点不宜选择太高。

3. 常规消毒局部皮肤，术者戴消毒手套，盖上无菌孔巾，用1%普鲁卡因作局部麻醉。（小儿一般可不做局部麻醉）。

4. 左拇指固定穿刺点皮肤，右手持针，针尖沿左拇指尖与脊柱呈垂直刺入，经过皮下组织后可略向患儿头部方向进针，经韧带至硬脊膜腔后，可感阻力消失有"穿破纸感"，即达蛛网膜下腔。再徐徐抽出针芯，使脑脊液自行流出，测定滴速或接上压力管测压。再使脑脊液分别流入3个消毒小瓶，每瓶1~2ml，作常规、生化、培养。若脑脊液浑浊，则需做涂片革兰染色找细菌，有助于化脑早期诊断。若疑为结核性脑膜炎时应留膜，静置24小时抗酸染色检查。取液后，将针芯插入针管内拔针，局部盖以消毒方纱，胶布固定。病儿术后去枕平卧4~6小时，不得少于2小时。

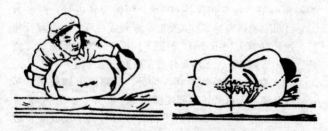

腰椎穿刺固定法　　　　　　　腰椎穿刺点

图5-9　腰椎穿刺术

第十六节　骨髓穿刺术

【目的】

1. 抽取骨髓液，做骨髓形态学、细胞化学、免疫表型及基因分析及染色体等检查。

2. 为判断骨髓增生情况可作骨髓液造血细胞的培养。

3. 抽取骨髓液用于感染性疾病的诊断。做细菌培养，如伤寒、败血症；骨髓涂片做寄生虫检查，如疟原虫、黑热病的杜氏利什曼原虫等。

4. 采集较多的骨髓干细胞液供做骨髓移植。

【适应证】　恶性疾病如急性白血病、慢性白血病、骨髓增生异常综合征、恶性淋巴瘤、神母细胞瘤骨髓转移、组织细胞增生症，其他血液病如再生障碍性贫血、溶血性贫血、营养性贫血等，代谢性疾病如戈谢病、班替综合征等。

【操作方法】

1. 常规碘酊、酒精消毒。消毒面积 > 直径15cm。铺无菌巾。

2. 穿刺部位

(1) 胸骨穿刺：病人仰卧，两臂束于身旁。取胸骨中线、胸骨角上下各1cm的平坦处，左手拇、示指在胸骨两侧的边缘处固定皮肤。右手执5ml或10ml带针头的注射器，针头斜面向下，与皮肤保持60°角，缓慢旋转进针，深度为0.5~1cm。有落空感即进入髓腔。穿刺成功可直接吸取骨髓液，涂片仅需0.1~0.2ml，根据不同需要抽取不同量的骨髓液。拔出穿刺针，无菌纱布外敷，压迫止血（图5-10）。

(2) 髂前上棘穿刺：病人仰卧，取髂前上棘最突出部位，左手拇、示指紧压局部皮肤固定于髂骨上，先予2%普鲁卡因局麻至骨膜，然后右手持骨穿针垂直于皮肤旋转进针，深度为1~1.5cm，达髓腔（图5-11）。

(3) 髂后上棘穿刺：病人俯卧或侧卧，髂后上棘与第5腰椎间可及圆钝或三角形骨突起，先予2%普鲁卡因局麻至骨膜，然后左手固定皮肤，右手持骨穿针垂直于皮肤旋转进针，深度为1~1.5cm，达髓腔（图5-12）。

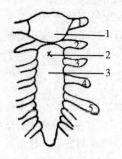

图 5-10　胸骨穿刺术

1 胸骨柄；2 穿刺点；3 胸骨体

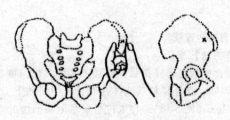

图 5-11　髂前上棘穿刺术

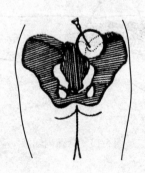

图 5-12　髂后上棘穿刺术

3. 涂片：将抽出的骨髓液滴在玻片上。倾斜玻片使液体流下，取骨髓小粒部分制片。根据骨髓液的稀稠度及涂片要求的薄厚取不同角度，迅速、均匀、轻柔推制，不可复推。

【注意事项】

1. 因胸骨穿刺部位邻近心脏及大血管，故年龄 < 2 岁，哭闹不合作者慎用。局部皮肤有感染者禁用。

2. 操作前应检查穿刺针、玻片是否干燥，针头衔接处是否严密。

3. 如做骨髓涂片，吸取骨髓液不宜过多，避免稀释。

4. 各种原因引起的血小板减少，如血小板低于 $25 \times 10^9/L$ 者，穿刺后一定要压迫止血 10 分钟；血友病患者禁忌骨髓穿刺。

附：骨髓内输液

【操作方法】

1. 胫骨穿刺点选择在胫骨粗隆下和胫骨嵴内侧各 1 ~ 2cm 的平坦处。股骨穿刺点选择在股骨正中线的下 1/3 处，即外髁上 3cm（图 5-13）。在未进行区域阻滞的情况下，可用 1% 利多卡因进行局部麻醉。

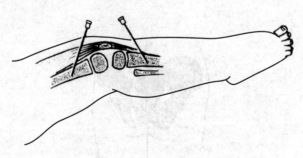

图 5-13　骨髓内输液

2. 刺入皮肤后，将穿刺针与垂直面成 10 ~ 15° 角（股骨穿刺时，针尖朝向头侧倾斜；胫骨穿刺时，针尖向足端倾斜）。

3. 穿刺针应在无支撑下保持直立，用含有肝素的盐水冲洗，并应连接输液装置。

第十七节　侧脑室穿刺术

【适应证】

1. 急性脑积水病儿，在将要发生或已发生脑疝时，侧脑室穿刺引流是有效的抢救措施。

2. 慢性脑积水急性发作者或慢性梗阻性脑积水为手术做准备者。

3. 为诊断颅内疾患，需做侧脑室造影者。

【操作方法】

1. 剃去头顶部头发。

2. 将患儿平卧，面部向上，下颌保持水平位，由助手以双拇指置于眼外眦部，用其他手指将头部固定。

3. 确定穿刺点　前囟未闭者，取前囟侧角内距中线 1～1.5cm 处。前囟已闭者，在鼻根正中向上 11～13cm 与双耳尖经头顶的连线交点，旁开 1～1.5cm 处（图5-14）。

4. 以穿刺点为中心，直径 10cm 范围进行常规消毒。

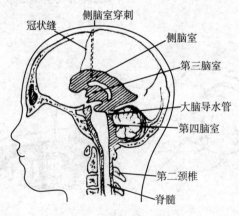

图 5-14　侧脑室穿刺术

5. 穿刺者戴无菌手套，盖好孔巾。选择 9 号腰椎穿刺针，将针穿过无菌青霉素瓶塞正中部，周围用消毒棉固定（以便于持续引流时固定穿刺针），调节好进针深度（小婴儿 3 ~ 4cm，年长儿 4 ~ 5.5cm）。有前囟者自穿刺点垂直头皮进针约 0.5cm 后，再向眼外眦部推进至调好深度，进针过程中切忌摇动及变换方向，取出针芯，观察有无脑脊液流出，可略调节深浅至有脑脊液流出。无前囟者，需备一钻骨锥，给以局部麻醉后将颅骨钻一小孔，然后穿刺针自小孔送入。

6. 留取脑脊液送检验。

操作完毕，拔出穿刺针，局部用小方纱折叠后按压数分钟，再用胶布略加压固定。如需持续引流可用胶布固定，接引流瓶。

第十八节　硬脑膜下穿刺术

【适应证】　通常用于化脓性脑膜炎并发硬脑膜下积液或者发生血肿时。

【操作方法】

1. 术前准备同侧脑室穿刺术。

2. 用斜面较短之腰穿针，或普通 7 号针头，于前囟侧角最外一点穿入 0.2 ~ 0.5cm，有穿过坚韧硬脑膜之感（图 5-15）。

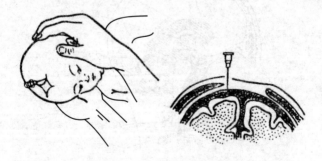

图 5-15　硬脑膜下穿刺术

3. 正常时可有几滴澄清液体流出，但不超过1ml，如有硬脑膜下出血、积液，流液量增多，且呈红色或黄色液体。化脓性脑膜炎积液可为黄水样或脓样。

4. 必要时可重复穿刺另一侧，每侧流量不超过15ml，两侧总量勿超过30ml，以免发生脑水肿。

5. 拔出穿刺针，用方纱压迫局部数分钟后用胶布固定。

第十九节　心包穿刺术

【适应证】

1. 穿刺部位的积液量 >15mm 相对安全。

2. 心脏压塞的急救穿刺放液。

3. 不明原因的心包积液，需要心包减压和（或）明确积液性质。

4. 化脓性心包炎治疗性抽脓冲洗、注药。

【操作方法】　如果有条件，患儿取半卧位或方便穿刺的体位，保证患儿身体四肢绝对不变，床边B超定位穿刺点和进针深度，使得心包穿刺更准确、更安全。如果没有床边B超的条件，可以采取如下方法：

1. 患儿取半卧位，由助手扶稳，限制患儿晃动并使其有安全感。必要时予镇静剂。

2. 选择穿刺点　常用穿刺部位有两个，选定后用龙胆紫作标记。①胸骨左缘第5肋间，心浊音界内1cm处下一肋的上缘；②胸骨剑突下方、剑突与左肋缘交界处。

若心包积液大部在右侧，可选择胸骨右缘第4肋间、B超所标明的最大液性暗区或接近最大液性暗区处试穿刺，避免损伤壁较薄的右房、室，需非常小心。在大量积液时，也可于左肩胛角下方第7肋间刺入。

3. 以所标定的穿刺点为中心常规严格消毒皮肤，覆以无菌洞巾。从皮肤至心包外层注射3%普鲁卡因局麻。

4. 进针方向及深度：选择穿刺点①时，向内后上方刺入约3cm深。选择穿刺点②时，针与胸壁成30～45°，向后稍向右推进3～4cm深，避免伤及腹膜及横膈。此位置不经胸膜腔，可防止污染。

5. 术者取稳坐位，持穿刺针侧手腕贴于胸壁作支点以免穿刺时用力过猛。于穿刺点边进针边抽吸，由助手将持针器贴紧胸壁，固定穿刺针头。术者把稳针头，有落空感时示已进入心包，抽出液体时停止进针。若感觉心跳撞及针尖，应下移针尖或稍外拔针头，以免刺伤心脏。抽液要缓慢，第1次抽液不宜超过200ml，以后每次抽液不超过500ml。若抽出液体为鲜红血样，立即拔针，严密观察有无心脏压塞征。

6. 操作完毕，用无菌纱布压迫穿刺处，迅速拔针，固定纱布。

第二十节　关节腔穿刺术

【目的】

1. 对诊断和鉴别诊断关节积液的性质有帮助。

2. 关节腔穿刺抽脓的同时注入抗生素，对化脓性关节炎有治疗作用。

【适应证】

1. 急性化脓性关节炎。

2. 不明原因的关节积液。

【方法步骤】

1. 关节穿刺部位消毒、铺无菌巾。

2. 选用2%普鲁卡因2~5ml，或者选用2%利多卡因局部浸润麻醉。

3. 以14号针头连接三通管，再连接10ml或20ml空针管，自局麻部位穿刺，针头有突破感，即证明进入关节腔。

4. 用血管钳夹持稳定针头，开始回抽关节液。

5. 抽满针管，调节三通管，自三通管的另一个接口用空针管继续回抽。

6. 吸尽关节脓液后，注入抗生素。

7. 拔除针头，穿刺点压迫包扎。

【注意事项】

1. 穿刺途径要避开血管神经。

2. 抽出的关节液要送涂片检查、细菌培养和药物敏感试验。

3. 主要关节的常用穿刺部位（图5-16）：

（1）膝关节：将髌骨推向内侧，由其外侧或外上方进针。

（2）髋关节：在腹股沟韧带中点下、外侧各2.5cm处进针，可用手指摸到股动脉的搏动，避开股动脉及其外侧的股神经。

（3）肩关节：可选用肩关节前侧或后侧。

（4）肘关节：使肘关节屈曲，由其后外侧进针。

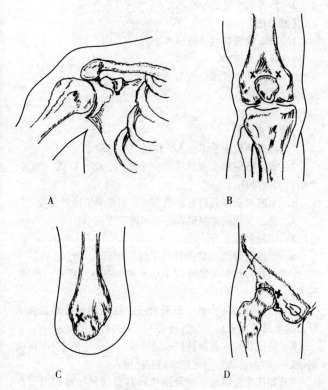

图5-16　关节腔穿刺术

A. 肩关节穿刺点；B. 膝关节穿刺点；C. 肘关节穿刺点；D. 髋关节穿刺点

（5）踝关节：其前侧的胫前肌腱与内踝之间，或者伸趾长肌腱与外踝之间。

第二十一节　脐静脉插管术

【适应证】

1. 产房复苏或急症患儿，如周围静脉穿刺失败，可利用此途径给药和输液。

2. 严重休克需监测中心静脉压者。

3. 溶血病患儿的换血治疗。

【禁忌证】

1. 下肢或臀部血供障碍者。

2. 腹膜炎患者。

3. 坏死性小肠结肠炎患者。

4. 脐炎患者。

5. 脐膨出者。

【操作步骤】

1. 将患儿置于手术台上，仰卧，手足固定。

2. 术者按手术常规洗手、穿手术衣、帽、口罩、手套，严格按无菌操作。

3. 术前测量患儿肩至脐的距离，据此确定插管深度。

4. 脐部及周围严格消毒，脐周铺以无菌巾。

5. 切断脐带。

6. 辨认脐静脉　脐静脉位于脐带切面的"11点钟"～"1点钟"处，为3条脐血管中最大者，蓝色、扁形、壁薄、腔大。

7. 将插管与钝头针、三通开关、注射器连接后，使含肝素的生理盐水充满整个管道系统，不得有任何气泡。

8. 将插管插入脐静脉，一进腹壁，与水平面成60°向头侧推进。助手将脐带向尾侧牵拉有助插入。

9. 如作交换输血，插管推进到有血顺利回抽即可（图5-17）。

10. 固定及保持插管通畅。

【注意事项】

1. 插管前应将腔内小血块去净。

2. 如患儿日龄大于日插管有困难，可请外科作脐静脉切开。

3. 插管时和插管后应密切观察以下可能发生的并发症：内出血或外出血、空气栓塞、血栓形成、感染、败血症等。

4. 拔管时应细心，防止出血，可加压包扎。

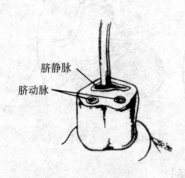

脐静脉
脐动脉

图 5-17　脐静脉插管术

第二十二节　耻骨上膀胱穿刺术

【目的】　下尿路梗阻并急性尿潴留引流。尿道手术的尿路转流。

【适应证】

1. 尿道外伤、狭窄或插导尿管困难的尿道瓣膜、神经源性膀胱等下尿路梗阻疾病引起的感染、尿潴留的引流。

2. 尿道手术，如尿道下裂治疗的膀胱造瘘引流。

3. 排尿性膀胱尿道造影插导尿管困难的检查。

【操作方法】

1. 患儿仰卧位，臀部垫高。

2. 常规消毒、铺无菌巾。先用手检查感觉充盈膀胱的位置。如果是膀胱穿刺造影检查，于耻骨上 2cm 左右处用注射器针头垂直向下刺入（图5-18），有落空感后回吸出尿液，证明穿刺达膀胱内，然后可注入造影剂。

3. 如果是膀胱穿刺造瘘引流，则首先应在膀胱充盈的情况下，于耻骨上2cm左右或稍高处切开皮肤、刺开腹直肌前鞘，由助手固定膀胱，用穿刺针垂直刺入膀胱内。将导尿管沿穿刺针侧孔插入膀胱后取出穿刺针，固定引流管。

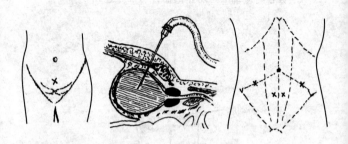

图5-18　耻骨上膀胱穿刺术

【注意事项】

1. 做膀胱穿刺造瘘时，膀胱应处于充盈状态；应该将膀胱固定于下腹部，否则易穿刺至腹腔。

2. 小儿膀胱位置相对较高，穿刺点比成人偏上。

第二十三节　切开引流术

一、脓肿切开引流术

【目的】

1. 防止炎症扩散或细菌入血，减轻全身症状，促进炎症的消退。

2. 特殊部位的炎症（颌下蜂窝织炎、口底蜂窝织炎、手部感染），早期切开旨在减低病灶内的张力，防止感染向深部扩散。

【适应证】

1. 浅表脓肿已有明显波动感。

2. 深部脓肿穿刺抽出脓液。

3. 特殊部位的感染，虽无脓液，但局部张力高者，切开减张。

【操作方法】

1. 常规消毒皮肤，铺巾。局麻或静脉麻醉。

2. 浅表脓肿

（1）切口选择在脓肿隆起、波动最明显、位置最低处，一般与皮纹一致。

（2）先穿刺抽脓，证实为脓肿。

（3）使用尖刀片，刀尖刺入脓腔，采用反跳式持刀法，向两端扩大切口，切口长度最好达脓腔边缘。

（4）切开脓腔后，探查脓腔大小。若脓腔内有纤维间隔组织，用手指离断，使之成为单一脓腔，以利排脓。必要时可在适当部位切开作对口引流。

（5）填塞碘仿或凡士林纱条，外盖以敷料。

3. 深部脓肿

（1）穿刺前先用一针头穿刺抽吸定位，以针头为引导，逐层切开，用止血钳钝性分离肌层，直达脓腔，并将其充分打开，使引流口扩大。以手指探查脓腔大小、方向以决定是否扩大引流口。

（2）清除脓液及坏死组织，脓腔内填入碘仿或凡士林纱布条引流。

（3）渗血较多者，则将纱布条填紧，压迫止血。

【注意事项】

1. 切开前需明确诊断，除特殊部位外，应证实有脓液形成后再切开。

2. 结核性脓肿未合并感染者，不应切开引流。

3. 切口方向要与大血管和神经平行，以免将其损伤。颜面部的切口应注意尽可能不损坏面容。切口不要跨越关节，以免影响功能。指端及指腹不做切口，以免影响知觉。肩上、肘后不应切开。乳腺、肛周等部位宜做放射状切口。

4. 切忌切破脓肿侧壁、后壁而达正常组织，防止感染扩散、出血。

5. 术中切忌挤压脓肿，以免感染扩散。

6. 引流条除早期为止血目的需要填紧外，一般应疏松填塞脓肿，但要深达腔底。

7. 引流物的选择必须恰当，切开 24 小时内填塞凡士林油纱条止血，24 小时后更换盐水纱条、药物纱条或橡皮条引流，而深部脓肿或脓腔较大、脓液多时，宜用橡皮管引流。

二、胸腔闭式引流

【适应证】

1. 气胸、血胸、胸腔积液或脓胸需要持续排气、排血、排液或排脓者。

2. 开胸手术后。

【操作方法】

1. 确定引流术插管部位

（1）气胸：选择在锁骨中线第 2 肋间。

（2）血胸和开胸手术：选择在腋中线和腋后线之间的第 6 ~ 8 肋间。

（3）包裹性脓胸、液胸：应根据 X 线、CT 检查和超声定位，选择相应的部位。

2. 病人取半卧位或侧卧位，常规消毒，在胸壁全层作局部浸润麻醉。

3. 切开皮肤，钝性分离肌层，经肋骨上缘置入带侧孔的胸腔引流管，引流管的侧孔应深入胸腔内 2 ~ 3cm。

4. 引流管外接闭式胸腔引流装置，保证胸腔内气、液体克服 $3 ~ 4cmH_2O$ 的压力，通畅引流出胸腔，而外界空气、液体不会吸入胸腔。

5. 术后经常挤压引流管，保持管腔通畅，记录每小时或 24 小时引流液量。

6. 引流后肺膨胀良好，已无气体和液体排出，可在病人深吸气屏气时拔除引流管，并用凡士林纱布与胶布封闭伤口。

第二十四节　换药及拆线术

一、无菌伤口换药

【目的】

1. 检查伤口　检查伤口有无红肿、渗血、渗液，检查切口深部有无积液。

2. 对伤口进行处理　清洁伤口，施用有效的药物。

3. 包扎固定　保护伤口、避免污染。

【适应证】

1. 无菌手术切口。

2. 无菌手术后留置引流条或引流管。

【操作方法】

1. 手术切口换药

（1）医生准备：戴帽子、口罩、洗手。

（2）病儿准备：核对患儿，较小患儿应先排尿，较大患儿进行必要说服解释。病儿采取合适体位，易暴露换药部位，对不配合的病儿适当固定。

（3）换药物品准备：核对物品消毒日期，准备好两个弯盘、两把镊子、无菌敷料、酒精及盐水棉球。

（4）将一弯盘置于伤口下方，以便盛放污染敷料。去掉固定伤口的腹带、绷带、胶布，用汽油棉签擦除伤口周围的胶布痕迹，用手取下外层敷料，用镊子沿伤口长轴揭起内层敷料，敷料不易取下时，用无菌盐水棉球浸湿后揭下。

（5）换药用两把镊子操作，一把镊子接触伤口，另一把镊子接触无菌敷料和棉球。酒精棉球由内向外消毒两次。无菌纱布覆盖伤口，胶布固定。

（6）敷料放入污物桶，器械浸泡。

2. 清洁创面换药

（1）皮肤消毒，切忌用酒精、碘酒以免损伤局部残留的上皮组织。

（2）创面用无菌紫草油纱或凡士林油纱覆盖并用纱布包扎。

（3）外层敷料无污染时，3~5天更换一次，外层敷料被渗液浸透或被外界污染时要及时更换。内层油纱无污染时无需更换以减少污染及再损伤。

【注意事项】

1. 严格遵守无菌操作，执行消毒隔离制度。

2. 能离床的病人一律在换药室换药，隔离及不能移动的病人可在床边换药，换药应在晨间护理或清洁工作完毕后半小时进行。

3. 换药顺序　先换无菌伤口，后换感染伤口。

4. 换药次数

（1）无菌伤口术后 3 天。

（2）取皮区创面术后有渗血或污染情况下方需换药。

（3）术后有引流者伤口敷料被浸透要随时换药。

（4）清洁烧伤、擦伤创面敷料被外界污染或被渗液浸透时要随时换药。

二、感染伤口换药

【目的】

1. 观察伤口　了解伤口有无感染及感染的程度。

2. 处理伤口　清理表面脓液及坏死组织，及时引流深部脓液，应用药物。

3. 包扎固定　保护伤口，减少污染及再损伤。

【适应证】

1. 细菌严重污染的伤口。

2. 已有化脓感染的伤口。

3. 传染病人的伤口　如乙型肝炎、艾滋病患者。

【操作方法】

1. 医生准备　戴帽、口罩，洗手。

2. 病儿准备　核对患儿，较小患儿应先排尿，较大患儿进行必要说服解释。病儿采取合适体位，易暴露换药部位，对不配合的病儿适当固定。

3. 换药物品准备　核对物品消毒日期，准备好两个弯盘、两把镊子、无菌敷料、酒精及盐水棉球。

4. 将一弯盘置于伤口下方，以便盛放污染敷料。去掉固定伤口的腹带、绷带、胶布，用汽油棉签擦除伤口周围的胶布痕迹，用手取下外层敷料，用镊子沿伤口长轴揭起内层敷料，敷料不易取下时，用无菌盐水棉球浸湿后揭下。放置敷料时，接触创面侧朝上，防止污染弯盘。

5. 换药用两把镊子操作，一把镊子接触伤口，另一把镊子接触无菌敷料和棉球。先用酒精棉球消毒伤口周围，再用盐水棉球轻拭伤口内，清除脓液及坏死组织，放引流条，盖上纱布并固定。

6. 引流条类型　根据伤口情况，选用雷夫努尔纱条、络合碘纱条、药物纱条、凡士林纱条引流。

7. 换药次数　一般每日换药一次，根据伤口情况，增加或减少换药次数。

8. 一般敷料放入污物桶，绿脓杆菌等敷料需焚烧，器械浸泡。

【注意事项】

1. 严格遵守无菌操作，执行消毒隔离制度。

2. 能离床的病人一律在换药室换药，隔离及不能移动的病人可在床边换药，换药应在晨间护理或清洁工作完毕后半小时进行。

3. 换药顺序　先换感染轻者，后换感染重者，最后换隔离伤口。

三、拆线

【目的】　拆除伤口缝线。

【适应证】　皮肤伤口缝合一定时间后，已愈合的伤口。

【禁忌证】　伤口尚未愈合者。

【方法步骤】

1. 医生准备　戴帽、口罩，洗手。

2. 病儿准备　核对患儿，较小患儿应先排尿，较大患儿进行必要说服解释。病儿采取合适体位，易暴露换药部位，对不配合的病儿适当固定。

3. 拆线物品准备　核对物品消毒日期，准备好两个弯盘、两把镊子、剪刀一把、无菌敷料、酒精及盐水棉球。

4. 将一弯盘置于伤口下方，以便盛放污染敷料。去掉固定伤口的腹带、绷带、胶布，用汽油棉签擦除伤口周围的胶布痕迹，用手取下外层敷料，用镊子沿伤口长轴揭起内层敷料，敷料不易取下时，用无菌盐水棉球浸湿后揭下。

5. 拆线用两把镊子操作，一把镊子接触伤口，另一把镊子接触无菌敷料和棉球。酒精棉球由内向外消毒两次。用镊子将线头提起，将埋在皮内的线段朝切口方向拉出针眼少许，剪刀尖插入线结下，紧贴针眼，将线剪断，以镊子拉出缝线（图5-19）。

6. 用酒精消毒皮肤后覆盖纱布，胶布固定。

【注意事项】

1. 不同部位拆线时间

（1）面颈部 5 天。

（2）头部 5 ~ 6 天。

（3）胸腹、会阴部 7 天。

（4）背部、臀部 7 ~ 9 天。

（5）四肢 10 ~ 12 天。

（6）张力缝线 14 天。

2. 注意拉出缝线的方向应向伤口方向，如向伤口外侧强行拉出缝线，可将伤口拉开，且病人有疼痛感。

3. 抽线时缝线的外露部分勿经伤口内通过，以免带入细菌污染伤口。

4. 伤口术后有红、肿、热、痛等明显感染者，应提前拆线。

5. 营养不良、严重贫血、水电解质紊乱，使用肾上腺皮质激素者应酌情延迟拆线。

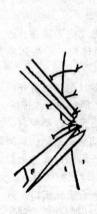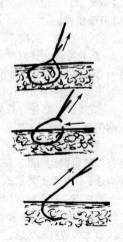

图 5-19　拆除缝线法

第二十五节　清创缝合术

【目的】　使创伤后的污染伤口转变成或接近于清洁伤口，争取达到一期愈合。

【适应证】

1. 创伤后 6 ~ 8 小时内开放伤口。

2. 创伤后 8 ~ 12 小时内污染较轻的开放伤口。

【禁忌证】　化脓感染伤口不宜缝合。

【操作方法】

1. 麻醉方式　局部浸润麻醉、区域阻滞麻醉、全身麻醉。

2. 无菌纱布覆盖伤口，剃除伤口周围毛发，先用汽油或乙醚擦去油垢，再用肥皂水、生理盐水清洗伤口周围皮肤。移去覆盖伤口的纱布，用苯扎溴金安－生理盐水－双氧水－生理盐水冲洗伤口，擦干伤口及周围皮肤，术者更换手套，再次按常规消毒铺巾。

3. 清除伤口内血凝块及异物，切除不整齐皮肤外缘，剪除污染及失活组织。必要时可扩大伤口，以便处理深部创伤组织。

4. 伤口内彻底止血，一期修复损伤肌腱、血管、神经。按组织层次一期缝合创缘。

5. 无菌纱布覆盖伤口，胶布固定。

【注意事项】

1. 术前注意患儿全身情况，先处理休克、气管堵塞等危及生命的病情。

2. 清创应顺序进行，严禁无序操作造成清创不彻底及增加感染机会。

3. 清创时注意尽可能少切除健康组织，但对严重污染及失活组织则彻底清除。

4. 缝合时不可遗留无效腔。缝线打结不宜太紧。肢体深筋膜可不缝合，达到减压目的。

5. 是否放置引流条，视创伤特点及伤情而定。

6. 颜面部血运丰富，愈合能力强，因此即使时间较久，也应争取一期缝合。

第二十六节　包皮粘连分离术

【目的】　扩大包皮口，显露阴茎头，治疗包茎及包皮过长。

【适应证】
1. 反复感染的、有排尿困难的包茎、包皮过长。
2. 年龄超过 5 岁的包茎、包皮过长。

【禁忌证】
1. 急性感染期的包茎、包皮过长。
2. 反复感染或外伤后导致的瘢痕性包茎。
3. 包皮口重度狭窄的包茎。

【操作方法】
1. 患儿取仰卧位，外阴局部消毒。
2. 左手固定阴茎，右手用止血钳插进包皮口，缓慢撑开，扩大包皮口。沿阴茎头与包皮内板间隙分离至冠状沟处，清洁出包皮垢，涂抹凡士林或抗生素药膏后将包皮复位。将操作方法教给家长。
3. 分离 1 天后，由家长自己外翻包皮，用清洁液清洗，涂抹药膏 1~2 周至包皮口扩大。

【注意事项】
1. 包皮口重度狭窄，停止分离。
2. 包皮分离后应及时将包皮复位，防止嵌顿包茎。

第二十七节　^{13}C-尿素呼气试验

幽门螺杆菌（Hp）具有尿素酶，可将尿素分解为 NH_3 和 CO_2，CO_2 在小肠上端吸收后进入血液循环并随呼气排出。让患儿口服 ^{13}C 标记的尿素后，如果胃中存在 Hp 感染，就可以将 ^{13}C 标记的尿素分解为 ^{13}C 标记的 CO_2。因此，通过收集呼出的气体，检测 ^{13}C-CO_2 的含量，即可判断有无 Hp 感染。

【操作方法】　检测当日空腹，收集零时的呼出气，然后服用试验餐，再口服含 ^{13}C-尿素 60mg，30 分钟后再收集呼出气体，用质谱仪检测 CO_2 的含量。

患儿在检查前 2~4 周内如服用抗生素，可抑制 Hp，导致假阴性结果。为避免此情况的发生，应在停药后 4 周再接受检查。

【临床意义】 结果以 DOB 值表示，30 分钟测定值比零时增加 6 个以上 δ‰ 即为阳性。

本实验灵敏，简便，快速，是一种非侵入性的 Hp 诊断方法。阳性值说明目前是否有感染，而不是以前是否有过感染。凡疑有 Hp 感染的胃、十二指肠疾病患儿均可应用此方法。

第二十八节 24 小时 pH 检测

【适应证】

1. 不明原因的胸痛、反酸、胃灼热者。
2. 咽下困难的鉴别。
3. 婴幼儿体重不增，反复呕吐。
4. 反复呼吸道感染者。
5. 儿童哮喘。
6. 慢性咽炎的病因检查。

【禁忌证】

1. 怀疑有食管静脉曲张。
2. 严重的心、肺疾患及极度衰弱者。
3. 凝血功能不全者。

【操作前准备】

1. 仪器设备准备

(1) 将电池装入 pH 监测仪中。

(2) 打开蓝色的盖，调节按钮使屏幕显示为 Insert Catheter in pH 1 后将盖儿盖上。

(3) 将 pH 导管插入监测仪侧面的接口。

(4) 将 pH 导管的感受器与接收器电极插入 pH7 的标定液中进行标定。

(5) 标定完成后用清水冲洗电极并用干净的方纱擦干。

(6) 按监测仪蓝盖右上方按钮，电极插入 pH1 的标定液中。

(7) 标定完成后重复步骤5。

2. 病人准备

(1) 术前首先要了解病史、检查目的、特殊要求，其他检查情况，有无禁忌证，有无急、慢性传染病。

(2) 向病人和（或）委托人交代24小时食管pH监测的目的、可能出现的意外情况、常见并发症及配合检查须注意的事项。签署知情同意书。

(3) 在监测前一周内应停用抑酸药物，避免使用钙离子通道阻滞剂、抗胆碱能制剂（阿托品）及激素等降低LES压力的药物，监测前3天停用胃肠动力药，监测当天停用黏膜保护剂。

(4) 监测前检查凝血功能，肝脏功能。

(5) 监测前禁食3~4小时。

【操作方法】

1. 请患者平躺将pH导管的感受器经鼻插入，导管经过咽部时常有受阻，嘱病人放松，做呕吐的动作后即可顺利插入，感受器通常放置于距贲门口5cm处（可根据胃镜门齿距齿状线距离或透视确定），其后在pH导管中的接收器上涂抹导电液后固定于体表胃区，按动监测仪蓝盖右上方按钮至开始记录。

2. 插入时应注意观察患者的面色及呼吸情况，以免将导管误差入气管。

3. 插入后患者可正常活动、进餐，但应避免进食酸性食物、碳酸饮料、口香糖等，禁止服非甾体类药物。

4. 监测开始后应远离手机、电脑等仪器，避免数据丢失。

5. 详细记录监测开始后患者的活动、饮食、体位及临床症状。

6. 完成24小时监测后拔出感受器，取下接收器，将资料输入电脑。

【并发症及处理】

1. 消化道出血　可应用止血药、抑酸药，适当补液，必要时输血。

2. 严重的恶心、呕吐　可暂时禁食、对症、补液治疗，多于 1～2 天恢复。

3. 小婴儿呛奶、窒息　及时清理气道，保持呼吸道通畅，吸氧等。

第二十九节　内镜检查

一、支气管镜术
（一）支气管镜检查术

【适应证】　用于气管、支气管、肺疾病；性质不明的弥漫性肺病变、浸润灶、不张、孤立性结节或肿块；吸收缓慢或反复发作性肺炎；经气管直镜取异物后及怀疑留有残渣者；哮喘、难以解释的咯血、干咳或局限性喘鸣音。不能解释的声带或偏侧膈麻痹，上腔静脉综合征、乳糜胸或胸腔积液，与气管切开或插管有关的问题（损伤、肉芽组织增生、气管软化等）；观察气管食管瘘及吸入有害气体引起的气管、支气管损伤情况；气管插管困难者引导插管。

【禁忌证】

1. 大咯血急待抢救者及严重出血性疾病患者。

2. 肺功能严重减退者（必要时应在充分给氧和心脏监护下进行）。

3. 心、肾、肝功能严重损害者。

4. 一般情况太弱（严重营养不良、恶病质等）不能承受检查者。

5. 具有高危疾患者（近期心梗、严重心律失常、主动脉瘤压迫食管、肺动脉高压、不能纠正的低氧血症、明显的出血倾向、尿毒症、利多卡因中毒、全身情况极度衰弱）。

【操作方法】

1. 术前 15～30 分钟肌注阿托品（0.01mg～0.03mg/kg，最大量不超过 0.5mg）和地西泮（0.1mg～0.3mg/kg，最大量不超过 10mg），以减少黏液分泌、减轻患儿焦虑。

2. 应用 2% 利多卡因间断喷洒鼻咽部 3 次，进行上气道的表面麻醉。

3. 经鼻插入支气管镜，通过声门前用 2% 利多卡因 1～

2ml 经活检孔喷到喉及周边，稍候 20~30 秒，支气管镜下行到总气管，随检查方向"边麻边进"。支气管镜操作过程中，若患儿出现局部刺激性咳嗽可重复给药，每次 1~2ml。患儿不咳嗽，可耐受，视为麻醉成功。利多卡因用量为 5mg/kg，总量不超过 200mg，以免发生中毒。

对于极力不合作，有智力、语言障碍的，鼻咽部畸形等患儿，仍需在全身麻醉下行支气管镜术。

【术中可能出现的危象及处理】

1. 缺氧　如患儿发绀明显应暂停操作，给大流量氧吸入，待缺氧缓解后再继续操作。

2. 出血　采取 1:10000 的肾上腺素 1ml 喷洒局部或冷盐水冲洗止血。

3. 麻醉药过敏　如果患儿出现胸闷、面色苍白、呼吸困难等，应注意到药物过敏问题，立即停止操作，给氧气吸入，皮下注射肾上腺素。

4. 喉气管痉挛　局部刺激等都可诱发喉或气管痉挛，应密切观察，及时给予肾上腺素、利多卡因并经活检孔给氧。若不及时正确处理，可致严重缺氧和二氧化碳蓄积，危及生命。

【术后管理】

1. 观察休息 15 分钟后，由医师陪伴送回病房，以免途中发生意外。并根据病情给予短期吸氧及监护。

2. 术后禁食、水 3 小时（因麻醉作用尚未消失，饮食水易误吸入气管内）。

3. 观察咳痰情况，是否有血丝或血块，必要时予以止血药物。

4. 加强监护，密切观察患儿体温、脉搏、呼吸的变化，做到及时对症处理。

5. 注意密切观察有无皮肤出血点、发热、咯血、气胸、喉痉挛等并发症的发生。

术后检查患儿肺内啰音情况，病程日志应予特殊记录，有特殊情况及时与支气管镜中心联系。

6. 术后 3 天常规复查 X 线胸片，及时追查灌洗液培养、病理等检查的结果。

（二）经支气管镜治疗术

1. 取异物　左右支气管及其下分支内异物适于经支气管镜取出，包括内生性异物及外源性异物，可采取局部灌洗及钳取的方式取出异物。因异物阻塞而局部合并感染者，应注意局部灌洗治疗。

2. 灌洗治疗

（1）部位：对弥漫性支气管肺疾病变多选用右肺中叶或左肺舌叶；局限性支气管肺病变则在相应支气管肺段进行灌洗。

（2）灌洗液：37℃生理盐水。

（3）灌洗总量：一般相当于 5% ～15% 的功能残气量（FRC），2～5ml/kg 体重。

二、胃镜术

（一）胃镜检查

【适应证】

1. 有明显消化道症状　经常性呕吐，急性腹痛、反复腹痛，厌食、反酸、饱胀、胃灼热等。

2. 吞咽困难、吞咽疼痛及胸骨后疼痛。

3. 误服腐蚀物或误服异物。

4. 原因不明的上消化道出血（呕血和黑便）。

5. 上消化道病灶取活检助病理诊断。

6. 溃疡治疗效果的评价及 Hp 感染根除疗效的评估。

7. 原因不明的贫血。

8. 介入治疗　镜下止血，扩张狭窄，取出异物、胃石等。

【禁忌证】

1. 疑有消化道穿孔或急性腹膜炎者。

2. 急性腐蚀性食管炎、胃炎者。

3. 严重脏器功能衰竭或休克者。

4. 精神异常或中枢神经系统疾病不能合作者。

5. 患出血性疾病者。

6. 咽、喉、扁桃体炎急性发作期患者。

【并发症】

1. 麻醉药过敏。

2. 咽部损伤致出血、血肿及感染。

3. 下颌关节脱臼。

4. 气管痉挛、短暂呼吸停止。

5. 消化道黏膜损伤、化脓性炎症、溃疡及出血。

6. 窒息及吸入性肺炎。

7. 心血管意外。

8. 急性消化道大出血及迟发性大量出血。

9. 消化道穿孔。

【紧急处理措施】

1. 备有复苏器械及时气管插管、吸氧、心电监护及生命体征观察。

2. 紧急止血措施　黏膜下层注药、高频电凝、激光、微波等。

3. 发生大出血时可紧急输血。

4. 发生穿孔及大出血可紧急外科手术。

【操作方法】

1. 患者左侧卧位，咬住口器，头略后仰，使咽喉与食管成直线，双腿微曲，放松腹部。

2. 术者将内镜经口送至咽部，随吞咽动作进到食管内，边注气边观察食管各段及贲门，注意齿状线位置、有否炎症、溃疡、疝、狭窄等病变。

3. 循腔缓慢进镜至胃，先见胃底黏膜及黏液池，可吸出胃液，注气使胃腔伸展，依次观察胃体、胃角及胃窦黏膜，沿大弯推进内镜至幽门观察。

4. 镜前端对准幽门插入十二指肠，仔细观察十二指肠球部、降部及乳头。

5. 退镜至胃窦时，镜头反转边退镜边观察胃角、胃窦、胃体之侧面和胃底、贲门。

6. 检查完毕后，需要时可取活检。退镜时尽量吸尽胃内气体以减少术后不适。

【术前准备】

1. 说明目的和过程。

2. 了解并发症。

3. 禁食水 6h 以上。

4. 胃潴留者术前洗胃。

5. 了解病情（病史及检查结果）。

6. 检查肝功能、乙型肝炎表面抗原（HBsAg）、血型、出凝血时间、血小板等。

7. 术前20min咽部麻醉、必要时可予镇静剂。

8. 术前签署内镜检查知情同意书。

（二）胃镜治疗

1. **取出异物** 儿童常易误吞异物，内镜直视下较易将各种异物取出。

2. **治疗出血** ①注射法：向出血部位注射（或喷洒）各种止血药物，静脉曲张时可注射硬化剂；②电凝法：内镜直视下使用电凝器对出血部位进行热凝，使血管凝固而达止血目的；③激光法：内镜配合下进行激光止血。

3. **扩张狭窄** 内镜观察下对食管狭窄可行扩张治疗，常用探条和气囊两种方法。

4. **切除息肉** 由内镜活检孔中插入圈套器，将息肉套住，再通电，利用高频电流将息肉切除。

5. **内镜下化疗** 可在内镜直视下对肿瘤局部注射化疗药物。

三、结肠内镜术

【目的】 检查直肠结肠的炎性或出血性疾病，可取病理检查明确诊断，并对直肠结肠息肉进行直接摘除治疗。

【适应证】

1. 原因不明的便血者。

2. 各种原因的腹痛者。

3. 慢性腹泻者。

4. 钡灌肠检查正常而不能解释临床症状者。

【禁忌证】

1. 急性结肠炎疑有肠穿孔者。

2. 急性腹膜炎者。

3. 急性下消化道大出血者。

【操作方法】

1. **检查前肠道准备** 检查前2~3天予以无渣饮食，并饮服番泻叶水或其他泻药。检查前12小时禁食，清洁灌肠。

2. 检查前 20~30 分钟肌注阿托品、哌替啶，对检查不合作者可采用适当麻醉的方法。

3. 操作基本方法　病儿取左侧卧位或平卧位，插镜应循腔前进，少注气或适量注气。前进和拉镜后退时要根据需要变换体位，必要时由助手在腹部加压，避免肠襻形成，要识别打襻，及时解除。一般先尽量到达回盲部，再仔细边退镜边观察肠黏膜病变。

【注意事项】

1. 患儿检查时处于嗜睡或全麻状态下，检查者要严格掌握插镜方法，切勿滑进，以免造成肠道损伤或穿孔等严重后果。

2. 操作者动作要熟练，与助手的配合要协调。

3. 若发现病变，尤其有糜烂或溃疡时，活检取材要特别小心。

4. 患儿不合作时不宜勉强操作。特别对不足一岁的小婴儿更要仔细小心，以发现病变为目的，不强求必须到达回盲部。

第三十节　新生儿光疗

【适应证】

1. 生后 24 小时内出现黄疸者。

2. 48 小时内胆红素 >154μmol/L（9mg/dl）者。

3. 48 小时后胆红素 >205μmol/L（12mg/dl）者。

4. 早产儿 >171μmol/L（10mg/dl）者。

【光源的选择】　采用蓝光灯波长 420~470nm，无蓝光灯管时，白光也有效。

【操作方法】　预防性治疗可选用单光治疗，尤适用于放置在开放或闭式暖箱上，不影响其他治疗的进行。用 6~8 支 20~40W 灯管，间距 2.5cm，呈弧形排列，距患儿 35cm。每隔 2~4 小时翻身一次。已达高胆红素血症标准者，用上下均放置灯管（下方距患儿 25 cm）的光疗箱进行双光治疗为宜。光疗时患儿需裸体，放于箱内有机玻璃板上，用黑布罩遮住双眼，尿布遮盖生殖器。一般治疗 24~72 小时（图

5-20）。

【注意事项】

1. 将光疗箱的箱温调至 30℃，相对湿度 50%，使患儿保持正常体温。

2. 光疗时不显性失水增加，每日液体入量需增加 25%。

3. 光疗可降低皮肤黄疸的可见度，应每日监测胆红素。

4. 灯管使用 2000 小时后能量减半，应更换灯管。

光疗时可出现发热、皮疹、腹泻，直接胆红素达 68μmol/L（4mg/dl）时可出现青铜症，停光疗即可痊愈。

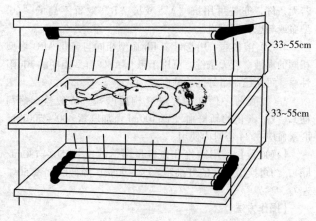

图 5-20　光疗法

第三十一节　换血疗法

【目的】

1. 纠正贫血，防止心力衰竭。

2. 移去抗体和致敏的红细胞，减轻溶血。

3. 降低血清胆红素浓度，防止胆红素脑病。

【换血指征】

1. 产前诊断基本明确，而新生儿出生时脐带血 Hb < 120g/L（12g/dl），伴水肿、肝脾肿大和心力衰竭者；脐血胆

红素大于 68.4μmol/L（4mg/dl）。

2. 生后 2～3 日总胆红素 >342μmol/L（20mg/dl），以间接胆红素为主，光疗无效者；生后 5～6 日总胆红素达 428 mol/L（25mg/dl），无胆红素脑病症状，仍可继续光疗和其他治疗，无需换血；若继续增高则应换血。

3. 有进行性胆红素脑病表现者。

4. 早产儿或前一胎黄疸较严重者，需适当放宽换血指征。

【血液的选择】

1. ABO 溶血病　用 AB 型血浆 O 型红细胞最为合适。若无条件，亦选可用抗"A"或抗"B"效价不高的"O"型血或与患儿同型血。

2. Rh 溶血病　用与母亲 Rh 血型相同与患儿 ABO 血型相同的血液。若无条件，可用于患儿 ABO 血型相同的 Rh 阳性血。可用已制备好的冷冻血。

3. 抗凝剂　CPD 保养液（枸橼酸盐、磷酸盐、葡萄糖），或肝素化的新鲜血（每 100ml 血加肝素 400～500U），肝素血应在 24 小时内使用。

【换血量】　用新生儿血容量两倍的血（150～180ml/kg），约可换出致敏的红细胞 85%～90%，降低胆红素 50% 左右。

【操作方法】

1. 换血前准备阶段可先用光疗，输注清蛋白每次，1g/kg，禁食，术前半小时肌注苯巴比妥钠 10mg/kg。

2. 换血途径　选用脐静脉最方便，切断脐带残端，将脐导管直接插入，与腹壁呈 30° 角向前推进，导管插入脐轮 5～6 cm，血即可顺利抽出。若脐带不能利用，则在局麻下沿脐轮上方 0.8～1cm 处行腹膜外脐静脉切开再插管。导管及空针用加肝素的无菌生理盐水冲洗后再用。

3. 测静脉压　插入导管后立即测静脉压，正常值为 6～8cm H₂O，若大于 8 cm H₂O，可能发生血量过多心衰，宜多抽少注，静脉压低时可多注。要求每换 100ml 血测静脉压一次。

4. 换血的速度　每次出入 5ml/kg，3～5 分钟完成一次出入，前 100ml 速度稍慢，可每次 10ml，以后可每次出入 20ml，病情重者速度减慢。总入量比出量可减少 30~70ml，1~2 小时换完。

5. 拔出导管　边抽边拔，脐部用数层小方纱布压迫止血，经消毒皮肤后，再用宽胶布固定。留第一管及末管血送胆红素、血培养等。

【注意事项】

1. 换血过程中监测心率及呼吸，并准备好一切急救设备。

2. 专人记录血容量。

3. 换血后继续光疗，监测胆红素。

4. 换血后禁食两次，如换血不顺利者可适当延长禁食时间。

5. 每周查血常规，注意晚期贫血。

6. 注意脐部渗血，避免感染，用抗生素 3~4 日。

第六章　儿科常见疾病

第一节　新生儿疾病

一、新生儿分类

分类方法	名称	定义
根据胎龄分类	足月儿*	指胎龄满 37 周至不满 42 周（260～293 天）的新生儿
	早产儿**	胎龄满28 周至不足37 周（196～259 天）
	过期产儿	指胎龄满 42 周（294 天）以上的新生儿
根据出生体重分类	极低出生体重儿	体重不足 1500g 者
	低出生体重儿***	指初生 1 小时内测量体重不足 2500g（≤2499g）的新生儿
	正常体重儿	指出生体重在 2500～3999g 之间的婴儿
	巨大儿	指体重≥4000g 者，包括正常和有疾病（如糖尿病母亲的婴儿）的巨大儿
根据胎龄与体重关系的分类	小于胎龄儿	指出生体重在相同胎龄平均体重的第 10 个百分位以下的婴儿
	适于胎龄儿	指出生体重在相同胎龄平均体重的第 10～90 百分位者

分类方法	名称	定义
	大于胎龄儿	指出生体重在相同胎龄平均体重的第 90 百分位以上的婴儿。
根据出生后日龄分类	早期新生儿	指出生后一周以内的新生儿
	晚期新生儿	指出生后第二周开始至第四周末的新生儿

＊其中将胎龄已足月，但体重在 2500g 以下的婴儿称为足月小样儿

＊＊其中第 37 周（253～260 天前一瞬间）的早产儿成熟度已接近足月儿，故又称为过度足月儿

＊＊＊低出生体重儿包括早产儿和小于胎龄儿两种

此外还有高危新生儿，指有可能发生危重情况的新生儿，其中包括：①高危孕母的婴儿，如母亲有高血压、心脏病等；②异常分娩的新生儿；③过期产或早产儿；④低出生体重儿；⑤有疾病的新生儿。

二、新生儿肺炎

分为吸入性和感染性两大类。前者包括羊水、胎粪及乳汁的吸入，并常伴有窒息缺氧，以保持气道通畅、纠正缺氧等对症治疗为主，注意预防感染。本节主要介绍感染性肺炎。

【诊断要点】　　根据感染时间的不同又分为宫内、产时、生后感染三类。

1. 病史

（1）宫内感染：母孕晚期常有感染史或胎膜早破史，经血行（上行）传至胎儿，以 G^- 杆菌及 B 族溶血性链球菌多见，亦有病毒性感染，一般生后 3 天内发病。

（2）产时感染：产时吸入母阴道内病原污染的分泌物所至，多为 G^- 杆菌感染，有一定的潜伏期，日龄三天后发病。

（3）生后感染的患儿多有呼吸道感染病人接触史，发病相对晚。

2. 临床表现　吐沫、呛乳、气促，日龄大儿可有咳嗽，

第六章　儿科常见疾病

重者发绀、呼吸困难。早产儿症状不典型，常为不吃、不哭、呼吸暂停。查体肺呼吸音粗，可有干鸣音，湿啰音较少。

3. 实验室检查　血白细胞计数及分类、痰培养、呼吸道病毒分离等检查分析病原。

4. X线表现　肺部纹理粗多，可有小斑片影，病毒性肺炎呈间质改变。

【治疗原则】

1. 对症治疗　有缺氧者吸氧，痰多黏稠者给予超雾化吸痰，保持气道通畅。

2. 抗感染治疗　细菌性肺炎尽早静点抗生素。

(1) 宫内（产时）感染多为 G^- 杆菌，常用氨苄西林、丁胺卡那治疗，耐药者可选用第三代头孢菌素（如头孢噻肟）。

(2) 生后感染性肺炎病原未明确时可选用广谱抗生素或2种抗生素联合应用，如氨苄西林或丁胺卡那。

(3) 病毒性肺炎目前尚无特效疗法，主要采取综合措施、护理。

三、新生儿呼吸暂停

呼吸停止≥20秒，常伴有心率减慢（<100 次/分）、发绀、肌张力低下，是新生儿尤其早产儿常见的一种临床症状，频发呼吸暂停可引起脑损伤，导致死亡或遗留后遗症。

【诊断要点】

1. 原发性呼吸暂停　多见于早产儿，为呼吸中枢发育不成熟所致，多发生于生后3~5天。

2. 继发性呼吸暂停　可发生于早产儿和足月儿。可继发于下列情况：①低氧血症：如肺炎、窒息、呼吸窘迫综合征、先天性心脏病等；②中枢神经系统疾病：颅内出血、胆红素脑病等；③代谢紊乱：低血糖、低血钠、酸中毒等；④感染：败血症、颅内感染；⑤反射性因素：气管插管、胃管插入及胃食管反流刺激咽喉部，反射性引起呼吸暂停；⑥其他：环境温度过高过低、体位不正、被动的颈部弯曲或面罩给氧时颌下受压等。

3. 临床表现为呼吸停止，常伴青紫、心率减慢和肌张力低下。

4. 实验室检查　血气分析 PaO_2 下降和 $PaCO_2$ 增高，SO_2 下降。进行相关检查，如血糖、血钙、血培养、胸部 X 线片及头颅 CT 等，寻找病因。

【治疗原则】

1. 加强监护　监测呼吸、心率、体温，保持颈部伸直；细心喂养，避免胃食管反流。

2. 治疗原发病　纠正低血糖、低血钙、缺氧、酸中毒等，控制感染。

3. 物理刺激　发作时可弹足心、托背或气囊加压给氧，刺激呼吸恢复。

4. 药物治疗　若反复发作，可使用呼吸中枢兴奋剂，多用氨茶碱，首次剂量 4～6mg/kg，20～30 分钟内静脉滴注。12 小时后给维持量 2～3mg/kg 每次，每 8～12 小时 1 次，疗程 5～7 天。

5. 机械辅助呼吸：上述治疗无效、仍有频繁呼吸暂停者，给予鼻塞 CPAP 或气管插管机械通气治疗。

四、新生儿黄疸

发生率足月儿达 50%，早产儿可达 80%。未结合胆红素显著增高，尤其是游离的未结合胆红素的增高，可导致胆红素脑病，引发严重后遗症，需紧急处理。

【诊断要点】

1. 区分是生理性还是病理性

（1）生理性黄疸：①多生后 2～3 天出现，4～6 天达高峰；②血清总胆红素足月儿不超过 220.6μmol/L（12.9mg/dl），早产儿不超过 256μmol/L（15mg/dl）；③足月儿在生后 2 周，早产儿在 3～4 周消退；④精神食欲好；⑤无导致黄疸的其他因素。

（2）病理性黄疸：①黄疸出现早，生后 24 小时内出现；②黄疸程度重，超过生理性黄疸的范围；③黄疸进展快，血胆红素每天上升 >85μmol/L（5mg/dl）；④结合胆红素升高，>26μmol/L（1.5mg/dl）；⑤黄疸消退延迟，大于 2 周；⑥黄疸退而复现。

2. 若考虑为病理性黄疸，则应根据临床表现及实验室检查分析病因。

【治疗原则】 足月儿生理性黄疸无须治疗，早产儿尤其低出生体重儿，胆红素未达 $256\mu mol/L$（$15mg/dl$）亦可能发生胆红素脑病，故大于 $171\mu mol/L$（$10mg/dl$）就应治疗。

1. 病因治疗 处理原发病。

2. 一般治疗 保暖，尽早喂养，保证热量，促进胎便排出。

3. 光照疗法 适用于高未结合胆红素血症。日龄小的溶血患儿或早产儿，小于 $220.6\mu mol/L$（$12.9mg/dl$）亦可光疗。可连续（间断）光疗。同时注意不显性失水的增加和发热、腹泻、皮疹等副作用。结合胆红素大于 $34.2\mu mol/L$（$2mg/dl$）不应光疗。

4. 药物治疗

（1）白蛋白：每次 $1g/kg$ 静脉滴注，因其可扩充血容量，心力衰竭者禁用，贫血者慎用。晚期新生儿（大于7天）胆红素脑病发生概率小，不应滥用。

（2）酶诱导剂：苯巴比妥 $5mg/(kg \cdot d)$，口服，每天3次，3天后起效，不适用于急重患儿。

（3）中药：茵栀黄等退黄。

5. 换血疗法 主要用于重症溶血病患儿。

五、新生儿溶血病

因母婴血型不合，母亲血型抗体（IgG）通过胎盘引起的胎儿、新生儿红细胞破坏，所致同族免疫性溶血。在我国 ABO 溶血最多见，Rh 溶血较少。

【诊断要点】

1. 病史 Rh 溶血患儿母亲多有流产、堕胎史或有受血史。ABO 溶血第一胎即可发病。

2. 临床表现 Rh 溶血症状比 ABO 溶血重。

（1）胎儿水肿：主要发生于 Rh 溶血，表现为全身水肿，可伴有苍白、心力衰竭，胎盘亦明显水肿。

（2）黄疸：出现早，进展快，程度重。部分 ABO 溶血黄疸较轻，与生理性黄疸相似。

（3）肝脾肿大：见于重度溶血患儿。

（4）贫血：生后2周内血红蛋白小于 $145g/L$ 为早期贫

血，生后2周后发生的贫血（小于80g/L）为晚期贫血，多见于Rh溶血。

（5）胆红素脑病：主要受累于早期（小于7天）新生儿，未结合胆红素大于20mg/dl，初期表现为嗜睡、食欲不振等，之后出现眼神凝视、角弓反张或惊厥。

3. 实验室检查

（1）血清胆红素增高，以未结合胆红素为主。

（2）血常规：红细胞、血红蛋白下降，网织红细胞升高。

（3）母子血型不合：ABO溶血多发生于母亲血型"O"，子血型"A"或"B"；Rh溶血常见于母亲Rh阴性，子Rh阳性；母子Rh均阳性者亦可发生抗E、抗C抗原性溶血。

（4）抗人球蛋白实验（Coombs实验）：孩子直接Coombs实验及红细胞抗体释放实验可判断孩子红细胞是否被致敏及抗体的类型，是诊断的重要依据；母、子间接Coombs实验则是分别测定母子血清中有无血型抗体，有参考意义。

【治疗原则】

1. 一般退黄治疗　白蛋白静点、光照疗法见病理性黄疸。

2. 换血疗法　ABO溶血首选"O"球"AB"浆进行换血，Rh溶血选用Rh血型同母亲、ABO血型同婴儿的血源，换血量150~180ml/kg。具体见常用诊疗技术。

3. 丙种球蛋白静点　400mg/kg每次，1~3天，或1g/kg单次应用，可抑制溶血进展，减少换血。对确诊或高度疑似者应尽早使用。

六、新生儿出血症

由于维生素K缺乏，使其依赖凝血因子（Ⅱ、Ⅶ、Ⅸ、Ⅹ）合成不足及活性下降导致的一种自限性出血性疾病。

【诊断要点】

1. 临床表现　根据发病时间不同临床分为三型。

（1）早发型：生后24小时内发生出血，多与母亲孕期服用抗凝药、抗癫痫药、抗结核药物等干扰维生素K代谢有关。出血轻重不一，有的仅少量脐部渗血，重者大量胃肠道出血甚至颅内出血。

（2）经典型：最多见，与孕期维生素 K 经过胎盘通透性差、胎儿体内维生素 K 水平低有关。多生后 2~6 天发病，表现为脐残端渗血、皮肤出血、消化道出血、针刺处渗血等，一般为少至中量出血，个别可发生失血性休克，颅内出血多见于早产儿。

（3）晚发型：常发生于生后 1 个月，临床亦有生后 20 天左右发病者。患儿多发育较好，突然发病，出现出血倾向。其中颅内出血最多见，预后不良。此型与单纯母乳喂养、肝胆疾病、腹泻等有关。

2. 实验室检查

（1）血常规：血小板、出血时间正常，重者可有血红蛋白下降、网织红细胞增高。

（2）凝血酶原时间及部分凝血活酶时间延长。

（3）怀疑颅内出血的患儿应做头颅 CT、B 超。

（4）早期新生儿单纯消化道出血应做碱变实验，以区分是否为咽下母血。

【治疗原则】

1. 补充维生素 K，5mg/次肌内或静脉注射，连用 3 天。

2. 对出血严重、贫血明显或有失血性休克患者，给予输血治疗，可输新鲜全血或血浆 10ml/kg。

3. 消化道出血者，需短暂禁食，静脉补充营养。出血控制后及早哺乳，以建立肠道正常菌群。

4. 消化道或脐部出血重者，可用凝血酶局部止血。

七、新生儿缺氧缺血性脑病（HIE）

各种围生期因素引起的脑缺氧和脑血流减少形成的胎儿和新生儿的脑损伤疾病，常同时伴有其他器官和系统的功能异常，重者有严重的神经系统后遗症。

【诊断要点】

1. 临床表现：分为三度，见下表。

项 目	轻 度	中 度	重 度
意识	过度兴奋	嗜睡、迟钝	昏迷
肌张力	正常	减低	松软
原始反射			
拥抱反射	稍活跃	减弱	消失
吸吮反射	正常	减弱	消失
惊厥	无	通常伴有	多见或持续
中枢性呼吸衰竭	无	无或轻度	常有
瞳孔改变	无	缩小	不对称，扩大或光反射消失
前囟张力	正常	正常或稍饱满	饱满、紧张
病程及预后	兴奋症状在24小时内最明显，3天内逐渐消失，预后好	症状大多在1周末消失；10天后仍不消失者可能有后遗症	病死率高，多在1周内死亡，存活者症状可持续数周，多有后遗症

2. 辅助检查

（1）头颅CT：所见可分为3度：①轻度：散在、局灶性白质低密度影分布于两个脑叶；②中度：低密度影超过2个脑叶，甚至达5~7个；③重度：广泛性弥漫性密度减低，灰白质界限消失，侧脑室变窄。

（2）头颅B超：可见弥漫性回声增强，侧脑室变窄或消失（提示有脑水肿）。

（3）脑电图：轻者表现为脑电活动落后于胎龄、觉醒－睡眠周期不分明等，重者可见低电压、暴发抑制，甚至等电位，对判断预后亦有意义。

（4）血气、血生化检查可了解内环境情况及有无其他系统损害。

【治疗原则】　　关键在于预防窒息的发生，争分夺秒进行窒息后复苏，复苏后出现神经系统症状即进行治疗。

1. 生后 3 天内治疗　以保证内环境稳定、纠正多系统损害为主。

（1）维持血气在正常范围：纠正低氧及高碳酸血症，使血气在 24 小时内恢复正常。其中包括保持气道通畅、吸氧、纠正酸中毒，必要时机械通气。

（2）维持血压、心率在正常范围，以保证全身脏器尤其是心、脑、肾血流灌注。当心率小于 120 次/分或皮肤苍白肢端发凉等存在提示循环不良时，可应用多巴胺及多巴酚丁胺 2.5 ~ 5μg/（kg·min）静点。

（3）维持血糖在正常高值（5.0mmol/L），以保证神经细胞代谢需要。监测血糖，低血糖者葡萄糖滴入速度以 6 ~ 8mg/（kg·min）为宜；监测血电解质，注意有无低血钠、低血钙。

（4）控制惊厥：首选苯巴比妥，负荷量 15 ~ 20mg/kg，静脉缓慢注射，最大量可达 30mg/kg，12 小时后给予维持量 5mg/（kg·d），每 12 小时一次，疗程 3 ~ 5 天，监测血药物浓度。惊厥不能控制，加用地西泮（安定）每次 0.3 ~ 0.5mg/kg，注意有无呼吸暂停。

（5）降低颅压：控制液体入量在 60 ~ 80ml/（kg·d），3ml/（kg·h）左右。出现颅高压症状后可先给予呋塞米 0.5 ~ 1mg/kg，必要时应用 20% 甘露醇 0.25 ~ 0.5g/kg 每次 4 ~ 6h 一次，力争 48 ~ 72 小时使颅压明显下降。

（6）消除脑干症状：重度脑病出现昏迷、中枢性呼吸衰竭、瞳孔异常改变等脑干受损表现时可应用纳洛酮治疗。

2. 生后 4 ~ 7 天，经上述治疗，神经系统症状已减轻，内环境趋于稳定，开始使用促进脑细胞代谢的药物，如脑活素、胞二磷胆碱、果糖等，疗程 10 ~ 14 天，重者可应用 28 天，甚至更长。高压氧治疗亦为辅助方法之一。

3. 本类患儿均应认真随访，及时发现异常，早期干预、功能训练可尽量减少后遗症，提高生活质量。

八、新生儿败血症

细菌侵入血液循环，并在其中生长繁殖，产生毒素所造成的全身感染性疾病，是新生儿期常见的危重病症，可并发化脓性脑膜炎。

【诊断要点】

1. 病因 宫内或产时感染一般生后 3 天内发病，以 G⁻ 杆菌感染为主，母孕晚期感染、胎膜早破、早产、不洁生产史等均是常见的易感因素。生后感染起病晚，以 G⁺ 球菌为主，常为呼吸道、消化道、皮肤、脐部感染所致。

2. 临床表现 无典型临床表现。早期精神欠佳、哭声减弱、体温不升等，很快发展为精神萎靡、嗜睡，体壮儿可有发热。以下现象的出现亦示败血症的可能：①生理性黄疸加重、消退延迟或退而复现；②肝脾肿大；③皮肤淤点淤斑，甚至弥散性血管内凝血（针刺处出血不止、消化道出血、肺出血等）；④皮肤发绀、脉细速、血压下降、尿少等休克表现；⑤其他：中毒性肠麻痹、呼吸暂停、硬肿等。

3. 验室检查

(1) 血培养：应在抗生素应用前做培养。尽量从两个不同静脉处取双份血进行培养，以除外标本污染的可能。血培养阴性不能除外本病。

(2) 血常规：白细胞总数 $< 5 \times 10^9/L$ 或出生 3 天后 $> 20 \times 10^9/L$（出生 3 天内 $> 25 \times 10^9/L$），杆状核粒细胞/中性粒细胞 > 0.16。血小板 $< 100 \times 10^9/L$。

(3) 血清-C 反应蛋白（CRP）增高。

(4) 其他细菌学检查：引流液、脐分泌物、尿液培养；疑为败血症时应放宽腰穿指征，行脑脊液检查。

【治疗原则】

1. 抗生素治疗 病原菌未明确前，可选用两种抗生素，常用青霉素和头孢菌素。明确病原后可根据药敏实验用药。一般疗程不少于 14 天。

2. 支持治疗 纠正缺氧、体液电解质紊乱、休克等。对重症病儿及早产儿可静注丙种球蛋白（IVIG）400～600mg/kg，每日一次，连用 3 天，提高免疫球蛋白水平。

第二节 感染性疾病

一、麻疹（measles）

是由麻疹病毒引起的急性呼吸道传染病。以 5 岁以下小儿多见。

【诊断要点】

1. 临床表现

（1）典型麻疹

潜伏期大多为 10～14 日。

前驱期为 3～5 天。结膜充血、流泪、畏光及眼睑水肿明显，尚有发热、咳嗽、流涕、打喷嚏等。发热 2～3 日后，在双颊黏膜第一臼齿处可见麻疹黏膜斑（koplik's 斑）、唇内、牙龈少见。多于出疹后 1～2 日消失。

出疹期为皮疹常于发热后第 4 日出现，先见于耳后、发际，由上向下渐及额面、颈、躯干、四肢，最后达手掌、足底。2～5 日出齐。皮疹初为玫瑰色斑丘疹，大小不等，以后部分融合而呈暗红色，压之褪色，疹间肤色正常，此期全身毒血症状及呼吸道症状加重。肺部可有少量细湿啰音。

恢复期为皮疹出齐后，病情开始减轻，体温常于 1～2 日降至正常，皮疹按出疹顺序逐渐消退，疹退后有糠屑样细小脱屑及棕色色素沉着。

（2）不典型麻疹：①轻型麻疹：常见于机体具有部分免疫力者。柯氏斑无或不典型，皮疹稀疏、色淡，可无色素沉着；②重型麻疹：多见于营养不良、原有其他疾病、继发严重感染的儿童。常表现为：中毒性、休克性、出血性和疱疹性麻疹。上述各种表现常混合存在。

2. 并发症

（1）肺炎：最常见。严重者应考虑继发细菌或其他病毒的混合感染。

（2）其他：急性喉炎、脑炎、心肌炎或循环衰竭等。数年后（2～17 年）偶可发生亚急性硬化性全脑炎。

3. 实验室检查

（1）血象：白细胞初期正常或稍高，出疹期偏低，分类淋巴细胞增多。

（2）病原学检查：取鼻咽拭子作涂片镜检可找到多核巨细胞；检测麻疹抗原及麻疹病毒特异性 IgM，均可早期诊断。双份血清抗体≥4 倍增高，可助诊断。

【治疗原则】

无特效抗病毒药。治疗原则是：加强护理、对症治疗、防止并发症。

1. 对症治疗　高热应做温水擦浴或用少量解热剂。咳嗽剧烈时给祛痰止咳剂。烦躁不安时，可用苯巴比妥类药物。

2. 中药治疗　前驱期以"辛凉透表"为主，出疹期以"清热解毒、透疹"为主。

3. 并发症的治疗

（1）麻疹肺炎：如继发细菌感染，选择敏感的抗生素。

（2）麻疹喉炎：除根据致病菌选用抗生素外，可采用超雾化吸痰、短期激素治疗等。

（3）麻疹脑炎：与病脑治疗相同。

二、风疹（rubella）

是由风疹病毒所致的急性呼吸道传染病。可见于儿童各年龄段。

【诊断要点】

1. 临床表现　潜伏期 14～21 日。前驱期多为半天至 1 天，轻中度发热，流涕、咳嗽、咽痛等上呼吸道感染症状轻。皮疹多在发热 1～2 天出现，先见于面颈部，一日内遍及全身，但手心、足底多无疹。皮疹为淡红色斑丘疹（似麻疹，第 1 日多见）或细点状丘疹（似猩红热疹，第 2 日多见），多伴轻痒感。一般疹出 3 天即退，故又称"三日疹"。疹退后无色素沉着。全身浅表淋巴结可见肿大，尤以耳后、枕部和颈部为明显。

妊娠期尤其是妊早期的妇女感染风疹病毒时，可经胎盘使胎儿受染，引起先天性风疹综合征，表现为生长发育迟缓、白内障及视网膜病变、耳聋、先天性心脏病等。

2. 并发症　少，偶见支气管炎、脑炎、肾炎、关节炎、血小板减少性紫癜。一般症状轻，预后良好。

3. 实验室检查　　常见白细胞减少，淋巴细胞增多。检测咽拭子涂片剥脱细胞中的病毒抗原以及测定血清特异性风疹病毒 IgM 抗体均可早期诊断。

【治疗原则】　　本病无特效药物治疗，主要采取对症处理。

三、幼儿急疹（exanthema subitum）

为人类疱疹病毒 6 型所致。好发于婴幼儿，尤以 6 个月～1 岁婴儿多见。

【诊断要点】

1. 临床表现　　潜伏期 8～15 日。起病急，突然高热39～41℃，呈稽留热或弛张热，可伴高热惊厥，但患儿一般情况良好。可有轻微上呼吸道症状或胃肠炎表现，常见头部、颈部淋巴结肿大。高热持续 3～5 日，常骤然降至正常，热退疹出是本病特点。皮疹为鲜红色斑疹或斑丘疹，以躯干为多，面部、四肢较少，多在 24 小时出齐，经 1～2 天退疹。疹退后无色素沉着，不脱屑。

2. 实验室检查　　常见白细胞减少，淋巴细胞增多。

【治疗原则】　　本病为自限性疾病，尚无特效药物，应加强护理，对症治疗。

四、猩红热（scarlet fever）

是由 A 组 β 溶血性链球菌引起的急性呼吸道传染病。以 4～12 岁儿童多见。

【诊断要点】

1. 典型临床表现（普通型）

前驱期　　起病急骤，发热、咽痛、头痛、扁桃体红肿，上覆脓苔。

出疹期　　第 1～2 病日出疹，先见于腋下、腹股沟、颈部继而蔓延至躯干、四肢，24 小时遍及全身。皮疹为弥漫性针尖大小、密集的红点状疹，似鸡皮样，抚摸有砂纸感，常伴瘙痒，点疹间一片红晕，压之褪色。面部充血潮红无点疹，而口周围反显苍白，即环口苍白圈。肘窝、腹股沟等皮肤皱褶处皮疹密集，夹杂针尖大小的出血点，形成横线，即帕氏（Pastia）线。可见草莓舌。此期体温最高，全身毒血症状加重。

恢复期　体温常在 5 日内恢复正常。按出疹顺序退疹，多为 2～4 天。1 周后开始脱皮。

2. 除普通型外，尚有轻型、重型（又分中毒型和脓毒型）、外科型和产科型。

3. 并发症　常见急性肾小球肾炎和风湿热，多发生于患病后 2～3 周，以年长儿童多见。

4. 实验室检查

（1）血象：白细胞数及中性粒细胞增多。

（2）细菌培养：鼻咽拭子培养出 A 组 β 溶血性链球菌可助诊断。

（3）其他：链球菌酶玻片试验、抗链球菌溶血素"O"试验、抗链激酶试验等阳性，说明有链球菌感染，可辅助诊断。

【治疗原则】

1. 抗生素治疗　首选药物为青霉素，轻者 $40 \times 10^5 \sim 80 \times 10^5$ U 每次，每日肌内注射 2 次，重者（10～20）× 10^5 U/（kg·d）静滴。过敏者，可用红霉素。疗程均为 7d。

2. 重症处理　脓毒败血症时，加大抗生素用量，酌情加用皮质激素并加强支持疗法。

五、水痘（varicella）

水痘是由水痘-带状疱疹病毒所引起的小儿急性传染病，以皮肤和黏膜上分批出现的斑疹、丘疹、水疱和痂疹为特征伴有轻微的全身中毒症状。

【诊断要点】

1. 临床表现　潜伏期为 11～24 日。出疹前可有低热或无热、全身不适、食欲减退等。与发热同时或 1～2 日后出疹，初为红斑疹，数小时内成为丘疹，在数小时形成疱疹。部位表浅，椭圆，周围红晕，疱液初清亮如露珠，后稍混浊，继而中心出现脐凹，最后结痂。经 1～3 周痂皮脱落，不留瘢痕。皮疹呈向心性分布，躯干和头面部多，四肢少。在头皮、口腔、咽喉、结膜上都可见疹。皮疹多次分批出现，故可见丘疹、疱疹、痂疹同时存在。

2. 并发症较少。偶见水痘脑炎、肺炎、关节炎等。

3. 实验室检查　起病 3 日内，取新鲜疱疹液可分离出病毒，或用免疫荧光检查病毒抗原即水痘带状疱疹病毒抗体IgM 等。这些用于诊断困难者。水痘诊断主要依据典型临床表现。

【治疗原则】　主要采取对症处理。注意皮肤清洁卫生，避免指甲抓破水痘继发感染。疱疹可涂以喷昔洛韦乳膏，可用炉甘石洗剂止痒。重者可用抗病毒药阿昔洛韦（无环鸟苷）15mg/（kg·d），分 3 次静点。

六、流行性腮腺炎

是由流行性腮腺炎病毒引起、经呼吸道传播的疾病，主要见于年长儿。

【诊断要点】

1. 临床表现　潜伏期为 2～3 周。多数患儿伴有中等度发热，腮肿出现在发热 1 天左右，多为双侧，可有颌下腺或舌下腺肿大，也有仅颌下腺肿大而腮腺不肿的。腮肿特点为以耳垂为中心，向周围扩大，边缘不清，触之有弹性感及轻度压痛，于张口及咀嚼时疼痛加剧；表面皮肤不发红，但可有热感，腮腺管口可见红肿。腮肿 3～5 天达高峰，一般一周左右消退，少数延至 2 周。

2. 并发症　并发症较多，有时病情较重。

（1）神经系统并发症：腮肿后多发。也可不伴腮腺受累。表现为脑炎、脑膜脑炎、脑脊髓炎等。常见症状有头痛、呕吐、嗜睡，少数惊厥、昏迷。

（2）生殖器官并发症：睾丸炎或卵巢炎，前者多见，多为单侧，局部肿痛。有 30%～40% 发生睾丸萎缩，13% 影响生育。

（3）胰腺炎：轻症或亚临床感染较多。表现为上腹剧痛、呕吐、腹泻、腹胀，伴有高热、恶寒。

（4）感音性耳聋：一般为单侧，可发生在无脑膜脑炎的病例，多数可恢复，少数不可逆的听力丧失。

（5）其他并发症：心肌炎、肾炎、甲状腺炎、乳腺炎、关节炎、泪腺炎、血小板减少性紫癜等。

3. 实验室检查

（1）血象：白细胞数多正常，少数可偏低或偏高。

（2）脑脊液：脑炎时，改变同其他病毒性脑炎。但糖和氯化物少数可减少，易误诊为结脑。

（3）血、尿淀粉酶增高，不能作为胰腺炎的诊断依据，但胰淀粉酶和脂肪酶增高有助于胰腺炎诊断。

（4）特异性检查：急性期取唾液、血、尿、脑脊液可分离出病毒；血清特异性 IgM 抗体阳性或恢复期血清抗体效价增高 4 倍以上可确定诊断。

【治疗】　　无特殊治疗药物，主要对症。

1. 对症处理　急性期卧床休息。予以易消化饮食，避免用酸性等刺激性食物。高热降温、腮肿痛可用镇痛药。颅压增高予甘露醇等脱水剂。睾丸炎时阴囊悬吊，局部冷敷，重者可用肾上腺皮质激素 2~4 天。胰腺炎时予镇静、镇痛、禁食、补液，必要时胃肠减压。

2. 中药治疗　原则为"清热解毒、消肿散瘀"。腮肿局部可用如意金黄散或紫金锭，用醋调匀后外敷。

【预防】

1. 自动免疫　麻疹、风疹、腮腺炎三联疫苗。

2. 隔离　患者隔离至腮肿完全消失。

七、化脓性脑膜炎

是由各种化脓性细菌引起的脑膜炎症。

【诊断要点】

1. 临床表现

（1）共性症状：感染、颅内压增高和脑膜刺激症状，脑实质受累时，出现不同程度的意识障碍。

（2）不同年龄时期的临床表现特点

儿童时期：起病急，有高热、头痛、呕吐、嗜睡等。病重时有谵妄、惊厥或昏迷。查体可见神志改变、颈强直、克氏征与布氏征阳性。

婴幼儿时期：常先有上呼吸道或吐泻等消化道症状，继之出现嗜睡、烦躁或二者交替，易激惹、尖叫、目光呆滞、呕吐，常见惊厥。体检：常见前囟饱满和布氏征阳性。

新生儿时期：起病隐匿，表现极不典型，常有哭声低、吸吮力差、拒食、呕吐、黄疸、面色青灰、发绀、精神萎靡，前囟紧张或隆起（出现较晚）等，可无发热，偶见惊厥。

2. 常见并发症

(1) 硬膜下积液：化脑经恰当治疗症状不见好转或病情及脑脊液好转后，又出现发热及颅压增高表现，硬膜下穿刺液体超过 2ml，蛋白定量 >0.4g/L，红细胞在 100×10^6/L 以下；脑 CT 检查或头颅超声波有诊断价值。

(2) 脑室膜炎：①脑室液检查出的病原与腰穿脑脊液的病原相同；②脑室液白细胞数 ≥50×10^6/L，以多核为主；③脑室液糖 <1.65mmol/L 或蛋白 >0.4g/L；④腰穿脑脊液已接近正常，但脑室液仍有炎性改变。

(3) 其他：脑性低钠血症、脑积水、颅神经损害、脑脓肿、颅内动脉炎等。

3. 实验室检查

(1) 血常规：白细胞总数及中性粒细胞明显增高，血红蛋白降低见于流感杆菌脑膜炎。

(2) 血培养：阳性有助于确定病原菌。

(3) 脑脊液：典型改变为外观混浊、压力增高、白细胞明显增高，以中性粒细胞为主，糖降低，蛋白增高，氯化物一般正常。涂片、培养或 PCR 法检查病原菌。部分治疗过的化脑脑脊液可不典型。

(4) 脑脊液特殊检查：①细菌抗原检测：可检测脑膜炎球菌、肺炎链球菌或流感杆菌的荚膜多糖抗原，快速诊断；②酶学等检查：脑脊液中乳酸脱氢酶及其同 2 酶、免疫球蛋白或乳酸的测定有助于化脑和病脑的鉴别。增高见于化脑，降低多为病脑。

(5) 头颅 CT 或 MRI 检查　有助于判断有无局限性积脓、硬膜下积液、脑室扩大等。

【治疗原则】

1. 抗生素治疗

(1) 适应证及剂量　见下表。

化脓性脑膜炎患儿抗生素治疗的适应证及剂量

抗生素	剂量 mg/ (kg·d)	间隔 (qh)	适 应 证
青霉素 G	300 000U	4	青霉素敏感的肺炎球菌或脑膜炎球菌；化脓性链球菌
头孢噻肟 或头孢 曲松	200 100 或 80~100	6 12 24	肺炎链球菌、流感嗜血杆菌；革兰阴性肠杆菌
氨苄西林	300~400	6	对其敏感的嗜血流感杆菌；粪肠球菌或李司特菌 （常和氨基苷类合用）
万古霉素	60	6	耐青霉素的肺炎链球菌；葡萄球菌；肠球菌属
头孢吡肟	150	8	肺炎链球菌；葡萄球菌；流感嗜血杆菌；肠道杆菌；铜绿假单胞菌等
美罗培南	120	8	肺炎链球菌，葡萄球菌；流感嗜血杆菌；肠道杆菌；铜绿假单胞菌；李斯特菌等所致的重症化脑
利福平	20	24	多重耐药的肺炎链球菌或青霉素过敏者
头孢他定 替卡西林 哌拉西林 阿米卡星 庆大霉素	150 300 300 20~30 7.5~10	6 6 6 8 8	铜绿假单胞菌属；革兰阴性肠杆菌；选择不同的抗生素进行经验性治疗根据局部抗生素的敏感性；当细菌药敏结果出来后选择最合适的抗生素
复方磺胺 甲噁唑	20	6	青霉素过敏者的李斯特菌感染

（2）疗程：流感杆菌、肺炎链球菌脑膜炎为 10 天，其他病原菌脑膜炎 14～21 天。治疗反应差或出现并发症时疗程延长。

（3）停药指征：体温正常 1 周以上，症状消失；脑脊液 WBC≤20×10^6/L，且 90% 以上为单核细胞，糖和蛋白恢复或接近正常；病原学检查阳性。

（4）鞘内和脑室内注药：脑脊液外观有脓块、细菌多、对抗生素耐药、晚期化脑脑膜有增厚时，均需加用鞘内注射。并发脑室膜炎时，可侧脑室穿刺注药。

2. 抗感染治疗　在应用抗生素前或同时给予地塞米松，0.4～0.6mg/kg·d 静滴，分 3～4 次，连用 4 日。

3. 对症治疗

（1）控制惊厥：地西泮、水合氯醛、苯巴比妥等。

（2）降颅压：甘露醇、呋塞米、甘油等。

（3）其他：退热、维持水电解质平衡、供给合理的热量与液量等。

（4）硬膜下积液的治疗　若积液量多同时有颅高压表现；积液蛋白量高；有积脓时均应穿刺放液。每日或隔日穿刺一次，每次放液一侧不超过 30ml。1～2 周后延长穿刺间隔时间，直至症状消失、积液性质好转或液量明显减少。经 2～3 月的治疗积液量及临床表现仍无改善，则应考虑手术摘除囊膜。积脓时，可进行局部冲洗，并注入适当抗生素。

八、流行性脑脊髓膜炎

由脑膜炎双球菌所引起的化脓性脑膜炎。是主要发生于儿童的传染病，尤以 6 个月至 2 岁的婴幼儿多见。

【诊断要点】

1. 临床表现　潜伏期 1～7 天。

（1）普通型：约占 90%，按病情发展过程分为 3 期。

1）上呼吸道感染期：主要症状为鼻炎、咽炎或扁桃体炎，不具特征性。

2）败血症期：突发高热伴畏寒、呕吐、神志淡漠，年长儿诉头痛、全身酸痛、关节痛。重要体征为皮肤黏膜出现淤点淤斑。淤点多为星状，指压不褪色，多少、大小不定，分布不均，多见于肩、肘、臀等身体受压处，口腔黏膜及眼结膜也可见到。颜色初为淡红，后为紫红。严重者淤点、淤斑迅速扩大，其中央可呈紫黑色坏死或形成大疱。少数病人唇周出现疱疹。此期淤点涂片检查易找到病原菌。

3）脑膜炎期　多在败血症期后24h左右出现脑膜刺激征，表现与一般化脑相同。

（2）暴发型：见急症篇。

（3）慢性败血症型：少见。病程迁延，以发热、皮疹、关节病变等为特征。

2. 并发症　关节炎、心肌炎、肺炎、腹膜炎等。后期由免疫复合物介导产生，常见病程的4~9日，有关节炎和皮肤血管炎等。

3. 实验室检查

（1）血常规：白细数总数及中性粒细胞明显增高。

（2）皮肤淤点涂片检菌：阳性率高。

（3）脑脊液：改变同化脑，涂片检菌及培养可获阳性结果。

（4）血培养：在败血症期或休克型未经抗生素治疗者，可为阳性。

（5）免疫血清学检查：可测定患儿血、脑脊液中的菌体抗原。

【治疗】

1. 抗生素治疗，疗程一般为7天。

（1）青霉素（2.5~3.0）×10^5 U/（kg·d），分次静滴。与磺胺药合用时，剂量减半，用于暴发型时加量至4.0×10^5U/（kg·d）。

（2）头孢噻肟或头孢曲松，100mg/（kg·d），静脉给药，效果显著。

（3）磺胺药，用于普通型。SD 100~150mg/（kg·d）（<6g/d），分3~4次口服，首剂加倍，同时加用等量碳酸氢钠。轻症可用 SD 与 SMZ_{CO} 合用，用量是 SD、SMZ_{CO} 各75mg/（kg·d）或 SD100mg/（kg·d）加上 SMZ_{CO} 50mg/（kg·d），分2次口服。用药2日无效者，及时换药。

2. 对症治疗　高热降温、解惊止抽、抗休克、抗 DIC 和降低颅高压等治疗见有关章节。

九、病毒性脑炎

由病毒直接侵犯脑实质和脑膜引起一系列相关临床症状。

【诊断要点】

1. 病原学　引起脑炎的常见病毒有虫媒病毒、肠道病毒、疱疹病毒科病毒、副黏病毒属等。

2. 临床表现　由于不同病毒所致的病变部位及程度不同，因此表现可多种多样、轻重不一。

（1）病毒感染的一般性表现，如发热、头痛、全身不适、食欲不振等。

（2）颅高压表现：头痛、喷射性呕吐、前囟降起，呼吸不规则，肌张力增高，血压增高，眼底水肿等。

（3）脑实质功能障碍和器质损害的症状和体征，如神志改变、精神症状、抽搐、麻痹、震颤、失语、共济失调等。病理反射常阳性。

（4）伴随表现：据病毒不同而不同。如肠道病毒可见皮疹、疱疹性咽峡炎、心肌炎等，腮腺炎病毒可见腮腺肿大。

3. 辅助检查

（1）脑脊液：外观清亮、压力正常或稍高。细胞数增多或正常，以淋巴细胞为主（病初可见中性粒细胞增多）。蛋白轻至中度增高，糖和氯化物正常。

（2）病原学检查：常用的方法为病毒核酸 PCR 检测，及血清和脑脊液特异性抗体检测。

（3）脑电图：可见局灶性、多灶性、弥漫性高幅慢波及棘波。

（4）影像学：CT、MRI 等检查对确定病变程度、部位等以及鉴别诊断都有一定帮助。

（5）眼底检查：可见视盘水肿等。

【治疗原则】

1. 对症处理　高热降温、解惊止抽、甘露醇降颅压、纠正水、电解质及酸碱平衡紊乱、保证液量供给 800 ~ 1200ml/m^2。

2. 肾上腺皮质激素　适当应用有抗炎、减轻脑水肿的作用。应用原则是早期、足量、短程。首选地塞米松。

3. 抗病毒治疗

（1）阿昔洛韦对治疗疱疹病毒尤其是单纯疱疹病毒疗效较好，5mg/kg 每次，8h 一次，疗程 14～21d。重者可选用丙氧鸟苷（更昔洛韦）5mg/kg 每次，12h 一次。

（2）阿糖腺苷 10～15mg/(kg·d)，共用 10d，适于单纯疱疹病毒等。

（3）利巴韦林（病毒唑）10mg/(kg·d)，静滴，用于肠道病毒、乙型脑炎病毒等多种病毒。

十、原发性肺结核

为结核菌初次侵入人体后发生的原发感染，是小儿肺结核的主要类型，包括原发综合征和支气管淋巴结结核。

【诊断要点】

1. 临床表现　轻重不一。轻者可无症状，稍重者起病缓慢，有结核中毒症状。重者起病可急，突然高热达 39～40℃，但一般情况尚好，与发热不相称，2～3 周后转为低热，并有明显的结核中毒症状。当发生支气管结核时，可因肿大淋巴结而发生一系列压迫症状如痉挛性咳嗽、喘鸣和呼吸困难。多有结核病接触史。体检：结核过敏性症状、全身浅表淋巴结轻度或中度肿大。肺部体征一般不明显，与肺内病变不一致。若有支气管结核，肺部可闻痰鸣音或喘鸣音。

2. 辅助检查　结核菌素试验多呈阳性。血沉可增快。痰或胃液或支气管肺泡灌洗液可找到结核菌（涂片、培养、TB-PCR 阳性），血结核抗体或 TB ELISPOT 可阳性。胸部 X 线典型表现是由肺内原发灶、淋巴管炎和肿大肺门淋巴结形成哑铃状双级阴影，胸部 CT 可以发现平片不能显示的原发灶，更好显示肺门和纵隔淋巴结肿大。支气管镜检查可显示支气管受压管腔狭窄，支气管黏膜充血、溃疡、肉芽肿或干酪样物质，可行活检病理检查。

【治疗原则】

1. 化疗　常用方案为 2HRZ/4HR，也可选用 9HR。对严重肺结核可加用链霉素 2 个月，或吡嗪酰胺用 3 个月，即 2SHR/4HR 或 3HRZ/3HR 方案。

异烟肼：10～15mg/(kg·d)，最大剂量不超过300mg/d，1 次顿服。

利福平：与异烟肼合用时，肝毒性的危险性增加，故两者均不超过10mg/（kg·d），1日总量不超过450mg，清晨空腹顿服。

链霉素：其副作用为过敏反应和第Ⅷ对颅神经损害，易造成不可逆的神经性耳聋，用药期间应定期测听力。剂量15~20mg/（kg·d），1次肌内注射，1日最大剂量不超过0.75g。

吡嗪酰胺：剂量20~30mg/（kg·d），1日总量不超过1.5g，分次口服或顿服。

2. 浸润病变大及中毒症状重者，在抗结核药物应用同时，可加用肾上腺皮质激素，0.5~1mg/（kg·d）。

3. 局部治疗　对合并有支气管结核者可采取雾化吸入及纤维支气管镜局部给药治疗。

4. 手术治疗　胸腔内肿大淋巴结压迫气管或支气管致呼吸困难，肿大淋巴结有干酪液化后破入气管引起窒息，或破入肺部引起干酪性肺炎之可能时，应考虑及时手术摘除。

十一、急性血行播散性肺结核（急性粟粒型肺结核）

急性血行播散性肺结核为大量结核菌同时或在极短时间内相继进入血流所引起，是全身粟粒型结核病在肺部的表现。

【诊断要点】

1. 临床表现　起病可急或稍缓，大部分急性起病，持续高热，中毒症状重，部分患儿有咳嗽、呼吸急促和发绀。半数以上病人并发结核性脑膜炎，出现神经系统症状。体征：本病特点为肺部体征与X线表现不一致。当病灶融合或继发感染时，除呼吸困难外，肺部可听到明显啰音。半数以上可有肝脾肿大。少数病例可有皮肤粟粒疹。

2. 辅助检查　结核菌素试验多呈阳性，有少数为假阴性。血液学检查：急性期半数病人白细胞总数升高，可达$(20~30)×10^9$/L，中性粒细胞增多或出现核左移。极少数病人呈全血减少或血小板减少，血沉多增快。约1/3病人在脉络膜上发现粟粒状结节。痰或胃液或支气管肺泡灌洗液可找到结核菌（涂片、培养）。肺部X线检查：发现病灶常在临床症状出现2周后，胸透不易发现。病灶发展到一定大小胸片出现细小散在粟粒状阴影，其大小、密度、分布均匀一致，这种"三均匀"征象，是本病特征性X线表现。对于急性粟粒型肺结核，其CT显示早期粟粒型肺结核较X线胸片更敏感。应常规作腰穿查脑脊液，半数病例有常规和生化改变。

【治疗原则】

1. 全身主要为营养和支持治疗。

2. 化疗　强化阶段INH+RFP+PZA联用3个月，并加用链霉素2个月，巩固阶段继续用INH+RFP治疗6~9个月。

3. 肾上腺皮质激素　泼尼松剂量为1~1.5mg/(kg·d)，足量2~4周，以后逐渐减量，总疗程6~8周。

4. 对症治疗　合并结脑者，抗结核药物和激素的应用均按结脑处理；合并气胸、急性呼吸心力衰竭和弥散性血管内凝血应予相应处理。

十二、结核性脑膜炎

是小儿结核病最严重的一种病型。常在原发感染6个月至1年内发生。最常见于6个月至4岁小儿。

【诊断要点】

1. 病史　结核病接触史、过去结核病史、近期患急性传染病史和BCG接种史。

2. 临床表现

(1) 典型结脑发病缓慢，病程分为三期。

1) 早期（前驱期）：为1~2周。常有性情改变、精神淡漠、嗜睡、凝视、食欲减退、消瘦、便秘或腹泻等，无热或低热。

2) 中期（脑膜刺激期）：1~2周。主要表现为颅高压症状，脑膜刺激征明显阳性。此期病变常侵犯脑神经，如面神经、动眼神经、展神经并出现相应麻痹表现；脑实质受累时，可出现偏瘫、失语、失明、手足震颤、精神行为异常等；自主神经功能障碍时，可见面色易变、皮肤划痕征阳性、多汗、盗汗、大便秘结而腹呈舟状；脊髓受累时，出现截瘫、尿潴留等。

3) 晚期（昏迷期）：1~3周。以上症状逐渐加重，患儿由昏睡进入半昏迷、昏迷或由频繁惊厥后转入昏迷。可出现去大脑强直。

（2）不典型结脑表现：① 婴幼儿急性发病，迅速出现脑征或以惊厥首发；② 前驱期长，可单纯表现发热，持续数月余；③ 以舞蹈样多动症状或精神障碍起病；④ 突然偏瘫起病等。

3. 实验室检查

（1）脑脊液：外观无色透明或毛玻璃样。白细胞轻至中度增高（$25 \sim 500 \times 10^6/L$）多以淋巴细占优势，蛋白增高，糖和氯化物同时降低是结脑典型改变。脑脊液涂片抗酸染色阳性或培养出结核杆菌可确诊。

（2）胸部影像：婴幼儿常有活动性肺结核如原发肺结核和粟粒性肺结核表现，年长儿则常有既往结核感染的证据，如肺门或纵隔淋巴结钙化影。

（3）结核菌素实验多阳性，少数可呈假阴性。

（4）皮肤粟粒疹涂片查菌：取水疱或脓疱涂片可查到结核杆菌。

（5）眼底检查：可发现结脑特异的脉络膜粟粒结节。

（6）头颅 CT 或 MRI 检查：基底池变窄或闭塞、脑膜广泛密度增强、脑结核瘤、脑实质内粟粒状结核灶。脑积水、脑水肿、脑出血和脑梗死等。

【治疗原则】

1. 抗结核治疗　INH + RFP + PZA + SM 3 个月，若未合并肺结核或其他部位结核病时，可不加 SM。巩固阶段 INH + RFP 9 个月，病情重或恢复慢者 PZA 可再用 3 个月，总疗程 $1 \sim 1.5$ 年，或脑脊液正常后 6 个月。

2. 肾上腺皮质激素　泼尼松或泼尼松龙 $1.5 \sim 2mg/$（$kg \cdot d$），最大量 $< 45mg/d$；足量 $4 \sim 6$ 周后减量，总疗程 $8 \sim 12$ 周。

3. 控制颅高压和脑积水

（1）脱水剂：20% 甘露醇：每次 $0.5 \sim 1.5g/kg$，$3 \sim 4$ 次/日，甘油果糖每日 $1 \sim 2$ 次。

（2）乙酰唑胺（醋氮酰胺）：剂量 $20 \sim 40mg/$（$kg \cdot d$），持续 2 周至 6 月。可致代酸，一般加用等量碳酸氢钠口服。

（3）侧脑室穿刺引流：适用于急性脑积水及慢性脑积水急性发作，用其他降颅压措施无效，或疑有脑疝形成时。

（4）分流手术：严重梗阻性脑积水，脑脊液恢复正常或炎症基本控制的情况下可考虑采用脑室脑池分流术。

4. 鞘内注药　适用于晚期病儿、耐药者、脑膜炎症及颅压高难以控制者、激素减量困难者、脑脊液蛋白量超过3.0g/L者、因肝功能不良而 INH 被迫减量或停用者以及复治者。常用异烟肼和醋酸氢化可的松。3 岁以上每次 INH 50mg及醋酸氢化可的松 25mg；3 岁以下剂量减半。每日 1 次，1周后据病情改为隔日 1 次、1 周 2 次、1 周 1 次。

5. 对症治疗　控制惊厥，退热，纠正水电解紊乱尤其是低钠血症。

十三、细菌性痢疾

是由痢疾杆菌引起的一种常见肠道传染病。

【诊断要点】

1. 临床表现　潜伏期数小时至 3 天。分为急性和慢性两类。

（1）急性菌痢

1）普通型（典型）：突起畏寒发热，继以腹痛、腹泻，年长儿有里急后重，大便初为稀便，不久即转为黏脓便和脓血便。查体有肠鸣音亢进，左下腹压痛。重者出现腹水、酸中毒。

2）轻型（非典型）：无热或低热，稀便有黏液，常无脓血。镜检见大量白细胞。

3）中毒型：起病急，发展快，全身中毒症状严重，但肠道症状轻或缺如。按表现分为休克型、脑型、混合型。

（2）慢性菌痢：指病程超过 2 个月者。多无发热。大便性质不定，可为水样、黏液或间断出现脓血，伴精神萎靡或烦躁。

2. 实验室检查　粪便常规镜检白细胞或脓细胞 > 15/HP，可见红细胞为临床诊断，确诊靠粪便培养。

【治疗】

1. 对症处理　高热降温，腹泻重、进食差予静脉补液；惊厥止惊；抗休克和降颅压等。

2. 抗生素治疗　轻症可用黄连素 10～20mg/（kg·d）、呋喃唑酮（痢特灵）8～10mg/（kg·d），配合抗菌增效剂（TMP）5～8mg/（kg·d），分 2～3 次口服。喹诺酮类（如诺氟沙星、环丙沙星）效果好，剂量 10～15mg/（kg·d），分 3次服用（<12 岁慎用），与黄连素合用疗效更佳。婴幼儿可选用多黏菌素 E 5～10×10⁵U/（kg·d），分 3～4 次服用。重症可用第三代头孢菌素，如头孢曲松 50～100mg/（kg·d）、头孢哌酮 100mg/（kg·d）等静脉滴注。

3. 慢性痢疾　应用抗生素疗程宜长，可采用间歇治疗，可选用 23 天疗程法，即用药 7 天停 4 天，再用药 4 天停 4天，最后再用药 4 天。也可采用药物灌肠，如 1% 呋喃西林20mg/kg 每次、3% 黄连素及 0.25% 普鲁卡因，10～20ml 每次，7 天为 1 个疗程。可应用肠道黏膜保护剂和微生态调节剂并需加强支持疗法。

第三节　营养性疾病

一、肥胖症

肥胖是以体内脂肪积聚过多为主要症状的一种慢性营养障碍性疾病。儿童肥胖的发生不仅与遗传因素有关，更与不健康生活方式密切相关，是以过度营养，缺乏运动，行为异常为特征，是环境因素与个体因素相互作用的结果。

【诊断要点】

1. 肥胖诊断标准

（1）体内脂肪含量超过标准的 15% 即为肥胖。

（2）体重测量法：以身高别体重超过参照人群的 20% 作为肥胖的标准。

肥胖度（%）=（实际体重 - 标准体重）/标准体重 ×100%

肥胖分度：超出标准体重 20%～30% 为轻度；30%～50% 为中度；>50% 为重度。

（3）体块指数（BMI）：BMI = 体重（kg）/身高（m²）

2. 临床表现

（1）发病年龄：易发生肥胖的年龄为生后 1 岁以内、

4～5岁及青春期。

（2）食欲极佳，多食善饥，喜食甜、油脂类食品，常有不良饮食习惯。

（3）重度肥胖儿皮肤可见白色或淡红色条纹。注意识别假性乳房肥大及男孩的外生殖器发育不良。

（4）青春期前可牛长过速，骨龄正常或超过实际年龄。青春期启动可早于一般儿童。

（5）注意合并症：高血压，糖尿病，脂肪肝，肥胖肺通气不良综合征，痛风等。

3. 辅助检查　对中、重度肥胖患儿应全面检查。

（1）糖耐量及 INS 释放实验，瘦素水平测定：异常病人需进一步确定是否合并糖尿病。

（2）血脂四项、载脂蛋白及肝功能测定：协助确定有无高脂蛋白血症和脂肪肝。

（3）腹部 B 超：往往可以发现脂肪肝。

（4）对于重度肥胖的患儿需要进行心，肺功能检查，帮助早期发现肥胖－肺通气不良综合征。

（5）必要时进行脑 CT 或 MRI 等影像学检查，除外颅内占位性病变。

（6）怀疑性发育障碍者应检查骨龄，性激素等。

需要鉴别皮质醇增多症、下丘脑综合征和肥胖综合征等。

【治疗原则】

1. 饮食调整及管理

（1）控制期采用低热能平衡饮食。在限制热能基础上，使蛋白质，脂肪，碳水化合物配比适宜，无机盐，维生素供给充分，以满足小儿基本营养及生长发育的需要。

1）热卡控制标准：5 岁以下 2510～3347kJ/d；5～10 岁 4184～5021kJ/d；10～14 岁 5021～6276kJ/d。

2）热能分配：蛋白质不低于总热能的 30% 或 1～2g/（kg·d）；碳水化合物 50% 左右；脂肪 20%～25%。

3）保持正氮平衡及维持能量平衡。

4）合理选择食物，注意烹调方法，用煮，炖，凉拌，以清淡为主。

（2）改变不良生活习惯：坚持膳食纪录，建立良好饮食习惯，控制好饮食环境。

2. 体育锻炼　有规律地进行，以每天运动 1 小时，平均消耗热量约为 1464kJ 为宜。

3. 行为矫正和心理治疗　关心鼓励患儿，发挥其主观能动性，建立坚持治疗的决心和信心。

4. 药物治疗　单纯患肥胖症的儿童一般不主张应用；对有合并症（高血压、糖尿病等）的患儿需酌情使用相应的药物治疗。

二、维生素 D 缺乏性佝偻病

维生素 D 缺乏性佝偻病是由于体内维生素 D 不足引起全身钙、磷代谢失常，导致钙盐不能正常沉积于骨骼的生长部分发生的骨骼畸形。多发于冬春季，多见于 3 岁以下小儿。

【诊断要点】

1. 病史　日光照射不足，维生素 D 摄入不足，慢性消化道、肝胆肾疾病。

2. 临床表现

（1）神经精神症状　多汗、烦躁、易惊、易激惹、夜啼、枕秃。

（2）骨骼改变

头部：囟门加大或闭合延迟、颅缝增宽、颅骨软化（乒乓球感）、方颅、出牙迟。

胸部：肋串珠、郝氏沟、肋缘外翻、鸡胸、漏斗胸。

四肢：手镯、脚镯、"O" 型腿、"X" 型腿。

其他：脊柱侧弯、骨盆畸形。

3. 血生化　血钙↓，血磷↓，血清碱性磷酸酶↑，血清 25-（OH）D_3↓，1，25-（OH）$_2D_3$↓。

4. X 线片　临时钙化带模糊甚至消失，干骺端增宽、杯口样凹陷、边缘呈毛刷样、骨皮质变薄、骨质疏松。

5. 分期

（1）初期：主要表现为神经精神症状，骨骼、血生化、X 线改变不明显。

（2）激期：神经精神症状，骨骼、血生化、X 线典型改变。

（3）恢复期：神经精神症状减轻，血生化恢复正常，X线改善。

（4）后遗症期：仅遗留不同程度骨骼畸形。

【治疗原则】

1. 维生素 D 治疗　以口服维生素 D 治疗为主，剂量为每天 50 ~ 150μg，根据病人具体情况于 2 ~ 4 周后改为维生素 D 预防量（10μg/d）。

有并发症和无法口服者可一次肌内注射维生素 D_3 5000 ~ 7500μg，2 ~ 3 个月后予预防量。

2. 同时补充钙剂，元素钙 200 ~ 500mg/d。

3. 治疗原发病。

4. 矫形疗法　适用于 3 岁以后遗留的骨骼畸形。

5. 预防　孕母及小儿多晒太阳；给予富含钙磷及维生素 D 的饮食；生后 2 周至 1 个月开始补充维生素 D，每日 400IU（10μg/d）。

三、维生素 D 缺乏性手足搐搦症

维生素 D 缺乏性手足搐搦症又称佝偻病性低钙惊厥，主要为维生素 D 缺乏甲状旁腺不能代偿，造成血钙降低，导致神经肌肉兴奋性增高，多见于 6 个月以下婴儿。

【临床特点】

1. 显性症状

（1）惊厥：最常见发作形式，多见于小婴儿。无热惊厥，突发四肢抽动、两眼上翻、面肌痉挛、意识丧失，持续数秒至数分钟不等，每日发作 1 次或数次，发作停止后意识恢复。

（2）手足搐搦：本病特殊症状，多见于较大婴幼儿与儿童。表现为腕部弯曲、手指伸直、大拇指贴近掌心，足趾伸直、跖部略弯呈弓状。

（3）喉痉挛：主要见于 2 岁以下婴幼儿，喉肌及声门突发痉挛，吸气性呼吸困难，喉鸣，青紫，严重者可窒息，甚至死亡。

（4）佝偻病症状：多汗、易惊、夜啼等。

2. 隐性体征

（1）佛斯特征：叩击颧弓与口角间面颊部（第七颅神经出口）引起眼睑及口角抽动。

（2）腓反射：叩击膝部外侧腓神经处（腓骨头之上）引起足向外侧收缩。

（3）陶瑟征：血压计袖带包裹上臂，使血压维持在收缩压与舒张压之间，5分钟之内出现手搐搦。

3. 实验室检查　血清总钙＜1.75～1.88mmol/L，离子钙＜1.0mmol/L。

【治疗原则】

1. 紧急处理

（1）迅速控制惊厥或喉痉挛：肌注苯巴比妥钠8mg/kg；10%水合氯醛保留灌肠50mg/kg；静脉注射地西泮（安定）0.1～0.3mg/kg。

（2）吸氧。

（3）保持呼吸道通畅。

2. 补钙　同时给予10%葡萄糖酸钙5～10ml＋10%葡萄糖10～20ml，缓慢静脉滴注，可重复1～2次，惊厥停止后改为口服钙剂。

3. 维生素D　惊厥停止后给予。

第四节　呼吸系统疾病

一、急性上呼吸道感染

急性上呼吸道感染（简称上感）是小儿时期最常见的疾病，主要侵犯鼻、鼻咽和咽部，包括急性鼻炎、急性鼻咽炎、咽炎等。

【诊断要点】

1. 临床表现

（1）起病急，主要为流涕、鼻塞、咳嗽、咽痛或发热。年长儿以局部症状为主。年幼儿全身症状较重，可有高热、呕吐、腹泻、惊厥。高热惊厥常在起病后1～2日内发生，很少连续几次以上。急性腹痛多在脐周或其附近，是由于肠蠕动亢进或肠系膜淋巴结炎所致。

（2）急性扁桃体炎是急性咽炎的一部分，由病毒引起者，除扁桃体弥漫红肿外，其表面可见白色干性滤泡渗出物，由链球菌引起者显示脓性渗出物。

2. 上呼吸道感染要注意与流感、某些急性传染病（如麻疹、水痘、猩红热、百日咳、流脑等）的前驱期鉴别。

【治疗原则】　主要为对症治疗和家庭护理。

1. 抗病毒药物　利巴韦林滴鼻或口服，重者可静脉输入，10mg～15mg/kg，分两次。

2. 抗生素治疗　疑有细菌感染者，可用青霉素、头孢霉素等。

3. 对症治疗　体温高热者予退热处理。惊厥者予解痉镇静，常用：5%水合氯醛 1ml/kg 灌肠，苯巴比妥 5～8mg/kg 肌注，地西泮 0.3～0.5mg/kg 静脉慢推。

4. 局部治疗　如有鼻炎，应在进食和睡前用滴鼻药，保证呼吸道通畅，但婴儿忌用油剂滴鼻，以免吸入下呼吸道而致类脂性肺炎。

5. 中医治疗。

二、急性支气管炎

急性支气管炎在婴幼儿时期发病较多、较重，病原是病毒、肺炎支原体或细菌等。

【诊断要点】

1. 临床表现

（1）发病可急可缓，多先有上呼吸道感染症状。

（2）以咳嗽为主要表现。其咳嗽频繁而较深，初为干咳，以后渐有呼吸道分泌物。

（3）在胸部可听到干、湿啰音，以中等水泡音为主，偶可限于一侧，分泌物咳出后，水泡音可暂减少。婴幼儿不会咳痰，经常在咽喉部听到痰鸣。

（4）症状轻者无明显病容，重者发热 38～39℃，疲乏、睡眠不安、食欲差，甚至发生呕吐、腹泻、腹痛等消化道症状。

2. 辅助检查

（1）血常规：细菌性感染的：白细胞总数大多高于 $15 \times 10^9/L$，分类中性粒细胞 >75%，病毒性感染的白细胞总数下降，淋巴细胞占优势。

（2）肺部 X 线检查：两肺纹理粗重为主。

【治疗原则】

1. 一般治疗　对症治疗包括：降温、止咳、保持呼吸道通畅。

2. 药物治疗　基本上同上呼吸道感染章，当急性支气管炎继发细菌感染或细菌混合病毒感染时采用抗生素治疗。

3. 中医治疗。

三、毛细支气管炎

毛细支气管炎是一种特殊类型的肺炎，以喘憋为特征。其主要病变在毛细支气管，炎症可波及肺泡、肺泡壁及肺间质。

【诊断要点】

1. 临床表现

（1）发病多见于冬春季节，多见于 1 岁以内小儿，1～6 个月多见。

（2）其主要病原为呼吸道合胞病毒，其次为副流感病毒、腺病毒、流感病毒等，少数病例由肺炎支原体引起。

（3）初始症状由流涕、咳嗽等上感表现，1～2 天咳嗽加重，出现持续干咳和喘憋、面色苍白、发绀、鼻扇三凹，叩诊过清音，肺部体征以喘鸣音为主，喘憋稍缓解时可有弥漫性细湿啰音或中湿啰音，体温一般不超过 38.5℃，症状在 5～7 天消失。

2. 辅助检查

（1）病原：疾病早期取鼻咽分泌物病毒检测。

（2）胸部 X 线：以肺纹理增粗、肺气肿为主要改变，或有小片阴影和肺不张。

3. 本病需与婴幼儿哮喘、肺炎鉴别。

【治疗原则】

1. 氧疗　一般使用 30%～40% 浓度的氧即可纠正绝大多数患儿的低氧血症。要求氧疗后使患儿氧分压维持在 9.30～12.0kPa（70～90mmHg）。

2. 保持呼吸道通畅　雾化吸入或超声雾化可稀释痰液，定时翻身拍背，雾化吸入后吸痰，对清除痰液保持呼吸道通畅效果明显。

3. 平喘解痉　可应用支气管扩张剂、糖皮质激素雾化吸入，如效果仍不明显，可用甲基泼尼松龙、氢化可的松或地塞米松静脉点滴。

4. 抗病毒治疗　由病毒感染引起者一般用抗病毒治疗。利巴韦林：静脉滴注，每日 10~15mg/kg，每日 2~3 次。疗程 3~5 天。

5. 必要时予 CPAP。

四、支气管肺炎

肺炎是我国小儿的常见病，多见于 3 岁以下婴幼儿，是婴儿时期的主要死因。

【诊断要点】

1. 临床表现

（1）发热、拒食或呕吐、嗜睡或烦躁等全身症状，咳嗽、咳痰、气喘为主要表现，查体呼吸增快（2 月龄呼吸 ≥60 次/分，2~12 月龄≥50 次/分，1~5 岁≥40 次/分）、鼻翼扇动、三凹征、口周发青。肺部体征可听到细湿啰音或捻发音，部分病例可听到管状呼吸音。

（2）合并症：重症病例可出现心力衰竭、呼吸衰竭、中毒性脑病、中毒性肠麻痹。

2. 辅助检查

（1）血常规　病毒感染时白细胞总数较低，绝大多数病儿不超过 $12 \times 10^9/L$，以淋巴细胞为主。细菌感染时白细胞增高，中性粒细胞增高，有核左移，有中毒颗粒。

（2）病原学检查：病毒抗原或抗体检测。下呼吸道分泌物（吸痰、咳痰或通过纤支镜取灌洗液）的培养。

（3）胸部 X 线片：为两肺下野、心膈角、中内带小斑片状浸润阴影。

3. 鉴别诊断　常见的各种肺炎的鉴别诊断见下表。

主要的急性肺炎临床鉴别要点

	大叶肺炎	支气管肺炎	金黄色葡萄球菌肺炎	腺病毒肺炎	副流感病毒肺炎	毛细支气管炎	支原体肺炎
好发年龄	较大儿童	婴幼儿	任何年龄	6月至2岁	婴儿	小婴儿	儿童, 幼儿
热型	突然起病, 稽留高热	不定	驰张	稽留或驰张高热	中度热	低热或无热, 偶高热	不规则高热
发热天数	2周左右	1~2周	1~3周	1~3周	1~8天	1~5天	1周以上
一般病情	较重, 可见休克型	较轻	中毒较重, 见皮疹	中毒较重, 早期嗜睡	较轻	喘重	频咳, 但病情较轻者多
肺部体征	实变体征明显	弥漫	弥漫	3~5天后出现	弥漫	气肿, 喘鸣多	较少或局限
X线所见	全叶或节段	多为斑片状	常见肺脓肿, 肺大疱, 脓气胸	大片较多, 重者有积液	小片较多, 可见气肿	多肺气肿或点片影	单侧斑片影
白细胞数	明显增高	多数见增高	增加或降低	多数正常或减少	多数正常或减少	多数减少或正常	多数正常或偏高
青霉素治疗	有效	可有效	大剂量可能有效	无效	无效	无效	无效

【治疗原则】

1. **氧疗** 一般使用30%~40%浓度的氧即可纠正绝大多数患儿的低氧血症。要求氧疗后使患儿氧分压维持在9.30~12.0kPa（70~90mmHg）。

2. **保持呼吸道通畅** 雾化吸入或超声雾化可稀释痰液，定时翻身拍背，雾化吸入后吸痰，对清除痰液保持呼吸道通畅效果明显。

3. **抗感染**

（1）抗病毒治疗：利巴韦林：静脉滴注，每日10~15mg/kg，每日2~3次。疗程3~5天。

（2）抗生素：最好根据药敏试验选用抗生素，由于耐甲氧西林葡萄球菌的出现，金黄色葡萄球菌感染多首选万古霉素治疗，20~40mg/（kg·d），分2次静点。

4. **糖皮质激素** 中毒症状明显，支气管痉挛明显，早期胸腔积液。

5. **合并症治疗** 合并心力衰竭，中毒性脑病，呼吸衰竭者参考相关章节。

6. **呼吸支持** 必要时予CPAP、机械通气。

五、化脓性胸膜炎

又称脓胸，是胸膜腔积脓，试管内胸腔穿刺液静置沉积24小时后1/10~1/2为固体成分。金黄色葡萄球菌所致脓胸占主要地位。

【诊断要点】

1. **临床表现**

（1）大多数病儿有高热不退，全身中毒症状重。

（2）可有咳嗽、胸痛、呼吸困难、端坐呼吸等。

（3）积液量少时局部症状体征不明显。积液量多时呼吸困难、端坐呼吸明显。

（4）积液在中等以上时，可有明显的阳性体征。包括：①患侧肋间隙饱满，呼吸运动减弱；②气管、纵隔、心脏向健侧移位；③语颤减弱或消失；④叩诊可呈实音或浊音；⑤听诊呼吸音减弱或消失；⑥积液如在右侧，可使肝脏向下移位。

2. 辅助检查

（1）血常规：白细胞一般都升高至 $15 \times 10^9 \sim 40 \times 10^9/L$，有中毒颗粒。

（2）血沉增快，CRP 可达 100mg/ml。

（3）胸部 X 线：大片均匀阴影，纹理消失，纵隔向健侧移位。

胸腔穿刺抽得脓液即可确诊。从外观可初步推测病原菌的类别。黄色脓液多为葡萄球菌，黄绿色脓液多为肺炎球菌，淡黄稀薄脓液为链球菌，绿色有臭味脓液为厌氧菌。脓液需做培养和药敏试验，为选用抗生素做依据。

3. 并发症　易并发支气管胸膜瘘及张力性脓气胸，肺脓肿，穿透膈肌可引起腹膜炎等。

【治疗原则】

1. 抗生素　患儿高热中毒症状明显，采用足量敏感抗生素治疗。抗生素应持续给药 3~4 周。为防止脓胸复发，在体温正常后应再给药 2~3 周。

2. 局部治疗

（1）胸腔穿刺引流：脓多，压迫症状为主，宜早期引流。

（2）胸腔闭式引流：一周以上的脓胸，脓液增长迅速者宜闭式引流，一般引流 2 周即可。

3. 支持治疗　改善全身状况也很重要，应加强营养，必要时可给予丙种球蛋白。

4. 急性脓胸停药出院标准　①体温平稳正常；②白细胞基本正常；③精神食欲良好；④局部无脓或每日引流脓不超过 20ml。以上 4 条具备 1 周后，可以停药出院。有一条不足者，可停药出院观察。有 2 条不足者，应继续治疗。

六、支气管哮喘

支气管哮喘是由多种细胞（如嗜酸性粒细胞、肥大细胞、T 淋巴细胞、中性粒细胞及气道上皮细胞等）和细胞组分共同参与的气道慢性炎症性疾病。这种慢性炎症导致气道高反应性，当接触多种刺激因素时，气道发生阻塞和气流受限，出现反复发作的喘息、气促、胸闷、咳嗽等症状，常在夜间和（或）清晨发作或加剧，多数患儿可经治疗缓解或自行缓解。

【诊断要点】

（一）小儿哮喘诊断标准

1. 诊断标准

（1）反复发作喘息、咳嗽、气促、胸闷，多与接触变应原、冷空气、物理、化学性刺激、呼吸道感染以及运动等有关，常在夜间和（或）清晨发作或加剧。

（2）发作时在双肺可闻及散在或弥漫性、以呼气相为主的哮鸣音，呼气相延长。

（3）上述症状和体征经抗哮喘治疗有效或自行缓解。

（4）除外其他疾病所引起的喘息、咳嗽、气促和胸闷。

（5）临床表现不典型者（如无明显喘息或哮鸣音），应至少具备以下1项：

1）支气管激发试验或运动激发试验阳性。

2）证实存在可逆性气流受限：①支气管舒张试验阳性，或；②抗哮喘治疗有效：使用支气管舒张剂和口服（或吸入）糖皮质激素治疗 1～2 周后，FEV_1 增加≥12%。

3）最大呼气流量（PEF）每日变异率（连续监测 1～2周）≥20%。

符合第(1)～(4)条或第（4）、（5）条者，可以诊断为哮喘。

2. 咳嗽变异型哮喘（cough variant asthma，CVA）的诊断　CVA 是儿童慢性咳嗽最常见原因之一，以咳嗽为唯一或主要表现，不伴有明显喘息。诊断依据：①咳嗽持续 >4 周，常在夜间和（或）清晨发作，以干咳为主；②临床无感染征象，或经较长期抗生素治疗无效；③抗哮喘药物诊断性治疗有效；④排除其他原因引起的慢性咳嗽；⑤支气管激发试验阳性和（或）PEF 每日变异率（连续监测 1～2 周）≥20%；⑥个人或一、二级亲属有特应性疾病史，或变应原检测阳性。以上①～④条为诊断基本条件。

（二）哮喘的分期及病情分级

1. 哮喘的分期　分为急性发作期（acute exacerbation）、慢性持续期（chronic persistent）和临床缓解期（clinical remission）。

2. 哮喘控制水平分级 用于评估已规范治疗的哮喘患儿是否达到哮喘治疗目标及指导治疗方案的调整（表6-1）。

3. 哮喘急性发作时病情严重度分级（表6-2）。

表6-1 哮喘控制水平分级

临床特征	控制（满足以下所有表现）	部分控制（任意1周出现1种表现）	未控制
日间症状	无（或≤2日/周）	>2日/周或≤2日/周但多次出现	任意1周出现部分控制表现≥3项
夜间症状和（或）憋醒	无	有	
应急缓解药的使用	无（或≤2次/周）	>2次/周	
活动受限	无	有	
肺功能（≥5岁者适用）	正常	<80%预计值或个人最佳值	
急性发作（需使用全身激素治疗）	0~1次/年	2~3次/年	>3次/年

表6-2 哮喘急性发作严重度分级

	轻度	中度	重度	危重度
气促	走路时	说话时	休息时	
体位	可平卧	喜坐位	前弓位	
讲话方式	能成句	成短句	说单字	难以说话

	轻度	中度	重度	危重度
精神意识	可有焦虑、烦躁	常焦虑、烦躁	常焦虑、烦躁	嗜睡、意识模糊
呼吸频率	轻度增加	增加	明显增加	减慢或不规则
辅助呼吸肌活动及三凹征	常无	可有	通常有	胸腹反常运动
哮鸣音	散在，呼气末期	响亮、弥漫	响亮、弥漫、双相	减弱乃至消失
脉率	略增加	增加	明显增加	减慢或不规则
奇脉 (kPa)	不存在 <1.33	可有 1.33~3.33	通常有 2.67~5.33	不存在（提示呼吸肌疲劳）
使用速效 β_2 受体激动剂后 PEF 占正常预计值或本人最佳值的百分数 (%)	>80	60~80	<60 或治疗效应维持 <2h	<33
PaO_2（吸空气）(kPa)	正常	>8	<8，可能有发绀	呼吸衰竭
$PaCO_2$ (kPa)	<6	<6	≥6，短时间内明显上升	呼吸衰竭

	轻度	中度	重度	危重度
SaO_2（吸空气）	>0.95	>0.92~0.95	0.90~0.92	<0.90

注：①正常儿童清醒时呼吸频率上限：<2个月，<60次/分；2~12个月，<50次/分；1~5岁，<40次/分；5~8岁，<30次/分；②正常儿童脉率上限：2~12个月，<160次/分；1~2岁，<120次/分；2~8岁，<110次/分；③小龄儿童较年长儿和成人更易发生高碳酸血症（低通气）；④判断急性发作严重度时，只要存在某项严重程度的指标（不必全部指标存在），就可归入该严重度等级

（三）实验室检查

1. 肺功能检查常可逆性显示气流受限，以阻塞性通气功能障碍为主。

2. 特异性过敏原检查方法常用过敏原皮肤点刺试验和过敏原特异性 IgE 测定，多呈阳性。

3. 胸部 X 线检查　在无并发症的哮喘患者中，肺部 X 线检查大多无特殊发现。但在重症哮喘和婴幼儿哮喘急性发作时，较多见两肺透亮度增加或过度充气征象。

4. 外周血嗜酸性粒细胞　过敏性哮喘多表现嗜酸性粒细胞增高。

【治疗原则】

1. 治疗原则

（1）长期、持久、个体化、规范化，以达到并维持哮喘临床控制为治疗目标。

（2）急性发作期：快速缓解症状、抗炎、平喘。

（3）慢性持续期：长期控制症状、抗炎、避免触发因子、降低气道高反应性、健康教育。

2. 最佳用药途径为吸入疗法。

3. 急性发作期的治疗常用 β_2 受体激动剂和 M 受体阻断剂，全身用激素及氨茶碱。

4. 慢性持续期治疗。

常用吸入性糖皮质激素（ICS）有丙酸氟替卡松、布地

奈德、二丙酸倍氯米松，应用分级治疗方案（表6-3）。原则是尽可能用最小剂量的吸入激素预防哮喘发作。其他控制治疗药包括近年来白三烯调节剂（LTRA）剂如孟鲁司特、小剂量的氨茶碱、长效 β_2 受体激动剂（LABA）。当在某一级别的治疗哮喘达到控制并维持控制水平至少3个月可以降低治疗级别。

表6-3　≥5岁儿童哮喘长期治疗方案

	治疗级别				
	第1级	第2级	第3级	第4级	第5级
非药物干预	哮喘教育				
	环境控制				
缓解类药物	按需使用速效 β_2 受体激动剂				
控制类药物	一般不需要	选用以下一种低剂量ICS；白三烯受体拮抗剂（LTRA）	选用以下一种低剂量ICS加吸入型长效 β_2 受体激动剂（LABA）；中高剂量ICS；低剂量ICS加LTRA	选用以下一种中高剂量ICS加LABA；中高剂量ICS加LTRA或缓释茶碱；中高剂量ICS/LABA加LTRA或缓释茶碱	选用以下一种中高剂量ICS/LABA加LTRA和（或）缓释茶碱加口服最小剂量的糖皮质激素；中高剂量ICS/LABA加LTRA和（或）缓释茶碱，≥12岁可加抗IgE治疗

第五节　消化系统疾病

一、胃食管反流病

【诊断要点】

1. 临床表现　典型症状是反酸、反胃、呃逆、胃灼热，儿童表现常不典型。新生儿常表现为频繁溢乳，婴幼儿常见反复呕吐，年长儿可述上腹痛伴呕吐或胸痛、胸闷、吞咽困难等。一些并发症对诊断有帮助，如婴幼儿反复鹅口疮、屏气、反复肺炎，年长儿反复口腔溃疡、咽喉炎、鼻窦炎，哮喘儿童应常规除外本病。

2. 辅助检查

（1）上消化道内镜检查：阳性（不同程度食管炎）可以诊断，阴性不能排除诊断。

（2）反流检查：如有以下一项阳性，可以诊断。

1）食管 pH 监测：显示过多的酸反流，记分大于正常范围为阳性，是确诊指标（金标）。

2）食管胆汁反流监测：显示有过多的胆汁反流。

3）食管钡餐检查：显示钡剂胃－食管反流、贲门增宽及食管裂孔疝、食管炎表现。

4）核素胃食管反流检查：显示静息和加压时的反流情况。

【治疗原则】　缓解症状、治疗食管炎、防止复发。

1. 改变生活方式

（1）饮食疗法：稠奶喂养、少量多餐、低脂高碳水化合物饮食，避免巧克力、咖啡、茶、含气饮料、辛辣及冷冻食品。

（2）体位疗法：抬高床头，避免餐后卧位及倦曲睡姿。

2. 药物治疗　轻症可单一用药，中－重症者宜联合用药，甚至加大剂量治疗。

（1）促动力剂：西沙必利（首选）0.2mg/kg 每次，3 次/日，饭前 15～30 分钟服用，重者可睡前加服 1 次，有效者维持治疗 2～3 个月。多潘立酮、红霉素等亦可选用。

（2）抑酸剂

1）组织胺 H_2 受体拮抗剂：西咪替丁、雷尼替丁、法莫替丁等。

2）质子泵抑制剂（PPI）：奥美拉唑 0.4mg/kg 每次，1次/日，2 周有效，可维持治疗 2~3 个月。

（3）黏膜保护剂：硫糖铝 20mg/kg 每次，3 次/日，饭前 2 小时服（作用不肯定）。

3. 手术治疗指征

（1）内科非手术治疗 6 周后失败者。

（2）合并食管溃疡者、出血者、狭窄者。

（3）合并大的食管裂孔疝者。

二、小儿胃炎（gastritis）

由于不同病因（物理性、化学性和生物性有害因子）作用于人体，引起胃黏膜发生炎症性改变的一种疾病。其炎症可呈弥漫性，亦可局限于胃底、胃体或胃窦部。按病程胃炎可分为急性和慢性两种。急性胃炎是人体对应激性因素的反应。慢性胃炎是有害因子长期反复作用的结果。

【诊断要点】

1. 临床表现

（1）急性胃炎常表现为近期出现的上腹痛、恶心、呕吐、嗳气、食欲减退，微生物感染所致者常伴急性肠炎表现为明显腹泻，可伴发热、脱水、酸中毒，胃黏膜糜烂者可伴少量消化道出血。

（2）慢性胃炎常表现为反复发作的腹痛，以上腹痛或脐周痛为主，可伴餐后呕吐、恶心、厌食、嗳气、腹胀、无力等，寒冷及过食冷、硬、辛辣刺激食物可加重，偶有合并上消化道出血表现呕血及黑便，病程长者可有体弱、消瘦、贫血等表现。

2. 辅助检查

（1）胃镜检查：是最可靠的诊断方法。

1）按镜下所见将胃炎分为糜烂性、萎缩性、出血性、反流性及皱襞肥大性胃炎。

2）病理组织学诊断：胃镜下取黏膜活检，按病理改变分为浅表性（轻、中、重三级）、萎缩性、肥厚性及嗜酸性胃炎。

（2）胃电图检查：辅助诊断方法。

（3）上消化道钡餐造影：偶可显示皱襞增粗、紊乱等，气钡双重对比造影有时可发现浅表的黏膜病变。

（4）幽门螺杆菌（Hp）检查可协助诊断 Hp 相关性慢性胃炎（详见 Hp 感染章节）。

【治疗原则】

1. 病因治疗　感染所致者适当应用抗生素，刺激性药物所致者尽快减量停用。有毒物、腐蚀性物品所致者尽快应用解毒剂、中和性药物。

2. 饮食疗法　长期注意饮食调理，可使胃炎趋向痊愈。应注意饮食规律，忌暴饮暴食，忌食用油炸、熏烤、过酸、冷冻及过于辛辣和油腻厚味食物。

3. 对症治疗　呕吐重者可禁食静脉补液，频繁呕吐可予多潘立酮口服（每次 0.3mg/kg，每天 3 次），及时纠正脱水酸中毒和电解质紊乱。腹痛重者可予解痉剂，合并出血可予止血剂，如维生素 K、止血敏、云南白药、立止血、凝血酶等，急性大出血可输血。

4. 药物治疗

（1）黏膜保护剂

1）胶体次枸橼酸铋：每日 6～8mg/kg，分 3 次给药，空腹服。

2）硫糖铝：每日 10～20mg/kg·分 3～4 次，两餐之间及睡前服。

3）麦滋林：每次 1/2～1 包（0.67g），日服 3 次，饭前服。

（2）制酸剂

1）抗酸药：①复方氢氧化铝（胃舒平）：年龄不同每次 1～3 片，日服 3 次；②4% 氢氧化铝凝胶：依年龄不同每次 2～8ml，每日服 3 次。

2）抑酸药：H_2RA 或 PPI。

（3）抗 Hp 治疗：针对 Hp 相关性胃炎。

三、小儿幽门螺杆菌感染

幽门螺杆菌感染与胃十二指肠炎症及溃疡密切相关。其感染率随年龄的增加而上升。

【诊断要点】

1. 临床表现　Hp 相关性胃十二指肠疾病与非 Hp 胃十二指肠疾病症状无明显区别（见胃炎、溃疡篇），部分患儿可无症状。

2. 辅助检查

（1）胃窦部黏膜组织检查

1）Hp 快速尿素酶实验。

2）Hp 培养。需微氧环境、特殊培养基。

3）组织切片嗜银染色（Warthin-Starry）或改良 Giemsa 染色镜检。

（2）^{13}C-尿素呼气试验。

（3）血清学检查：测特异性抗体 Hp-IgG Hp-IgM。

（4）其他：唾液或大便 Hp 抗原检测。

【治疗原则】　Hp 对大多数抗生素、铋剂及某些抑酸药敏感，单一药物根除困难，联合用药效果良好，根治率可达 90% 以上。

1. 常用抗生素

（1）阿莫西林（羟氨苄青霉素），50mg/（kg·d），分 3～4 次服用。

（2）甲硝唑（灭滴灵），15mg/（kg·d），分 3 次服用。

（3）呋喃唑酮，3～5mg/（kg·d），分 3 次服用。

（4）克拉霉素，15～20mg/（kg·d），分 3 次服用。

2. 铋剂　胶体次枸橼酸铋（CBS），4～8mg/（kg·d），分 2～4 次于饭前或空腹服用，疗程小于 2 月。

3. 抑酸药物

（1）组胺 H_2 受体拮抗剂（H_2RA）

1）西咪替丁，20～40mg/（kg·d），分 3 次口服，疗程 8～12 周。

2）雷尼替丁，4～6mg/（kg·d），早晚分服，疗程 8～12 周。

3）法莫替丁，0.4mg/（kg·d），分 3 次服。

（2）质子泵抑制剂（PPI）：奥美拉唑（OME），每日 1～2 次，每次 0.3～0.5mg/kg 或 10mg/m^2，疗程 2～4 周。兰索拉唑、泮托拉唑等儿科尚无用药经验。

4. 推荐方案

（1）CBS 4~6 周 + H_2RA 4~8 周 + 上述常用抗生素中任一种 2~4 周。

（2）CBS 4~6 周 + 两种抗生素 2 周。

（3）PPI 2~4 周 + 两种抗生素 2 周。

（4）H_2RA 4~8 周 + 两种抗生素 2 周。

附：抗 Hp 治疗指征（多数学者不主张对所有 Hp 感染的小儿均予以治疗）

1. 胃癌高发区儿童的 Hp 感染者。

2. 患 Hp 相关性胃十二指肠溃疡的儿童。

3. 患胃十二指肠溃疡或炎症常规治疗失败的儿童。

四、小儿腹泻病

腹泻病是一组多病原、多因素引起的疾病，可造成小儿营养不良、生长发育障碍。通常把腹泻分为感染性和非感染性两大类，感染性腹泻病中，原有的一些诊断（如痢疾、霍乱、鼠伤寒等）仍沿用，其他皆称为肠炎，明确病原者在肠炎前面冠以病原体名称，如大肠杆菌肠炎、轮状病毒肠炎等。

【诊断要点】

1. 临床表现

（1）大便次数比平时增多。

（2）大便性状有改变，呈稀便、水样便、黏液便或脓血便。

（3）可伴发热、呕吐、腹痛等，重者可出现精神萎靡、代谢性酸中毒及水电解质紊乱。

2. 辅助检查

（1）便常规：有否红细胞、白细胞、脓细胞、吞噬细胞、虫卵、寄生虫等，宜多次送检。

（2）便培养：选新鲜粪便及时接种、重复送检、适宜的培养基方可提高阳性率。

（3）免疫法查抗原或抗体，亦可电镜下直接观察病毒等。

3. 分类诊断

（1）按病程诊断

1）急性腹泻病：病程在 2 周以内。

2）迁延性腹泻病：病程在 2 周以上，2 个月以内。

3）慢性腹泻病：病程在 2 月以上。

（2）按病情诊断

1）轻型：无脱水，无中毒症状。大便每日 5～10 次。

2）中型：有些脱水或轻度中毒症状。大便每日 10 次以上。

3）重型：重度脱水、酸中毒或明显中毒症状（烦躁、萎靡、嗜睡、面色苍白、高热或体温不升，末梢血白细胞计数明显升高）。

【治疗原则】　调整饮食、控制感染、纠正水电解质紊乱、恢复肠道正常菌群。

1. 饮食调整　严重呕吐者可短暂禁食数小时。饮食以维持腹泻前的喂养状态，适当减少脂肪入量及不易消化的食物为原则。病情好转后，逐渐恢复正常饮食。

2. 合理应用抗生素

（1）应用指征

1）大量黏液便、脓血便或伴里急后重者。

2）大量水样或米汤样便并迅速脱水暂不能除外霍乱患者。

3）反复大便镜检红、白细胞明显增多患者。

4）粪便 pH >7。

5）大便细菌培养阳性的患者。

（2）用药原则：轻症病人可单纯口服用药，一般选择一种抗生素；重症病人应在口服用药同时静脉应用抗生素；慢性或迁延性感染的病人应选择抗生素间歇疗法，较长疗程方可治愈。

（3）药物选择：病原学明确者可按培养结果选择敏感抗生素，病原不明时按临床经验用药。

1）杆菌类感染：①口服制剂：羟氨苄头孢菌素：50mg/（kg·d），分 3 次。庆大霉素：500～1000u/（kg·d），分 3 次。多黏菌素 E：5～10 万 U/（kg·d），分 2～3 次。诺氟沙星：15mg/（kg·d），分 2～3 次；②静脉制剂：常用头孢噻肟、头孢哌酮，剂量为 50～100mg/（kg·d），分 2 次静点。

头孢曲松 50～80mg/（kg·d），每日 1 次。丁胺卡那 10～15mg/（kg·d），分 2 次。厌氧菌感染时可选用甲硝唑 5mg/（kg·d），分 2 次。

2）球菌类感染：可选用头孢菌素（第 1～2 代）50mg～100mg/（kg·d），分 2 次静点，新青霉素 100 万 u/（kg·d），分 2 次静点，还可选用红霉素或万古霉素。

3）霉菌类感染：①制霉菌素：50～100 万 u/d，分 2～3 次服；②克霉唑：20～60mg/（kg·d），分 2～3 次服；③轻型还可予大蒜素口服治疗，重型病人则须予氟康唑等抗真菌类药物静点治疗。

3. 液体疗法（见液体疗法篇）。

4. 微生态疗法　丽珠肠乐为活双歧杆菌制剂，乐托尔为冻干嗜酸乳杆菌及其代谢产物，培菲康为三菌（双歧杆菌、类链球菌、乳酸杆菌）活菌制剂，均为 2～4 粒/日，分 2～3 次服用。

5. 黏膜保护剂　思密达，对肠黏膜有较强覆盖力及对病原及毒素较强吸附力，有明显收敛作用，依年龄不同以 1～3 袋/日，分 3 次服。

6. 对症处理　适当给予促动力剂、解痉剂、收敛止泻剂及各种消化酶等对症措施。对各种脱水、酸中毒、电解质紊乱情况相应措施见有关章节。

五、急性胰腺炎（acute pancreatitis）

是由于各种原因引起胰腺消化酶在胰腺内被激活而发生胰腺及其周围组织被自身消化的化学性炎症，为消化科急病之一。

【诊断要点】

1. 临床表现

（1）症状

1）腹痛：是首发症状，突然起病，位于中上腹呈持续性剧烈腹痛可阵发加重，可向腰背部放射。因剧烈疼痛而呈前倾弯腰或屈腿盘坐卧位。

2）恶心呕吐：腹痛后出现恶心呕吐，初期频繁，以后渐减，呕吐后腹痛不缓解。

3）发热：早期可有发热，持续 3～5 天，若持续高热不退应疑继发感染。

4）严重者可出现腹泻及消化道出血，甚至可有休克表现。

（2）体征：轻者多数有上腹压痛伴肌紧张和反跳痛，重者常出现急性腹膜炎体征，由于胰液周围出血进入皮下组织，可使脐周皮肤出现蓝色淤斑（cullen 征）或两腹肋部出现蓝—绿—棕色淤斑（grey turner 征）。

2. 辅助检查

（1）血常规：白细胞及中性粒细胞分类增高。

（2）酶学检查：血淀粉酶明显升高，超过 500u 可确诊。早期可达正常的 3～5 倍以上，24 小时后可恢复正常。极少数病人淀粉酶可正常或低于正常。腹水、胸水中淀粉酶高支持诊断。血脂肪酶发病 24 小时后升高，可持续 5～10 天。

（3）其他：低血钙在发病 2～3 天出现可持续 2 周。正铁白蛋白、血糖也可升高。血气分析常显示酸中毒。

（4）影像学：①腹部 B 超：可发现胰腺肿大，内部回声减低，胰周有积液；②腹部 CT：可见胰腺呈弥漫性肿大，边缘模糊，内有坏死或液化区。

3. 并发症

（1）局部：胰腺脓肿和假性囊肿。

（2）全身：重者早期可出现休克。还可见较广泛的胰外器官系统损害，如心、肾、呼吸功能不全、心律失常、胰性脑病、消化道出血、DIC 及中毒性肝损害、胸腔积液、糖尿病等。

【治疗原则】

1. 内科治疗

（1）监护：生命体征、腹部体征、各脏器功能、血淀粉酶、血电解质和血糖等。

（2）减少胰液分泌措施

1）严格禁食 7～14 天，持续胃肠减压。恢复期应予无脂饮食。

2）H_2 受体拮抗剂：西咪替丁，0.4g 每次静注，8 小时 1 次。

3）质子泵抑制剂：奥美拉唑，20～40mg 每次静注，12

小时 1 次。

4）生长抑素衍生物：施他宁维持静点 6u/（kg·h）（限重症应用）。

（3）维持水电解质平衡及营养供给：注意扩充血容量，必要时输血浆或全血，维持热卡，维生素、钾、钙的补充，可给予静脉高营养 7～14 天。还应注意高血糖的处理。

（4）抗感染：预防感染应常规使用抗生素，重者及已合并感染者宜用足量广谱抗生素。

（5）对症治疗：解痉镇痛宜选用阿托品 0.01～0.02mg/kg 每次（≤0.4mg 每次）或哌替啶 1mg/kg 每次或氯丙嗪1mg/kg 每次肌注，禁忌使用吗啡类。

2. 外科治疗（手术指征）

（1）内科治疗 48 小时病情恶化或出现并发症者。

（2）出血坏死性胰腺炎短时治疗不缓解者。

（3）胆源性胰腺炎胆总管或壶腹部梗阻者。

（4）胰腺脓肿或巨大假性囊肿形成者。

六、溃疡性结肠炎（ulcerative colitis）

是一种慢性、非特异性的结肠炎症性疾病。病变主要累及直肠、乙状结肠、渐累及全结肠的黏膜和黏膜下层。主要病理改变为结肠黏膜溃疡、糜烂。临床以血性黏液便、腹痛、腹泻为特征。

【诊断要点】

1. 临床表现

（1）肠道症状：腹痛、腹泻、黏液脓血便，轻者日便3～4次，重者可达 30～40 次，以缓慢起病反复发作为特征。可长期缓解，也可持续活动不缓解。

（2）肠外症状：发作期伴发热、乏力、精神萎靡，病程长可出现贫血、体重减轻、营养不良及水电解质紊乱等，部分可出现关节炎、虹膜炎、结节性红斑、肝功损害等。

2. 辅助检查

（1）实验室检查：小细胞低色素性贫血，血沉增快，血生化钾、钠、氯降低，少数病人可有免疫球蛋白异常（IgG、IgM 增高）及肝功异常。粪便检查常见较多红、白细胞。

（2）X 线检查：重症患者便血期间禁忌钡剂检查。气钡双重结肠造影或钡剂灌肠：早期见病变肠段张力及蠕动增加，黏膜紊乱模糊，可显示多发性浅溃疡，表现为肠壁边缘呈毛刺状或锯齿样，肠腔内有小龛影或颗粒状充盈缺损，晚期结肠僵硬，结肠袋、肠蠕动消失、呈铅管征。

（3）结肠镜检查：结肠黏膜弥漫性充血，并可见点状糜烂，多发浅溃疡，表面脓性分泌物覆盖，晚期可见假息肉形成。肠镜下取活检做组织病理学检查见大量隐窝脓肿可作为明确诊断依据。

3. 并发症

（1）中毒性巨结肠。

（2）消化道大出血。

（3）结肠穿孔。

（4）结肠狭窄或梗阻。

（5）肛周脓肿肛瘘。

（6）结肠癌。

【治疗原则】

1. 一般治疗　发作期卧床休息，流食为主，少渣饮食。重症应禁食，静脉营养。注意纠正水电紊乱、纠正贫血，适当给予支持疗法如输血、补充白蛋白等，合并感染时应用抗生素。

2. 药物治疗

（1）水杨酸类制剂：水杨酸偶氮磺胺吡啶（SASP）、爱迪沙、颇得斯安等。水杨酸偶氮磺胺吡啶在末段回肠分解为磺胺嘧啶和5-氨基水杨酸（5-ASA），其疗效依赖局部接触状况，此药临床较常用，适合轻型病人及重症患者激素减量过程中加用。剂量：儿童初始剂量 $25mg/$（$kg\cdot d$），$7\sim10$ 天增至 $40\sim60mg/$（$kg\cdot d$）（总量 $2\sim4g/d$），分 $3\sim4$ 次口服（与饭同服），缓解后渐减至 $1g/d$，维持治疗 $1\sim2$ 年。用药期间须严格把握剂量、疗程及相关注意事项，避免过敏、血液抑制、肾衰等副作用发生。

（2）类固醇激素：氢化可的松 $5\sim8mg/$（$kg\cdot d$）（总量 $200\sim300mg/d$）静脉滴注，适合重症患者应用，见效后改口服。泼尼松口服剂量为 $1\sim2mg/$（$kg\cdot d$）（最大剂量 $40\sim60mg/d$），$2\sim3$ 周见效后逐渐减量，至 $10\sim15mg/d$，维持治

疗6～8周，减量过程中可加用SASP，最后替代激素治疗。

（3）免疫抑制剂：硫唑嘌呤及6-巯基嘌呤（6-mp），对SASP和激素无效者可试用。6-巯基嘌呤：1.5mg/（kg·d），硫唑嘌呤：1.5～2.5mg/（kg·d），此类药物毒性作用大应慎用。

（4）灌肠疗法：①半琥珀酸钠氢化可的松每次100mg，每天1次，保留灌肠，好转后改为每周2次，1～3月为一疗程；②锡类散加黄连素混合液保留灌肠。

3. 外科治疗（结肠切除回肠造瘘或回肠-肛门吻合术）的适应证

（1）急性重型全结肠炎保守治疗无效。

（2）癌变。

（3）大出血。

（4）肠穿孔。

（5）中毒性巨结肠。

七、局限性肠炎

又称克罗恩病（Crohn's disease），是胃肠道的一种慢性、复发性、非特异性肉芽肿性疾病。迄今病因不明，与遗传、免疫、过敏、感染、精神因素等相关。病变分布于从口到肛门的整个胃肠道的任何部位，其中主要侵犯末端回肠（包括回盲部），其次是各段小肠和结肠。病变肠管以肉芽肿性病变为特征，合并纤维化和黏膜溃疡。病变呈节段性、多发性，节段之间为正常肠曲。

【诊断要点】

1. 临床表现　腹痛，脐周或右下腹，呈绞痛或痉挛性痛。腹泻呈间歇性，多为稀软便，可有黏液血便，也可见腹泻便秘交替。还可伴恶心、呕吐、发热、体重减轻、肠吸收不良、发育迟缓。部分病人可伴发肠外系统损害，如反复口腔溃疡、眼虹膜炎、关节痛关节炎、大血管炎等。

2. 辅助检查

（1）血液检查：贫血、白细胞增多、血沉增快、低蛋白血症、免疫球蛋白增高。

（2）X线检查：气钡双重造影可见肠管僵直黏膜粗乱。病变呈跳跃式（节段性）分布，病变间黏膜正常。病变段黏膜糜烂，可见深大纵行龛影，鹅卵石征，假息肉征、瘘管形成、多发性狭窄。

（3）肠镜检查：可见跳跃式分布的黏膜病损，深长的纵行溃疡，成簇分布的鹅卵石样结节。病变黏膜质硬，取活检时接触易出血。反复组织活检病理可见非干酪样肉芽肿是确诊依据。

3. 并发症

（1）肠梗阻。

（2）消化道出血。

（3）腹腔内瘘和脓肿形成。

（4）肠壁外瘘。

（5）肛瘘。

（6）营养不良、生长发育迟缓。

【治疗原则】

1. 支持及营养疗法：休息、要素饮食、补充维生素及微量元素、提供完全必需的营养物质。

2. 抗生素：合并感染或有肠瘘、脓肿形成时适当选用抗生素，如甲硝唑等。

3. 药物治疗

（1）水杨酸偶氮磺胺吡啶（SASP）：30～50mg/（kg·d），分2～4次服。

（2）类固醇皮质激素：泼尼松1～2mg/（kg·d），分1～2次，服1～2月，缓解后减量，至0.2～0.3mg/（kg·d），维持用药1～2年，减量过程中可加用SASP。

（3）免疫抑制剂：硫唑嘌呤或6-巯基嘌呤，激素无效者选用。

4. 生物制剂疗法　适用于难治性IBD。

（1）英夫利昔（Infliximab）：是抗肿瘤坏死因子（TNF-α）嵌合体IgG1的单克隆抗体（分子包含25%鼠和75%人序列），近年较多应用报告，疗效肯定，用法：诱导缓解：5mg/kg，在0、2、6周一次注射。维持缓解：10mg/kg，每隔8周注射一次，共4次。副作用：输注反应、感染、结核播散、迟发型过敏反应、药物性红斑狼疮等。

（2）阿达目单抗（Adalimumab）：是重组的TNF人IgG1

的单克隆抗体（分子为全人蛋白序列），目前应用报告尚少。

5. 其他生物疗法

（1）白细胞洗脱疗法：用多种过滤技术将某些白细胞亚群分离滤去。

（2）蠕虫疗法：服食猪鞭虫卵可减轻 IBD 病人的免疫反应和炎症。

（3）骨髓移植：IBD 病人的免疫调节失调可通过造血细胞移植加以纠正。

6. 外科治疗（病变肠段切除）的适应证

（1）药物正规治疗无效者。

（2）肠梗阻反复发作。

（3）肠瘘或巨大脓肿形成。

（4）慢性反复发作大出血。

（5）自发性肠穿孔。

（6）并发癌肿。

第六节　循环系统疾病

一、房间隔缺损（ASD）

胎儿时期心房间隔发育不完善形成的缺损为房间隔缺损（ASD），分为原发孔（一孔）型 ASD 及继发孔（二孔）型 ASD。临床多见继发孔型 ASD。原发孔型 ASD 常伴有房室瓣发育异常，称为部分型或完全型房室通道畸形。本节所述为继发孔型 ASD。

【诊断要点】

1. 临床表现

（1）症状：患儿出生后及婴儿期大多无症状，偶有哭闹后暂时性青紫。症状随年龄增长渐明显，部分可以表现为发育迟缓，活动耐量降低，易出现呼吸道感染症状等。

（2）体征：在胸骨左缘第 2、3 肋间仅闻 Ⅱ 级柔和的收缩期喷射性杂音。肺动脉瓣第二心音正常或亢进，固定分裂，此心音特征为 ASD 的典型体征。

（3）辅助检查

1）X 线检查：心脏扩大，以右心房、室增大为主。肺动脉段膨隆，肺门搏动（舞蹈征）明显，肺野充血明显。

2）心电图检查：电轴右偏，常显示不完全性或完全性右束支传导阻滞及右心室扩大，心肌肥厚。

3）超声心动检查：超声心动图可以直接探查到房间隔连续中断。多普勒彩色血流显示分流的位置及方向。

4）心导管检查：疑有合并其他心脏畸形时应做心导管检查确诊。

【治疗原则】

1. 适应证　ASD 是外科手术闭合或经心导管闭合治疗的适应证。最佳手术年龄在两岁左右。症状比较明显的病例，在诊断明确后应立即接受闭合 ASD 的治疗，对反复患肺炎及心力衰竭且经内科治疗效果差的小婴儿，应考虑为其施行急诊手术治疗。症状不明显的病例应在学龄前接受治疗。

2. 禁忌证　重度肺动脉高压已伴有心房水平右向左分流的艾森门格综合征者。

3. 治疗方法

（1）外科手术治疗：所有病例均在低温体外循环下闭合 ASD。ASD 直径较小者可直接缝合，直径较大者需补片修补闭合 ASD。

（2）心导管介入治疗：将伞状封堵器经心导管放置于 ASD 的位置，闭合 ASD。

二、室间隔缺损（VSD）

胎儿时期心室间隔发育不完善形成的缺损为室间隔缺损（VSD）。最常见的 VSD 位于室间隔膜周部，也可见肺动脉瓣下型、嵴上型及肌部间隔的 VSD。可单发也可是多发缺损。

【诊断要点】

1. 临床表现

（1）症状：VSD 较小的患儿常无症状，或仅在运动时呼吸急促。VSD 较大的患儿体重增加迟缓，喂养困难，发育不良，多汗，呼吸急促，易患呼吸道感染及心力衰竭。

（2）体征：心脏扩大明显，心尖搏动剧烈，胸骨左缘第3、4 肋间可扪及收缩期震颤，并可听到较为响亮的收缩期杂音。肺动脉瓣区第二心音均有不同程度的亢进，心尖区可听到舒张中期隆隆样杂音。

2. 辅助检查

（1）X 线检查：心脏中度以上扩大，以左、右心室扩大为主。肺野充血明显，肺动脉段饱满或膨隆。

（2）心电图检查：肺动脉压增高不明显，血液分流方向以左向右为主时表现为左心室肥大。肺动脉高压显著，右心负荷过重时则右心室肥大。

（3）超声心动图检查：左心房、左心室扩大。肺动脉高压时右室壁增厚。通过测量室间隔回声脱失的距离可知较为准确的 VSD 直径。

（4）心导管检查：对疑有合并其他心脏畸形时应做心导管检查确诊。

【治疗原则】

1. 适应证

（1）症状比较明显的病例，在诊断明确后应立即接受闭合 VSD 的治疗，尤其对反复患肺炎及心力衰竭且经内科治疗效果差的小婴儿，应考虑施行急诊手术治疗。

（2）症状不明显的病例，可以适当延缓治疗时间，但应在学龄前接受治疗。

（3）对于缺损较小的病例或有愈合倾向的病例，目前主张接受手术治疗。

2. 禁忌证　重度肺动脉高压已伴有心室水平右向左分流的病例应视为手术禁忌证。

3. 治疗方法

（1）外科手术治疗：在低温体外循环下闭合 VSD。VSD 直径较小者可直接缝合，直径较大者需补片修补闭合。

（2）心导管介入治疗：将封堵器经心导管放置于 VSD 的位置。

三、动脉导管未闭（PDA）

胎儿时期开放的动脉导管在出生数日后未能自然闭合，并造成主动脉与肺动脉之间血液异常的左向右分流。本病可发生于任何年龄，女性高于男性两倍。

【诊断要点】

1. 临床表现

（1）导管较细的病例，症状很轻或无症状。

（2）重症病例常有呼吸急促、心悸，发育迟缓，易患呼吸道感染。合并重度肺动脉高压时可出现发绀。

（3）胸骨左缘第二肋间响亮的机器样连续性杂音为本病的特点，并可扪及震颤。周围血管征常为阳性。

2. 辅助检查

（1）X线检查：导管较细者，心脏大小形态可正常。最常见为心脏轻度扩大，以左室增大为主。

（2）心电图检查：大部分患者心电图正常，分流量较大时左心室肥厚、电轴左偏。

（3）超声心动图检查：左心房和心室有不同程度的扩大。二维超声心动图可以直接探查到未闭合的动脉导管。脉冲多普勒在动脉导管开口处也可探测到连续性血流频谱。

（4）心导管检查：如果临床杂音不典型，或怀疑合并其他畸形时应做心导管检查，可进一步明确分流的部位。

【治疗原则】

1. 适应证　动脉导管未闭一经诊断，则是外科手术闭合或内科经心导管栓堵/封堵治疗的适应证。一般有症状的病例，在诊断明确后即立即接受闭合导管的治疗。症状不明显的病例可以适当延缓治疗时间，但应在入学年龄前接受治疗。

2. 禁忌证　重度肺动脉高压已伴有导管水平右向左分流的艾森门格综合征的病例，闭合导管为禁忌证。

3. 治疗方法

（1）外科手术治疗：动脉导管结扎术、动脉导管钳闭术、动脉导管切断缝合术或体外循环下切断缝合等手术方法。

（2）经心导管栓堵治疗：将伞状栓堵器或弹簧圈等栓堵用材料放置于心导管内，再经心导管放置于动脉导管内，形成导管的异物栓堵。

四、法洛四联症（TOF）

胎儿时期心室漏斗部间隔发育旋转不良形成本症，主要有四种病理解剖改变：右心室流出道狭窄；主动脉右移骑跨；心室间隔缺损；右心室肥厚。

【诊断要点】

1. 临床表现

（1）症状：病儿出生时症状可不明显，随年龄增长出现发绀，常为全身性，并进行性加重。活动耐力减小，稍活动即呼吸困难，发绀加重。部分患儿有缺氧发作史及蹲踞现象。

（2）体征：胸骨左缘第 2 至 4 肋间可听到粗糙的喷射性收缩期杂音，有时伴有收缩期震颤。肺动脉瓣第 2 音减弱。杵状指（趾），甲床发绀明显。

2. 辅助检查

（1）X 线检查：典型的心外形呈靴状，肺动脉段凹陷或平直，心尖圆钝上翘。肺门血管细少，肺野透亮度增高。

（2）心电图检查：电轴右偏，右心室肥厚，右心房增大。

（3）超声心动图检查：可见主动脉根部位置前移，骑跨于室间隔之上。肺动脉发育不良，可累及肺动脉瓣及瓣环、主肺动脉直至分支肺动脉。右心室流出道肌束增生肥厚造成肌性狭窄。常可探及巨大的嵴下 VSD。

（4）心导管检查：合并肺动脉严重发育不良，对合并肺动脉瓣闭锁或肺动脉缺如的病例应施行心血管造影术，以了解肺血管发育情况，供选择手术方法参考。

（5）CT、MRI 检查：对明确诊断手术方式的选择提供强有力的帮助。

【治疗原则】

1. 手术指征　对发绀严重，缺氧发作频繁的病例应尽早施行手术治疗，可于婴儿期甚至新生儿期施行根治手术。症状较轻的病例也应在两岁以内接受根治手术治疗。

2. 治疗方法

（1）根治手术：包括解除右心室流出道狭窄，采用补片及自体心包片分别修补加宽右心室流出道及肺动脉，补补 VSD。

（2）对于肺血管发育极差的患儿，可施行姑息手术治疗，即在主动脉与肺动脉之间建立通道以增加肺血流量，以缓解症状并可促进肺血管的发育，为Ⅱ期根治手术做准备。

五、心肌炎

各种病原体感染或中毒后导致的心肌局限性或弥漫性炎性改变。

【诊断要点】

1. 临床表现　在心脏症状出现前数日或两周内有呼吸道或肠道感染，继而出现心脏症状：乏力、食欲缺乏、呼吸困难、面色苍白、心前区不适、心悸、头晕、腹痛等。体检可见：心音低钝、奔马律、心律失常、心界扩大、血压下降等。

2. 实验室检查

(1) 胸部 X 线片或胸透：心影扩大，心搏动弱。

(2) EKG。

(3) UCG。

(4) 心肌酶和心肌同工酶。

(5) 放射性核素。

(6) UCG 正常者，必要时做平板运动试验。

(7) 血病原学检查等。

3. 临床诊断标准

(1) 心功能不全、心源性休克或心脑综合征。

(2) 心界扩大。

(3) EKG 改变：以 R 波为主的 2 个或 2 个以上主要导联的 ST-T 改变，持续 4 天以上伴动态变化，窦房阻滞、AVB、完右或完左束支阻滞，成联律、多源、多形、成对或并行性期前收缩，非房室结或房室折返引起的异位性心动过速，低电压及异常 Q 波。

(4) CK-MB 升高，cTnI cTnT 阳性。

具备临床诊断标准 2 项，可临床诊断心肌炎。

【治疗原则】

1. 对因治疗　如抗感染。

2. 保心肌　里尔统、果糖、能量合剂。

3. 重症者给予丙种球蛋白和（或）激素治疗。

4. 对症治疗　心律失常：心率慢伴有临床症状者（Ⅱ度房室传导阻滞）需要紧急安装临时起搏器治疗；心率快如室速者需要应用静脉抗心律失常药物；伴有心力衰竭出现者

需要纠正心衰，但是，地高辛慎用。

六、原发性心内膜弹力纤维增生症

该病为婴幼儿期发病，心内膜及心内膜下的弹力纤维和胶原纤维增生，致使心肌收缩功能受限，病变主要累及左心室、左心房。

【临床特点】

1. 临床表现　一岁以内的婴儿，主要表现为充血性心力衰竭、烦躁不安、喂养困难、呼吸急促、心动过速、心脏扩大、肝大、水肿等；部分临床症状隐匿，以上呼吸道感染肺炎等拍胸部 X 线片被发现。

2. 辅助检查

(1) X 线检查：心影增大、以左室为主。

(2) EKG：窦性心动过速、左心室肥厚、ST-T 改变。

(3) UCG：心腔扩大、以左心室扩大为显著，左心室收缩功能减低，心内膜回声增粗。

(4) 心内膜心肌活检：确诊依据。

(5) 注意与以下疾病鉴别

1) 病毒性心肌炎：可有心大心衰的表现，任何年龄均可发生，病前有呼吸道或肠道感染史，保心肌治疗后扩大的心腔回缩迅速，UCG 无心内膜增粗表现。

2) 大冠状动脉起源异常：左冠状动脉起源于肺动脉，冠脉供血不足，心电图可见心肌缺血、心梗、异常 Q 波等，冠脉造影有阳性表现。

3) 心型糖原累积症：属遗传性疾病，肌张力进行性减退，哭声低缓、呼吸困难、面容特殊、舌大。

【治疗原则】

1. 一般对症处理　镇静、吸氧。

2. 控制心力衰竭　强心：地高辛持续应用至心脏大小恢复正常，一般疗程为 2～3 年；扩张血管；利尿；β 受体阻滞剂。

3. 合理应用抗生素。

4. 免疫抑制剂的应用　泼尼松一般疗程，1～1.5 年。

5. 手术治疗　有明显二尖瓣关闭不全可行瓣膜置换术。

七、阵发性室上性心动过速（室上速 PSVT）

【诊断】

1. 临床特点 突然发作，突然终止。发作时婴儿有拒食、呕吐、气促、多汗、苍白、肢凉及发绀等心源性休克或心力衰竭表现。儿童诉心悸、头晕。

2. 心电图特点（图 6-1）

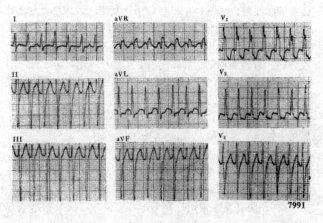

图 6-1 阵发性室上性心动过速

（1）心率快，心律匀齐，婴儿为 250~325 次/分，儿童为 160~200 次/分。

（2）部分可见逆行 P′ 波。

（3）大多数 QRS 波为正常图形，差传时可见右束支传导阻滞图形。

（4）转复后可见短暂的缺血型 ST-T 波改变。

【治疗】

1. 兴奋迷走神经 冰袋法对小婴儿及新生儿效果较好。用装有 4~5℃ 冰水的冰袋或以此冰水浸湿的毛巾敷于患儿整个面部，每次 10~15 秒，每隔 3~5 分钟施行一次。较大儿童可用屏气法，令患儿吸气后用力屏气 10~20 秒。

2. 药物复律 对小婴儿首先评价心功能，镇静。静脉用药应监测血压、心电图。

（1）三磷酸腺苷（ATP）：0.25～0.5mg/kg，不超过6mg，2秒钟内快速注射。3～5分钟后可加倍剂量重复应用，每剂不超过12mg。

（2）普罗帕酮：1mg/kg，加10%葡萄糖液10ml缓慢静脉注射，无效，间隔20分钟可重复，一般不超过3次。有明显心功能不全及传导阻滞者禁忌使用。

（3）维拉帕米：0.1～0.2mg/kg，加入葡萄糖液5～10ml缓慢静脉注射，间隔15～20分钟可重复给药。并发心力衰竭及低血压者禁用。严禁与β受体阻滞剂联合应用。应备拮抗剂10%葡萄糖酸钙以应急需。

（4）洋地黄制剂：静脉注射毛花苷C或地高辛，首剂用饱和量的1/2，余1/2分两次，每4～6小时一次。为治疗室上速并发心力衰竭的首选药物。

（5）胺碘酮：负荷量为5mg/kg，30～60分钟进入。未转复者继续给维持量：10μg/（kg·min）。

3. 电学治疗

（1）同步直流电击复律。

（2）心房调搏，以快速起搏或程序刺激法终止发作。

4. 预防复发　常用地高辛、普萘洛尔、维拉帕米或普罗帕酮。

5. 射频消融术是根本的有效的治疗。

6. 手术治疗。

八、阵发性室性心动过速（室速 VT）

【诊断】

1. 临床表现　器质性心脏病出现 VT 易发生心力衰竭、心源性休克、阿－斯综合征甚至猝死。而特发性 VT 临床症状较为。

2. 心电图特点（图6-2）：连续 3 次以上的室性期前收缩、QRS 波宽大畸形，心室率 150～250 次/分；心室率快于心房率，室房分离现象是诊断室速的特征性指标。特发性室速表现为：①右束支阻滞型，伴电轴左偏、部分伴右偏或正常；②左束支阻滞型，电轴右偏。

【治疗】　应了解病因及患儿的心功能状态。纠治病因，选用适当抗心律失常药。

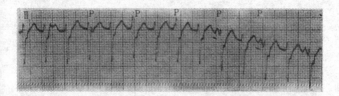

图 6-2　阵发性室性心动过速

QRS 宽大畸形，时间 0.11 秒，R-R 基本匀齐，窦率 166 次/分，窦性 P 波频率 83 次/分。完全性房室分离

1. 药物治疗

（1）利多卡因：1～2mg/kg，稀释后缓慢静脉注射，10～15min 可重复使用，总量不超过 5mg/kg。PVT 控制后以 20～50μg/（kg·min）静脉滴注维持。

（2）普罗帕酮　用法见"室上性心动过速"。

（3）维拉帕米　用法见"室上性心动过速"。特发室速右束支阻滞型首选，左束支阻滞型还可选用心律平或 β 受体阻滞剂等。

（4）苯妥英钠　2～4mg/kg 稀释后缓慢静脉注射。

2. 电学治疗、介入治疗、自动心脏转复除颤器或手术治疗

3. 预防 VT 复发

（1）肥厚型心肌病：β 受体阻滞剂或维拉帕米。

（2）心肌炎、扩张型心肌病及缺血性心肌病：胺碘酮。

（3）先心病：苯妥英钠和胺碘酮。

九、心房扑动与颤动

【诊断】

1. 临床表现　心室率达 250 次/分以上，易发生心力衰竭。年长儿多有头晕、心悸、乏力，严重者发生心力衰竭、晕厥或心脏性猝死。

2. 心电图特点 （图 6-3，图 6-4）

（1）房扑：P 波消失，心房扑动（F）波频率 350～500 次/分，F 波间无等电位线。QRS 波形状多属正常，伴有室内

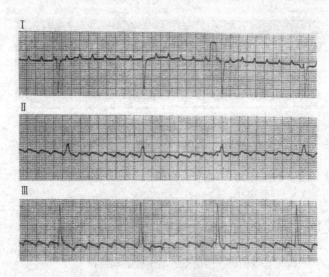

图 6-3　心房扑动

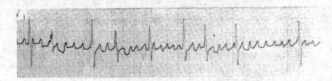

图 6-4　心房颤动

差异性传导时增宽。

（2）房颤：P 波消失，心房颤动（f）波频率 400～700 次/分。心室率极不规则。

【治疗】　由于洋地黄中毒，电解质紊乱引起的房扑、房颤，首先应消除病因。

1. 药物　未转复者加用索托洛尔、静脉点滴胺碘酮等。转复后应用地高辛或 β 受体阻滞剂维持。合并病态窦房结综合征时用药物复律可致心脏停搏。

2. 电击复律　见"电击复律"。用于新生儿、小婴儿无明显心脏病者更佳。复律后，用地高辛和（或）β受体阻滞剂维持量6~12月。病态窦房结综合征患儿不宜电击复律。

3. 经食管心房调搏或射频消融术。

十、房室传导阻滞

【诊断】

1. 临床表现　心率在60次/分以下者，有嗜睡，拒乳，无力，甚至发生阿–斯综合征或心力衰竭。Ⅲ度房室传导阻滞者于胸骨左缘和心尖部闻及Ⅱ~Ⅲ/Ⅵ级收缩期杂音，第1心音强弱不等。

2. 心电图

（1）Ⅰ度房室传导阻滞（图6-5）：P-R间期婴儿>0.14s，幼儿>0.16s，学龄儿>0.18s，青春期>0.20s。

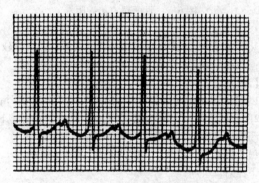

图6-5　Ⅰ度房室传导阻滞

（2）Ⅱ度房室传导阻滞（图6-6）：①Ⅰ型：P-R间期逐跳延长，R-R间期逐跳缩短直到P波后脱落QRS，使R-R间期突然延长。此后重复上述改变呈文氏现象。最长R-R间期小于最小R-R间期的2倍；②Ⅱ型：P-R间期固定，部分P波后无QRS波，使P波与QRS波呈一定比例（如4:3）。连续脱落2个或以上QRS波时为高度房室传导阻滞。

（3）Ⅲ度房室传导阻滞（图6-7）：P-P间隔与R-R间隔

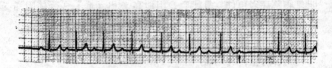

图 6-6　Ⅱ度Ⅰ型房室传导阻

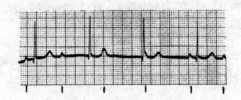

图 6-7　Ⅲ度房室传导阻滞

各有其固定规律，P 波与 QRS 波无固定关系；心房率较心室率快；心室节律为结性或室性自身心律。

【治疗】

1. Ⅰ度及Ⅱ度Ⅰ型房室传导阻滞　主要针对病因治疗。

2. Ⅱ度Ⅱ型以上的高度房室传导阻滞、心室率较慢，可用药物提高心室率。

（1）阿托品每次 0.01 ~ 0.03mg/kg，每日 3 ~ 4 次，口服或皮下注射。

（2）麻黄素每次 0.5 ~ 1mg/kg，每日 3 次。

（3）异丙肾上腺素每次 5 ~ 10mg 含服，每日 3 次。

3. 合并心力衰竭或阿 - 斯综合征　静脉滴注异丙肾上腺素 0.1 ~ 0.25µg/（kg · min）。同时对症治疗、供氧、升血压及纠正酸中毒等，为安置起搏器争取时间。

4. 安装临时起搏器指征　房室传导阻滞出现以下情况：①心力衰竭或阿 - 斯综合征；②起病急，症状重的急性心肌病变；③心室率持续缓慢，婴儿 < 55 次/分，儿童 < 45 次/分；④频发室性早搏或室性心动过速；⑤阻滞部位在希氏束以下，QRS 波时间增宽；⑥运动耐力中度或重度受限；⑦新

生儿期并发呼吸窘迫综合征时可应用临时起搏器；⑧急性心肌炎或心内手术后发生严重房室传导阻滞。

第七节　血液系统疾病

一、营养性缺铁性贫血

本病是由于出生时铁贮存不足（如早产儿）、饮食缺铁（如6月后不添加辅食或年长儿挑食）、长期少量失血（如胃肠道畸形、鼻出血、少女月经过多等原因）、青春期儿童生长发育过快，所致体内贮铁减少，血红蛋白合成减少所致小细胞低色素性贫血。

【诊断要点】

1. 临床表现

（1）起病缓慢，多见于6月至2岁婴幼儿。

（2）贫血症状：轻者仅见皮肤、黏膜轻微苍白，厌食，体重不增，常因并发感染而发生贫血；重者气促、乏力，甚至心脏扩大，心前区收缩期杂音、充血性心力衰竭。

（3）髓外造血反应：肝、脾、淋巴结轻、中度肿大，年龄愈小，病程愈久，贫血愈重则愈明显。

（4）消化系统症状：口腔炎、萎缩性舌炎，时有呕吐、腹泻，因牛奶过敏者可有胃肠道出血。

（5）神经系统症状：淡漠、易激惹、注意力不集中，可有精神、行为方面异常和异食癖。

（6）其他：皮肤干燥、毛发干枯、反甲等。

2. 辅助检查

（1）血常规

1）血红蛋白降低为主，红细胞形态呈小细胞低色素改变，$MCV < 80\mu l$，$MCH < 29pg$，$MCHC < 0.30$。血涂片红细胞大小不等，以小细胞为多，中心染色过浅，网织红细胞正常或升高。

2）白细胞数正常或减低，形态正常。

3）血小板多在正常范围内。

4）骨髓象：红细胞系统增生活跃，以中、晚幼红细胞增加为主，各期红细胞体积小，胞质少，核质发育不平衡，细胞外铁明显减少或消失（0～＋），铁粒幼细胞＜15%。

5）血液生化：血清铁＜8.95μmol/L，运铁蛋白饱和度＜0.15，总铁结合力＞62.7μmol/L，血清铁蛋白＜16μg/L，各含铁酶类活性降低，红细胞内游离原卟啉（FEP）＞0.9μmol/L。

【治疗原则】

1. 铁剂治疗　一般以口服铁剂为主，剂量按元素铁4.5～6kg/（kg·d）于两餐间分三次服为宜。在服铁剂的同时应服用维生素C以利铁的吸收。常用铁剂有硫酸亚铁、富马酸亚铁等。对不能耐受铁剂，严重腹泻，贫血严重的患儿可予铁剂注射，常用右旋糖苷铁，每毫升含铁50mg。治疗后48～96小时内网织红细胞开始上升，4～11天达高峰，3～4周后贫血纠正。铁剂治疗一般用至红细胞和血红蛋白达到正常水平后至少6～8周。

2. 病因治疗　如改善饮食，合理喂养，纠正偏食，对肠道畸形、钩虫病等在纠正贫血后行外科手术或驱虫。

3. 输血　一般不需要，重度贫血或合并严重感染或急需外科手术时可适量输血。

二、营养性巨幼红细胞性贫血

由于维生素 B_{12} 或叶酸缺乏引起，以外周血红细胞体积变大，中性粒细胞分叶核增多和骨髓粒、红系统巨幼变为特点。多见原因为长期母乳喂养而未添加辅食；以羊乳喂养；极少是由于内因子缺乏或维生素 B_{12} 吸收或转运障碍所致。

【诊断要点】

1. 临床表现

（1）一般贫血的症状，少数见黄疸及出血点。

（2）叶酸缺乏时常伴有消化道症状如食欲缺乏、恶心、腹胀、腹泻、舌红、舌痛及舌面光滑。

（3）维生素 B_{12} 缺乏时除有叶酸缺乏的症状外尚可出现神经系统症状和体征，如脊髓后侧束变性，表现为下肢对称性深感觉及震动感消失，腱反射减弱或消失。严重者可有步行障碍，手足规则震颤。亦可出现智力发育倒退，表情呆滞，对周围无反应，少哭、不笑、嗜睡等。

2. 辅助检查

（1）血象：贫血呈大细胞正色素性，红细胞体积大，多呈大卵圆形，白细胞、血小板常减少，中性粒细胞核分叶过多，5叶者>5%或6叶者>1%，可见巨形变的杆状核中性粒细胞，血小板体积大。

（2）骨髓象：有核细胞明显增生，粒红系统各期细胞均可见巨幼变，胞体大，核染色质疏松，巨核细胞核分叶过多，血小板大。

（3）血清叶酸测定<6.8nmol/L或血清维生素 B_{12} 测定<74mmol/L。

【治疗原则】

1. 叶酸缺乏者，口服叶酸5~15mg/d，最好同时服用维生素C，一般持续3~4周。

2. 维生素 B_{12} 缺乏者，肌注维生素 B_{12} 100μg，每周一次，连续2~4周，或500μg一次肌内注射。

3. 改善饮食，及时加辅食，纠正偏食。

4. 对症治疗，如严重贫血者可输血，震颤者可给少量镇静剂，预防和积极治疗继发感染。

三、感染性贫血

本病为继发性贫血中最常见的一种，多见于某些慢性重症感染。发病机制包括红细胞破坏加重、红细胞生成刺激激素含量减低所致的骨髓造血功能不足及铁代谢紊乱等。多见于6个月至2岁婴儿，临床表现为感染和贫血两方面症状。

【诊断要点】

1. 临床表现

（1）常继发于各种化脓性感染、风湿病、类风湿关节炎和溃疡性结肠炎。

（2）常表现感染和贫血两方面症状。

（3）常出现髓外造血，肝脾肿大，以脾为主。

2. 辅助检查

（1）血象：贫血多为轻、中度，多为正细胞正色素性贫血，网织红细胞正常或略低。白细胞计数增高，中性粒细胞有核左移及退行性变，白细胞碱性磷酸酶积分增高。

（2）骨髓象：粒红比例大致正常，看不到红细胞系代偿增生现象，中幼和早幼红细胞成熟停滞。细胞外铁正常或增加，铁粒幼红细胞减少。

（3）血清铁减少，总铁结合力降低。

【治疗原则】

1. 针对原发病进行抗感染治疗是主要措施，感染控制，贫血自然减轻或消失。

2. 加强营养。

3. 适当输血，铁剂、维生素 B_{12} 及叶酸治疗无效，且铁剂治疗可增加单核-吞噬细胞系统铁质的沉积，故不用。

四、溶血性贫血（hemolytic anemia）

由于红细胞寿命缩短，破坏加速，超过骨髓代偿能力而发生贫血。其特点为贫血、黄疸、有（无）肝脾肿大、网织红细胞增高及骨髓幼红细胞增生。

【诊断要点】

1. 临床特点

（1）急性溶血：起病急骤，常伴高热、寒战、恶心、呕吐、腹痛及腰背痛、苍白、黄疸、血红蛋白尿或胆红素尿。重者可发生心力衰竭、急性肾功能衰竭甚至休克。

（2）慢性溶血：起病缓，病程长，多有间歇发作。主要表现贫血、黄疸、肝脾肿大。慢性溶血可因感染等诱因而呈急性发作性贫血，通常称为"危象"。可因细小病毒 B_{19} 感染而表现贫血加重、网织红细胞减少、骨髓红系增生受抑制的现象称"再生障碍危象"。贫血突然加重伴黄疸、网织红细胞增高称为"溶血危象"。

2. 实验室检查

（1）首先寻找溶血的证据及代偿增生的证据，以确定溶血的存在。

1）溶血的证据：①血红蛋白下降，红细胞变形、破碎；②血清间接胆红素增高；③血管内溶血还可见血红蛋白尿及血红蛋白血症（血浆肉眼呈粉红色）及含铁血黄素尿。

2）骨髓代偿增生的证据：①网织红细胞明显增多；②外周血涂片见有核红细胞、点彩及嗜多染红细胞，粒细胞增多，有核左移；③骨髓增生明显活跃，以红系为主。

（2）确定病因的诊断。

1）红细胞膜异常：末梢血涂片可见到球形红细胞、椭圆红细胞或口形红细胞。红细胞渗透脆性试验。酸化甘油溶解试验。红细胞膜蛋白分析。

2）红细胞酶的异常：可做多种红细胞酶的测定，如G-6PD酶，PK酶等。

3）血红蛋白的异常：血涂片可见靶形红细胞。血红蛋白电泳及抗碱血红蛋白测定。

4）免疫性溶血：红细胞表面抗体测定（IgG，IgM及补体）及直接抗人球蛋白试验。

【治疗原则】

1. 对症治疗

（1）卧床休息，吸氧，支持治疗。

（2）可适当给等张或低张的碱性液，以促进破碎细胞排出。

（3）输血指征：急性溶血、血红蛋白下降至原来一半或慢性溶血引起重度贫血时，可输压积红细胞或洗涤O型红细胞。

2. 对因治疗

（1）遗传性球形红细胞增多症：脾切除术。

（2）遗传性红细胞酶的异常：输血补充新鲜红细胞。

（3）自身免疫性溶血性贫血：①激素治疗：重症病人给冲击治疗，甲强龙30mg/（kg·d）或地塞米松1mg/（kg·d），逐渐减量至口服泼尼松2mg/（kg·d），直至贫血纠正、网织红细胞稳定在2%～3%方再缓慢减激素；②大剂量丙种球蛋白冲击：400mg/（kg·d），连用5天为一个疗程。

（4）海洋性贫血：造血干细胞移植。

五、再生障碍性贫血（aplastic anemia）

是一组由于多种原因引起的骨髓造血停滞或造血功能衰竭导致的全血细胞减少，以贫血、出血和反复感染为特点。分先天性和获得性两大类。

【诊断要点】

1. 1987年第四届全国再生障碍性贫血学术会议修订的再障诊断标准

（1）全血细胞减少，网织红细胞绝对值减少。

（2）一般无脾肿大。

（3）骨髓至少一个部位增生减低或重度减低（如增生活跃，须有巨核细胞明显减少），骨髓小粒非造血细胞增多（有条件者应作骨髓活检，显示造血细胞减少，脂肪细胞增加）。

（4）能除外引起全血细胞减少的其他疾病，如阵发性睡眠性血红蛋白尿症、骨髓增生异常综合征、急性造血功能停滞、骨髓纤维化、急性白血病、恶性组织细胞病等。

（5）一般抗贫血药物治疗无效。

2. 根据上述标准诊断为再障后，再进一步分为急性或慢性再障。

（1）急性再障（亦称重型再障Ⅰ型）

1）临床表现：发病急，贫血呈进行性加剧，常伴严重感染、内脏出血。

2）血象：除血红蛋白下降较快外，需具备下列诸项中两项：①网织红细胞 <1%，绝对值 $<15 \times 10^9/L$；②中性粒细胞 $<0.5 \times 10^9/L$；③血小板 $<20 \times 10^9/L$。

3）骨髓象：多部位增生减低，三系造血细胞明显减少，非造血细胞增多，淋巴细胞相对增高，骨髓小粒中非造血细胞及脂肪细胞增多。

（2）慢性再障

1）临床表现：发病较急性再障缓慢，贫血、感染、出血均较轻。

2）血象：血红蛋白下降速度较慢，网织红细胞、白细胞、中性粒细胞及血小板值均不同程度减少。

3）骨髓象：三系或两系减少，至少一个部位增生不良，如增生活跃，则淋巴细胞相对增多，巨核细胞明显减少，骨髓小粒中非造血细胞及脂肪细胞增多。

4）病程中如病情恶化、临床、血象及骨髓象与急性再障相同，称重型再障Ⅱ型。

3. 目前国外沿用 Camitta 提出的 SAA 诊断标准

（1）重型再障（SAA）

1）骨髓细胞增生程度小于正常的 25%；如小于正常的 50%，则造血细胞应小于 30%。

2）血常规符合下列三项中两项：中性粒细胞绝对值 <

$0.5 \times 10^9/L$；网织红细胞 <1% 或绝对值 $<15 \times 10^9/L$；血小板 $<20 \times 10^9/L$。

（2）极重型再障（VSAA）：符合 SAA 标准，中性粒细胞绝对值 $<0.2 \times 10^9/L$。

（3）非重型再障（NSAA）：不符合 VSAA，也不符合 SAA 的再障。

4. 实验室检查

（1）血象：全血细胞减少，网织红细胞减低。贫血为正细胞正色素性，中性粒细胞减少，淋巴细胞相对增多。

（2）骨髓象：多数增生减低或重度减低，红、粒细胞系统减少，淋巴细胞相对增高，网状细胞、浆细胞、组织嗜碱细胞增高，巨核细胞减少。

（3）血清铁增高。部分病人胎儿血红蛋白增高。

（4）干细胞培养：红系、粒系皆减低，粒系丛落大于粒系集落。

（5）染色体无异常变化。

【治疗原则】

1. 支持治疗　若 Hb <60g/L，且有明显贫血症状时可输注浓缩红细胞；当中性粒细胞 $<0.5 \times 10^9/L$，应进行保护性隔离并做好口腔和皮肤护理；若血小板 $<20 \times 10^9/L$ 且有明显出血倾向时可输注浓缩血小板。

2. 分型治疗原则　首先要明确分型。

（1）CAA 不依赖输血治疗：环孢素 A 口服。

（2）SAA 和 CAA 依赖输血：HLA 完全相合同胞供者骨髓移植（BMT）。没有完全相合同胞供者 BMT，则选择 ATG + CSA。ATG + CSA 无效或复发：全相合或半相合供者的 BMT；选择第二疗程的 ATG + CSA。

3. 免疫抑制剂应用

（1）抗胸腺细胞/淋巴细胞免疫球蛋白（ATG/ALG）。可选择马 ATG10 ~ 15mg/kg，或兔 ATG3 ~ 5mg/kg 静脉滴注，连用 5 天。

（2）环孢素 A（CSA）治疗剂量 3mg ~ 5mg/kg，分两次口服，将 C_0 浓度维持在 100mg ~ 200mg/L。

4. 生物调节剂　包括白介素-3（IL-3）；粒细胞集落刺

激因子（G-CSF）；红细胞生成素（EPO）；血小板生成素（TPO）等。

5. 雄激素类　常用丙酸睾酮、司坦唑醇、达那唑。

6. 中医中药治疗。

六、特发性血小板减少性紫癜（idiopathic throm-bocy-topenia purpura，ITP）

是以出血和血小板减少为主要特征的一组免疫性疾病，由于患者血循环中存在血小板抗体引起血小板破坏增加，成熟未释放型巨核细胞百分率增加，产板型巨核细胞减少。体内抗血小板抗体主要是 IgG，还有 IgM、IgA 或补体 C_3。根据病程在 6 个月以内为急性型，6 个月以上为慢性型。

【诊断要点】

1. 临床表现

（1）急性型：病程在 6 个月以内，起病急，多数病前常有呼吸道感染史或疫苗接种史。表现为自发性皮肤、黏膜出血，以四肢较多，轻者为淤点、淤斑，重者呈血肿。鼻出血或齿龈出血也很常见，亦可有消化道或泌尿道出血，严重者可发生颅内出血引起死亡。

（2）慢性型：病程超过 6 个月，多见于学龄期前后，女多于男，起病缓慢，出血症状较轻，多在外伤后发现出血症状。病程迁延，亦可反复发作。

2. 实验室检查

（1）血小板计数 $< 100 \times 10^9 / L$。

（2）出血时间延长，凝血时间正常，血块收缩不良，束臂实验阳性。

（3）骨髓象：巨核细胞总数正常或增高，成熟未释放血小板的巨核细胞显著增高，而释放血小板的巨核细胞少见。

（4）血小板表面相关抗体：PAIgG、PAIgA、PAIgM 增加或 PAC3 增加。

【治疗原则】

1. 对因治疗　患儿卧床休息、减少活动，避免外伤，积极控制感染，给予足量液体及易消化饮食，大剂量 VitC、VitP（芦丁）及局部止血等对症治疗。

2. 药物治疗

（1）肾上腺皮质激素：泼尼松每日 2mg/kg，缓解后逐渐减量至停药。对于血小板 $< 20 \times 10^9/L$ 出血严重的病例，最好先用大剂量地塞米松 0.5～1mg/（kg·d）静点 3 天，0.25～0.5mg/（kg·d）静点 3 天，0.25mg/（kg·d）静点或口服 7～10 天。

（2）大剂量丙种球蛋白，400mg/（kg·d），连用 5 天。其优点：见效快，一般认为这种治疗最适合急诊处理，或用常规治疗遇有高危情况时；缺点：疗效短暂，且价格昂贵。

（3）输血小板：对重要脏器出血，如颅内出血可输血小板，因血小板寿命短，故只有暂时止血作用。

（4）免疫抑制剂：用于糖皮质激素治疗无效时，环孢素A：3～5mg/（kg·d），口服；硫唑嘌呤：1～4mg/（kg·d），口服。

（5）脾切除或脾栓塞：适用于慢性血小板减少病例，病程超过 1 年、年龄大于 5 岁、用糖皮质激素和（或）IVIG、免疫抑制剂无效，出血明显者。

（6）达那唑：200～400mg/d，适用于慢性 ITP，可与肾上腺糖皮质激素合用。主要副作用为肝功能损害、体重增加及乏力。

（7）还可考虑以下治疗：CD20 单克隆抗体（美罗华）、干扰素、抗 CD40、抗 CD52 抗体、TPO 或 BMT，但疗效不肯定。

七、血友病（hemophilia）

是一组性联隐性遗传性出血性疾病，临床上分为血友病A（凝血因子Ⅷ缺陷症）和血友病 B（凝血因子Ⅸ缺陷症）两型。

【诊断要点】

1. 临床特点　发病早晚及出血程度与凝血因子活性水平有关。轻者仅在外伤或手术后出血不止，重者可自发出血，多在关节、肌肉、皮下出血，形成血肿。

（1）关节腔出血：是本病的特征之一，膝关节最多见。表现关节肿胀、疼痛，反复出血可致关节畸形、功能丧失。

（2）肌肉血肿：可发生于任何部位，严重者可引起周围组织神经的压迫症状。

（3）皮肤黏膜出血：多为皮下血肿，中心有硬核。皮肤淤斑、淤点少见。

（4）内脏出血：可有消化道出血、尿血，少数可见颅内出血。

2. 实验室检查

（1）筛选试验：凝血酶原时间、纤维蛋白原、凝血酶时间、出血时间、血小板计数、血小板聚集试验均正常，部分凝血活酶时间（APTT）延长。

（2）确诊试验：测定因子Ⅷ活性（FⅧ：C）或因子Ⅸ活性（FⅨ：C）减低，并根据因子水平对血友病进行临床分型（见下表）。

因子活性水平	临床分型	出血症状
5% ~40%	轻型	手术或外伤可致非正常出血
1% ~5%	中型	小手术/外伤后可有严重出血，偶有自发出血
<1%	重型	肌肉或关节自发性出血，血肿

（3）基因诊断试验：主要用于携带者检测和产前诊断。

【治疗原则】

1. 预防　参加适宜的体育活动，防止外伤：注意口腔卫生，正确刷牙，并防止龋齿；尽量避免手术，需手术时要补充凝血因子；尽可能避免肌肉、静脉注射，必须注射时，注射后至少指压 5 分钟。禁用含有抗血小板功能的药物。

2. 出血的治疗　替代治疗。

（1）制剂选择：血友病 A 可选择 FⅧ浓缩制剂（血浆或重组）、冷沉淀、新鲜冷冻血浆；血友病 B 可选择 FⅨ浓缩制剂（血浆或重组）、凝血酶原复合物、新鲜冷冻血浆。

（2）剂量公式为：

1）FⅧ首次需要量 =（需要达到的 FⅧ浓度 – 病人基础 FⅧ浓度）× 体重（kg）× 0.5

在首剂给予之后，每 8 ~ 12 小时输注首剂一半，直到出血停止或伤口结痂。

2）FIX首次需要量＝（需要达到的FIX浓度－病人基础FIX浓度）×体重（kg）×1.0

在首剂给予之后，每12～24小时输注首剂一半，直到出血停止或伤口结痂。

3．剂量和疗程　见下表。

出血程度	欲达因子水平	疗程
重度（威胁生命出血：包括颅内、消化道、腹腔、咽喉、髂腰肌等）	50%～80%	7～10天
中度（关节、非危险部位肌肉等出血）	30%～40%	5～7天
轻度（皮下、非危险部位软组织等出血）	20%～30%	3～4天

4．其他药物辅助治疗　抗纤溶药物可用于轻型患者，亦可与替代治疗同时使用。对口腔、拔牙引起的出血效果好，在血尿、肾功能不全时不主张常规使用。

5．对症治疗　关节出血及大血肿可暂行局部冷敷，加压包扎，关节功能位制动，恢复期理疗。

八、急性淋巴细胞白血病（acute lymphoblastic leukemia）

白血病是造血系统的恶性增殖性疾病，其特征是造血系统中任何一系的细胞在骨髓中恶性增殖，伴有成熟障碍。同时骨髓被这些恶性细胞占据、排挤引起全髓细胞减少，并出现全身各组织器官的广泛浸润。本病占小儿恶性肿瘤的首位，尤以急性白血病为主，其中急性淋巴细胞白血病占70%左右。

【分型】

1．MICM分型

（1）形态学分型：根据骨髓幼稚淋巴细胞的形态学特征分为L1、L2、L3型。

（2）细胞免疫学分型：用单克隆抗体测定恶性淋巴细胞

的表面标志，可分为 B 细胞系和 T 细胞系两大类，儿童以 B 系为主，占 80%，B 系又分 4 个亚型，其中以普通 B 淋巴细胞型为主，约占 70%；T 细胞型约占 15%。

（3）细胞遗传学分型：染色体为超二倍体（即数目大于 50 个）预后好，亚二倍体及假二倍体预后差。儿童急性淋巴细胞白血病最常见的染色体易位是 t（12；21），通常提示预后较好，而 t（9；22）和 t（4；11）通常是预后差的标志。

（4）分子生物学分型：染色体易位形成一些融合基因，最常见的是 TEL-AML1 基因，由 t（12；21）形成，而 BCR-ABL 基因和 MLL-AF4 基因则提示预后不良。

2. 临床分型　根据影响预后因素一般分为标危、中危和高危三型。

【诊断要点】

1. 临床表现　起病多较急，发热常为首见症状，热型不定。贫血为进行性加重，常见乏力、苍白、气促等。出血为常见的早期症状，皮肤出血点或淤斑、口腔黏膜出血及鼻出血，也可有消化道出血及尿血，严重者可有颅内出血。白血病细胞浸润表现：70%～80% 的病人有不同程度的肝脾、淋巴结的肿大。

2. 实验室检查

（1）血象：正细胞正色素性贫血，白细胞计数增高，但可正常或减低，涂片可见原始及幼稚细胞，血小板大多减少。

（2）骨髓象：细胞增生极度活跃，原始及幼稚淋巴细胞大于 30%，大多超过 50%。红细胞系、粒细胞系及巨核细胞系受抑制。

（3）细胞化学染色：①过氧化物酶染色和苏丹黑染色阴性；②糖原染色阳性；③非特异性酯酶阴性。

（4）查明骨髓外浸润部位及病灶大小：如胸部 X 线片、腹部 B 超、眼底等。

（5）免疫学：通常用流式细胞术对白血病细胞进行免疫学分型。

（6）细胞遗传学检查：利用 G 显带法或荧光原位杂交的方法检测白血病细胞的染色体核型。

（7）分子生物学检查：通过 PCR 技术检测白血病细胞的融合基因。

【治疗原则】　　根据患儿起病时的年龄，白细胞总数，治疗效果以及融合基因的结果将病人分为标危、中危及高危三个危险程度，不同危险程度所采用的化疗方案有所不同，预后亦不同。化疗包括如下几个阶段：

1. 诱导缓解治疗　由长春新碱，地塞米松，左旋门冬酰胺酶，柔红霉素（VDLD）方案及环磷酰胺，阿糖胞苷，巯基嘌呤（CAT）方案组成。在诱导缓解治疗前病人需口服 7 天泼尼松，第 8 天时评估末梢血幼稚细胞数，如小于 1000/ml，则提示泼尼松试验敏感，若不敏感则提示预后不好。

2. 巩固治疗　由巯基嘌呤及大剂量甲氨蝶呤组成，主要用于预防和治疗脑膜白血病。

3. 延迟强化治疗　由 VDLD 及 CAT 方案组成。

4. 维持治疗　主要为巯基嘌呤及甲氨蝶呤，总疗程 2～3 年。

5. 对于高危病人，在获完全缓解后仍需作强烈的化疗，对 Ph + ALL、难治 ALL 需作造血干细胞移植。

6. 支持治疗　强烈化疗及放疗使患儿免疫功能下降，骨髓抑制造成粒细胞缺乏合并感染及血小板减少所致出血是死亡重要原因。因此保护隔离、严格消毒、积极预防和治疗感染，必要时成分输血细胞及血小板。有条件在强化疗时可使用粒细胞集落刺激因子可缩短骨髓抑制期。为预防卡氏肺囊虫肺炎采用加复方新诺明 25mg/kg，每周服 3 天停 4 天。

【预后】　　标危及中危病人长期存活率可分别达到 80% 及 74% 以上，高危病人经过正规治疗长期存活率仍可达到 50% 以上。

九、急性非淋巴细胞白血病（acute non-lymphoblastic leukemia）

【分型】　　多采用 MICM 分型。

1. 形态学分型

（1）原粒细胞未分化型 M_1。

（2）原粒细胞部分分化型 M_2（M_{2a}、M_{2b}）。

（3）颗粒增多的早幼粒细胞 M_3（M_{3a}、M_{3b}）。

（4）粒 – 单核细胞 M_4（M_{4a}、M_{4b}、M_{4c}）。

（5）单核细胞白血病 M_5（M_{5a}、M_{5b}）。

（6）红白血病 M_6。

（7）巨核细胞白血病 M_7。

2. 免疫学分型　常见抗原表达：CD_{13}、CD_{14}、CD_{15}、CD_{33} 等。其中 CD_{14} 多见于 M_4 与 M_5，M_6 可见血型糖蛋白 A，M_7 可见膜糖蛋白 IIb/IIIa、糖蛋白 Ib。

3. 细胞遗传学　较多的染色体改变 +8，t（15；17），t（8；21），inv（16），del（5），-7 等。

4. 分子生物学　染色体易位形成融合基因，PML-RARα 多见于 M3，AML1-ETO 则多见于 M2。

【诊断要点】

1. 临床表现　主要症状与 ALL 相似。M_2 型可见眼眶部浸润形成绿色瘤（占 1/5），脾肿大（占 1/4）。M_3 型常伴低白细胞和低血小板，在诊断和治疗中往往合并 DIC。M_4、M_6 型可见牙龈肿胀和皮肤浸润，发生 CNSL 较高（占 1/5 ~ 1/4）。M_6 型常伴明显贫血，可伴有骨痛（占 1/3）。

2. 实验室检查

（1）骨髓象：细胞增生极度活跃，有关系列的原始及幼稚细胞大于 30%，红细胞系（除 M6）、巨核系（除 M7）增生受抑制。

（2）细胞化学染色：①过氧化物酶染色和苏丹黑染色阳性；②糖原染色阴性；③非特异性酯酶阳性；④M_4、M_5 氟化钠抑制试验可抑制。

（3）其他检查同急性淋巴细胞白血病。

【治疗原则】

除 M3 型白血病外，其余类型急性非淋巴细胞白血病均使用相同方案，方案以短疗程、强烈化疗为特点，总疗程为 6 ~ 8 月。

化疗主要包括如下几个阶段：

（1）诱导缓解：由柔红霉素（或去甲氧柔红霉素），阿糖胞苷及依托泊苷组成 DAE 方案，共两疗程。

（2）巩固治疗：由大剂量阿糖胞苷，高三尖杉酯碱，米托蒽醌，安吖啶等药物组合，共 3 疗程。

（3）造血干细胞移植：部分病人需要进行造血干细胞移植提高无病生存率。

【预后】　长期存活率总体可达50%以上。

十、恶性淋巴瘤

恶性淋巴瘤（malignant lymphoma）是起源于淋巴结或结外淋巴组织的肿瘤。在儿童肿瘤中占7%～10%，仅次于白血病及脑瘤位居第三位。根据病理检查，本病分为霍奇金病（Hodgkin Disease，HD）和非霍奇金淋巴瘤（non-Hodgkin lymphoma，NHL）两大类。

霍奇金病：以独特的病理类型即Reed-Sternberg多核巨细胞（R-S细胞，又称镜影细胞）增生为特点。我国HD约占儿童淋巴瘤的10%。

【诊断要点】

1. 临床表现

（1）80%～90%的病人起病症状为浅表淋巴结肿大，出现频率为颈部、腋下、腹股沟，不粘连，无触痛；内脏中以纵隔、肺门淋巴结侵犯较常见，有时可出现上腔静脉、气管、肺、喉返神经的压迫症状。

（2）结外受累表现：约1/3病人有肝脾肿大；少数病人有胃肠及神经系统受累；罕有发展成白血病者。

（3）全身症状：疲乏、消瘦、多汗、不明原因的发热、恶心、呕吐等。

2. 实验室检查

（1）血象：多有轻至中度贫血，以正细胞、正色素为主。白细胞、血小板数多正常。

（2）骨髓象：多数正常。如有骨髓侵犯，则可见到R-S细胞。

（3）淋巴结活检：找到R-S细胞可确诊。活检取材应注意取新近肿大的淋巴结，如全身淋巴结大，应取颈部淋巴结以增加阳性率。

（4）其他检查：X线检查：胸部X线片、骨骼片、胃肠造影、肾盂造影；腹B超或胸腹CT或MRI检查等。

【治疗原则】　根据分期、病灶部位及年龄选择治疗方案。

1. **化学治疗** 是目前儿童 NHL 的主要治疗方法，常用的方案为：COPP 方案、ABVD 方案、CHOP 方案、依托泊苷及大剂量阿糖胞苷等。

2. **放射治疗** 所有高危病人及化疗不能达到完全缓解的病人均需进行放疗。

【预后】 长期存活率总体在 80% 以上，I 期病人存活率可达 90% 以上。

十一、非霍奇金淋巴瘤（non-Hodgkin lymphoma, NHL）

是指 HD 以外的各种淋巴瘤。儿童非霍奇金淋巴瘤的病理类型多属弥漫型、高侵袭性和高度恶性的组织学类型，主要有四种病理类型：①淋巴母细胞型（通常为 T-细胞来源）；②伯基特型（Burkitt's）或伯基特样型；③间变性大细胞型（主要为 T 细胞来源）；④弥漫大 B 细胞型。儿童淋巴瘤患者以 NHL 多见，约占 90%，且易发生转移，尤其易发生骨髓转移引起淋巴肉瘤白血病。

【诊断要点】

1. **临床表现** 根据病灶部位及范围不同症状体征各异。临床特点多与病理类型相关。

（1）淋巴母细胞性淋巴瘤：多见纵隔侵犯，表现纵隔增宽。有呼吸困难、胸痛、胸膜侵犯引起胸腔积液；80% 病人有颈及腋下淋巴结肿大；部分病人可见原发骨、骨髓、睾丸、皮肤及中枢神经系统（CNS）侵犯。

（2）伯基特型（Burkitt's）或伯基特样型：分为地方型和散发型，散发型 80% 的肿瘤原发于腹腔内，表现腹痛、腹部包块、肠梗阻、排便不畅、消化道出血、肠穿孔。其他部位还有 CNS、骨髓、浅表淋巴结等。地方型多发生于赤道非洲，鼻咽部及下颌骨侵犯较多见。

（3）间变性大细胞淋巴瘤：发生于多部位、胸腹腔均可见。由于肿瘤细胞可以分泌大量的细胞因子，可有长期发热，淋巴结红肿热痛，CRP 升高等炎症表现，易合并噬血细胞综合征，极易被误诊为重症感染或结缔组织病。结外病灶可见于皮肤、骨骼及软组织。

（4）弥漫大 B 细胞淋巴瘤：儿童比较少见，多见于年长儿，单个病灶，纵隔和腹腔结内病变多见。

2. 辅助检查

(1) 血液常规：有不同程度的贫血，Ⅳ期病人白细胞高并可见幼稚淋巴细胞，伴有血小板减少。

(2) 血生化：血尿酸、LDH 等明显升高。

(3) 骨髓细胞学检查和骨髓活检：Ⅰ~Ⅲ期多正常，Ⅳ期病人骨髓中见大量幼稚淋巴细胞（淋巴瘤细胞）。

(4) 淋巴结活检：病理特点：淋巴结构破坏，多数滤泡及淋巴窦消失，肿瘤性淋巴细胞增生。经免疫组织化学染色进一步明确肿瘤细胞的来源及分型。

(5) 细胞遗传学及分子生物学检查：多数 NHL 存在染色体易位及融合基因的形成，可以通过荧光免疫杂交和 RT-PCR 的方法分别检测肿瘤细胞的染色体易位和易位后形成的融合基因。如伯基特型几乎都合并 t (8；14)，并导致 c-myc 基因的扩增；t (2；5) 多发生于间变性大细胞淋巴瘤，形成 NPM-ALK 融合基因，这些细胞及分子特点可以做为肿瘤细胞的标志用于治疗后残留病变的监测。

(6) 其他检查：可做胸部、脊柱、骨骼 X 光检查，胸腹部 CT 或 MIR 检查，明确全身受累部位，从而对病人进行正确的分期。

【治疗原则】 目前提倡分层治疗，即根据病理类型、分期以及肿瘤对化疗的敏感程度选择不同的治疗方案，并在治疗过程中不断对病人的疗效进行评估，根据治疗效果不断调整治疗方案。

由于 NHL 恶性度高、进展快，很少有局限病灶，故多采用联合化疗。放疗不改善预后，反而增加近期副作用。

1. 淋巴母细胞型 所有病人均应用与 ALL 相似的联合化疗方案及庇护所预防方案。

2. 伯基特型和弥漫大 B 型 多应用短疗程的强烈化疗（疗程多为 6 个月以内），主要药物包括：烷化剂，大、中剂量 MTX，阿霉素类，长春新碱，VP16 和 Ara-c 等。手术对能完全切除的病灶有很好的治疗效果。

3. 间变性大细胞型 除针对肿瘤细胞的治疗外，还包括高细胞因子血症的控制，治疗方案上也有明显的不均一性，应用类似 ALL 的方案及小无裂型细胞型方案均有效。

4. 骨髓移植　异基因造血干细胞移植适用于复发的病人。Ⅲ期病人可做自体造血干细胞移植。

【预后】　长期存活率总体可达 80% 以上。

第八节　泌尿系统疾病

一、急性肾小球肾炎

简称急性肾炎，是指一组急性起病，以血尿伴蛋白尿、高血压、水肿及肾小球滤过率减低为特点的肾小球疾病，又称为急性肾炎综合征。据病因分为急性链球菌感染后肾炎和非链球菌感染后肾炎。小儿以急性链球菌感染后肾炎常见。

【诊断要点】

1. 临床表现　发病前 1～3 周多有呼吸道感染或皮肤感染病史。

（1）血尿：50%～70% 肉眼血尿持续 1～2 周转为镜下血尿，轻者可仅为镜下血尿。蛋白尿程度不等。

（2）水肿：水肿为非可凹性，轻者仅眼睑水肿，严重者延及全身。水肿时尿量减少。

（3）高血压：在发病初有 30%～80% 患儿可有程度不等的高血压。随尿量增多，水肿消退，血压逐渐恢复正常。

2. 合并症

（1）循环充血：由于水钠潴留、血容量增加所致。

（2）高血压脑病：血压大于 18.7/12.0kPa （140/90mmHg），伴视力障碍、惊厥、昏迷三项之一。

（3）急性肾衰竭。

3. 实验室检查

（1）尿常规：镜检红细胞增多，尿蛋白 +～+++，可见红细胞管型和颗粒管型。

（2）血常规：白细胞总数正常或稍高，由于血容量增加血液稀释，常见轻度贫血。

（3）肾功能：常有一过性氮质血症，血肌酐及尿素氮轻度升高。

（4）链球菌感染的免疫学检查：①抗链球菌溶血素

"O"（ASO）：有 50% ~80% 效价升高，感染后 2 ~3 周开始升高，3 ~5 周达高峰；②抗脱氧核糖核酸酶测定（ADNase-B）：皮肤感染者阳性率高于 ASO。

（5）血清补体：急性期总补体（CH50）及 C3 多降低，6 ~8 周恢复正常。

【治疗原则】

1. 一般治疗　急性期应卧床休息，记出入量。有水肿者限盐（≤1 ~2g/d），氮质血症时低蛋白饮食。尿少且水肿重者，应限制液体入量。

2. 感染灶的治疗　选用青霉素，疗程 10 ~14 天。

3. 对症治疗

（1）利尿：用于水肿、高血容量的患者。

1）呋塞米（速尿）：可口服 2 ~5mg/（kg·d）、每次注射 1mg/kg，一日 1 ~2 次。

2）氢氯噻嗪：1 ~2mg/（kg·d），分 2 ~3 次口服。

（2）降压：经休息、限制水钠、利尿后血压仍高者。

1）钙拮抗剂：①硝苯地平（心痛定）：口服或舌下含服 0.25 ~0.5mg/（kg·d），分 3 ~4 次；②苯磺酸氨氯地平（络活喜）：每次 2.5 ~5mg、1 次/天。

2）血管紧张素转化酶抑制剂（ACE-Ⅰ）：卡托普利（开搏通），剂量为 0.5 ~1mg/（kg·d），分 2 ~3 次口服。

4. 重症病例治疗

（1）高血压脑病：硝普钠 5 ~10mg 溶于 10% 葡萄糖液中，以 1 ~8μg/（kg·min）速度滴注，根据血压调整滴速。

（2）循环充血：硝普钠或酚妥拉明减轻心脏前后负荷，酚妥拉明每次 0.3 ~0.5mg/kg（≤10mg），溶于 10% 葡萄糖溶液中，每日 1 ~3 次。

（3）急性肾衰竭：见儿科常见急症处理急性肾衰竭。

二、原发性肾病综合征

是一组由多种病因所引起的肾小球基底膜通透性增加，导致大量蛋白从尿中丢失的综合征。临床特点是严重水肿、大量蛋白尿、低白蛋白血症、高脂血症。

【诊断要点】

1. 临床分型

（1）单纯性肾病：符合四大临床特点即高度水肿、大量蛋白尿、低白蛋白血症、高胆固醇血症。

（2）肾炎性肾病：除上述四大临床特点外，还有以下临床表现之一：

1）高血压：学龄前儿童 > 16/11 Kpa（> 120/80mmHg）。

学龄儿童 > 17/12 Kpa（> 130/90mmHg）。

2）氮质血症：血尿素氮（BUN）> 10.7mmol/L（> 30mg/dl）。

3）血尿：尿 RBC > 10/HP（2 周内≥3 次以上离心尿检查）。

4）持续性低补体血症：血清总补体或 C3 持续降低。

（3）继发性肾病综合征：如紫癜性肾炎、乙型肝炎病毒相关性肾炎、糖尿病肾病、系统性红斑狼疮性肾炎等。

2. 并发症　感染、电解质紊乱和低血容量、血栓形成、高凝状态、血栓栓塞、急性肾衰、蛋白质和热量不足性营养不良及微量元素缺乏等。

3. 实验室检查

（1）24 小时尿蛋白定量 ≥50mg/（kg·d）。

（2）血清白蛋白 <30g/L。

（3）血胆固醇 >5.7mmol/L。

（4）合并肾衰的肾病患者可有氮质血症及水电解质平衡紊乱。

（5）血沉快。

（6）肾活检：ISKDC（国际儿科肾脏病研究小组）将其分以下病理类型：①微小病变型；②局灶节段性肾小球硬化；③膜增殖性肾炎；④系膜增生性肾炎；⑤膜性肾病。

【治疗原则】

1. 饮食疗法　低盐、低蛋白、低脂肪、热量充足的饮食。饮食中应含充足的维生素及微量元素等。

2. 药物治疗

（1）糖皮质激素，多选用中效制剂（如波尼松）。

1）短程疗法：波尼松 2mg/（kg·d）（总量≤60mg/d），

4 周后改为波尼松 1.5mg/kg 隔日顿服，总疗程 8 周。

2）中 - 长程疗法：波尼松 2mg/（kg·d）（总量≤60mg/d），分 2～3 次口服，总疗程 6～12 月。足量 4～8 周后，将激素减量改为间歇疗法，总疗程 6～12 月或更长。

3）"拖尾巴"疗法：对反复复发的肾病患者在完成上述中 - 长程疗法后，保留一较小剂量（如 5～7.5mg 隔日顿服，或 0.25mg/kg 隔日顿服，即大于反复的阈值量）维持 6 个月左右。

4）甲基泼尼松龙冲击疗法：可应用于部分激素耐药、激素依赖肾病患者。

（2）免疫抑制剂：用于激素耐药、激素依赖或反复复发的肾病患者。

1）环磷酰胺：口服或静脉给药。静脉：每次 10～15mg/kg，每周 2 次；或每次 $0.5g/m^2$，每月 1 次（累积总剂量≤200mg/kg）。

2）环孢素 A：3～5mg/（kg·d），疗程 3～6 月或更长；需监测血药浓度。

3. 抗凝治疗

（1）抗凝剂：肝素、华法林等。

（2）纤溶药物：尿激酶，首次负荷量为 60 000u，次日给予维持量，剂量一般给予负荷量的 1/2。

（3）阿魏酸哌嗪：10～15mg/（kg·d），一般最大量为600mg/d，分 2～3 次服用。

（4）抑制血小板黏附和聚集药：双嘧达莫 5～10mg/（kg·d），分 2～3 次服用。

4. 高脂血症的治疗　饮食控制为主，给予低脂、低胆固醇的饮食。

5. 对症、支持治疗。

三、泌尿道感染

是指尿路内有大量细菌繁殖（细菌计数≥10^5/ml，为真性细菌尿）而引起泌尿系某一部位的炎症。

【诊断要点】

1. 临床表现

（1）全身感染症状，如发热、腰痛、全身不适等，同时伴有膀胱激惹症状，如尿频、尿痛和尿急。

（2）年龄组特点

1）新生儿期：主要表现为全身感染症状。

2）婴幼儿期：高热、非特异性全身症状，多缺少"膀胱激惹症"。

3）儿童期：临床症状多典型，与成人类似。

2. 实验室检查

（1）尿常规：镜检离心尿白细胞 >5/HP 或可见成堆脓球，偶可见白细胞管型。

（2）尿涂片检查：不沉淀尿液涂片，革兰染色检查10个视野，如平均 >1/HP，有诊断意义（提示真性细菌尿）。

（3）中段尿培养、计数 + 敏感试验：如培养阳性（不属污染），且计数 $>10 \times 10^4/ml$。

（4）辅助诊断试验：对疑诊的病人，可作以下试验协助诊断：

1）亚硝酸盐试验：阳性者有助诊断。

2）每小时白细胞排泄率：>30万/小时为阳性。

（5）定位诊断（上、下泌尿系感染）检查

1）临床定位诊断。

2）实验室定位（如 ACB 法，即抗体包裹细菌法）。

（6）其他检查：当 UTI 反复发作或迁延不愈时，需作进一步检查，除外（VUR）。检查包括腹部平片、静脉肾盂造影（IVP）、肾图、肾扫描、肾脏超声、逆行肾盂造影、排泄性膀胱尿道造影（VCUG）等。

【治疗原则】

1. 一般治疗　卧床休息、多饮水及保证液体入量。外阴部清洁护理。

2. 抗生素的选择　选择对致病菌敏感、不易产生耐药性、肾毒性低的抗生素。如复方磺胺甲噁唑、羟氨苄青霉素、头孢曲松、头孢呋肟和呋喃坦叮等。

3. 疗程

（1）首发泌尿系感染：疗程 10~14 天。

（2）再发泌尿系感染

1）重新感染：同首发泌尿系感染。

2）复发泌尿系感染：多为上泌尿系感染，疗程 6 ~ 8 周，甚至更长，直至菌尿转阴。

3）持续性菌尿：表明治疗失败，可采用长疗程抑菌疗法：每晚睡前、排尿后服用 1 次单剂量抗生素，如呋喃坦叮等；抗生素剂量为每日正常用量的 1/3 左右。疗程至少半年 ~ 1 年或更长，直至菌尿阴转才停药。停药后仍需定期复查，再发再治。

第九节 内分泌系统疾病

一、甲状腺功能亢进症

甲状腺功能亢进症（简称甲亢），是由于甲状腺激素分泌过多，导致全身各系统代谢率增高的一种综合征。引起儿童时期甲亢的最主要病因是弥漫性毒性甲状腺肿，又称 Grave 病，是一种器官特异性自身免疫性疾病。

【诊断要点】

1. 临床表现

（1）基础代谢率增高：食欲亢进、易饥饿、大便次数增多；心悸、心率增快、脉压增大、可伴有心律失常；情绪不稳定、儿童多表现为过度兴奋、脾气急躁、多汗、低热、腱反射亢进等。

（2）甲状腺肿大：多数为整个腺体弥漫性肿大、两侧对称（部分患儿甲肿可不对称）、质地中等、无结节、无疼痛，可闻及血管杂音。

（3）眼球突出：可伴有上眼睑退缩、眼睑不能闭合、瞬目减少、辐辏反应差，少数伴眼肌麻痹。

2. 辅助检查

（1）血清 T_3、T_4、FT_3、FT_4 及敏感促甲状腺素（sTSH）测定。

（2）定期监测 TRAb、TGAb、TPOAb。

（3）血生化、血脂、血糖、糖耐量及心电图等。

（4）甲状腺 B 超检查。

3. 需要鉴别心动过速、结节性甲状腺肿及癌肿、亚急性甲状腺炎、慢性淋巴细胞性甲状腺炎。

【治疗原则】

1. 一般治疗　急性期注意卧床休息、减少体力活动。加强营养，多食蛋白质、糖类食物、特别是富含维生素的新鲜蔬菜和水果。适当应用β受体阻滞剂。

2. 抗甲状腺药物治疗　需注意剂量个体化，以期获得最佳疗效。

（1）咪唑类：甲巯咪唑及卡比马唑 0.5~1.0mg/（kg·d），最大量为30mg/d。

（2）硫脲类衍生物：丙基硫氧嘧啶 5~10mg/（kg·d），最大量为300mg/d，必要时每日剂量可超过300mg。

（3）定期复查血象、肝、肾功能，遇有皮肤过敏反应者，酌情更换药物。

（4）疗程2~3年，治疗经过不顺利和处于青春发育期的患儿疗程适当延长。

3. 儿科一般较少首选放射性核素或手术治疗，一般药物治疗失败或多次复发或者药物有使用禁忌时可以考虑。

二、先天性甲状腺功能减低症

简称先天性甲低，又称克汀病。是由于胚胎过程中甲状腺组织发育异常、缺如或异位，甲状腺激素合成过程中酶缺陷，造成甲状腺激素分泌不足，导致机体代谢障碍，生长发育迟缓和智力低下。

【诊断要点】

1. 临床表现

（1）典型表现：①生长缓慢甚至停滞，身材比例不匀称；②运动和智力发育落后；③特殊面容：表情淡漠、面部苍黄、臃肿、鼻梁宽低平、眼距宽、唇厚、舌体宽厚、伸出口外。皮肤粗糙、头发稀疏干燥、腹大、脐疝。脊柱畸形、足心发黄；④代谢低下：体温低、四肢凉、怕冷、心脏增大、心律缓慢、心音低钝。喂养困难、腹胀、便秘。

（2）特殊表现：①假性肌肥大；②聋哑；③性早熟。

（3）新生儿甲低特点：①过期产、出生体重常大于4000g；②喂养困难、拒乳、呕吐；③胎便排出延迟、腹胀、便秘、常有脐疝；④皮肤发花、四肢凉、末梢循环不好；⑤

心音低钝、心率减慢；⑥生理性黄疸延长。

（4）迟发性甲低特点：①发病年龄较晚，逐渐表现出甲状腺功能不足的症状；②面色苍黄、表情淡漠、疲乏无力、学习成绩下降；③食欲减退、嗜睡、怕冷、少动、便秘、皮肤粗糙、黏液水肿；④病程长者出现生长落后。

2. 辅助检查

（1）血清甲状腺激素（T_3、T_4）及促甲状腺素（TSH）测定，必要时测定 FT_3 和 FT_4 及甲状腺素结合球蛋白。

（2）甲状腺自身免疫性抗体：甲状腺球蛋白抗体（TGAb）、甲状腺过氧化物酶抗体（TPOAb）。

（3）基础代谢率降低，血胆固醇、心肌酶及肌酸激酶增高。

（4）^{99m}T 或 ^{131}I 甲状腺扫描：对甲状腺缺失、发育不全和异位的诊断有帮助。

（5）左腕骨正位片，6 个月以下婴儿需拍膝关节正位片。

（6）心电图表现低电压、T 波低平等改变。

3. 鉴别 21 三体综合征、先天性巨结肠、骨骼发育障碍性疾病。

【治疗原则】

1. 早期诊断、治疗、根据年龄调整剂量、注意剂量个体化，坚持终身治疗。

2. 甲状腺激素替代治疗 从小量开始，逐步加到足量，然后采用维持量治疗。优甲乐（L-甲状腺素）：50μg/片，维持量：新生儿 10μg/（kg·d）；婴幼儿 8μg/（kg·d）；儿童 6μg/（kg·d）。甲状腺片：40mg/片，维持量：2～6mg/（kg·d）。

3. 定期复查甲状腺功能、骨龄、监测身高、体重等，以指导剂量调整。

三、儿童 1 型糖尿病

1 型糖尿病是严重威胁儿童健康的一种慢性全身性疾病。目前认为 1 型糖尿病是在遗传易感基因的基础上，在外界环境因素的作用下，引发机体的自身免疫功能紊乱，导致胰岛 β 细胞的损伤和破坏，最终胰岛 β 细胞功能衰竭而发生糖尿病。

【诊断要点】

1. 静脉血浆葡萄糖（mmol/L）［使用葡萄糖氧化酶法测定］为标准，当患儿有"三多一少"症状、尿糖阳性时，空腹血糖 ≥7.0mmol/L（≥126mg/d），或随机血糖（OGTT2h血糖）≥11.1mmol/L（≥200mg/dl）者即可诊断为糖尿病。

2. 临床一般起病较急，常因感染、饮食不当等诱发，典型表现为"三多一少"即多尿、多饮、多食、消瘦。也常有不典型的隐匿起病表现，如夜尿增多或已经能够控制夜间排尿的儿童又出现遗尿；多食症状不明显，当合并呼吸道、肠道、皮肤等感染时，原发糖尿病的诊断易被忽略。体格检查除消瘦外，一般无阳性体征。

需要鉴别非糖尿病性葡萄糖尿症、其他还原糖尿症和婴儿暂时性糖尿病。

【治疗原则】

1. 胰岛素治疗　儿童1型糖尿病一经确诊需终生依赖外源性胰岛素替代治疗。

（1）开始剂量：一般按 0.5~1.0u/（kg·d）给予。年龄小用量偏小，处于青春发育期患者用量偏大。

（2）剂量分配：胰岛素新剂型越来越多，治疗方案也日益增多。不同治疗方案适用于不同的情况。暂以常规胰岛素（RI）为例，将全天总量分3次于餐前20~30分钟皮下注射。根据患儿病情，剂量分配可按如下三种方案选择即：①餐前剂量相等；②早餐前用量偏大，午餐及晚餐前用量相等；③早餐前＞晚餐前＞午餐前；必要时睡前可增加一次，其量最小。

（3）剂量调整：根据空腹和餐后2小时血糖及段、次尿糖定性指标来进行调整。

（4）胰岛素泵治疗逐渐增多，作为一种胰岛素的注射手段有一定优势，但要求糖尿病教育水平较高。

2. 饮食治疗

（1）总热量：全天热量供给为 1000＋年龄×（70~100）kcal。

（2）热量分配：全天热量分为3餐3点心；一般三餐分

配比例分别为 1/5，2/5，2/5。每餐预留 15～20 克的食品，作为餐后点心。

（3）营养素的供给与分配：碳水化合物占全天总热量的 55%～60%，选择"血糖指数"低的食品。脂肪占 25%～30%，每日脂肪入量不超过全日总热量的 30%，以不饱和脂肪酸为主，每日胆固醇入量不超过 300 毫克。蛋白质为 15%～20%，注意选择优质蛋白的摄入。

（4）保证维生素、微量元素和膳食纤维的摄入，应避免摄入盐过多，每日 3～6 克为宜。需注意：进正餐和加餐的时间要与胰岛素注射时间及作用时间相配合。

3. 运动治疗及心理治疗

4. 糖尿病的（自我）监测指标

（1）血糖、段、次尿糖、尿酮体及 24 小时尿糖测定。

（2）糖化血红蛋白：是监测糖尿病病人日常疾病控制情况的良好指标，正常值为 ≤6%。

（3）其他检查：常规定期监测血压、血脂、检查眼底、尿微量白蛋白和 β_2 微球蛋白等。以早期发现、治疗糖尿病的慢性合并症。

四、先天性肾上腺皮质增生症（CAH）

是一组常染色体隐性遗传性疾病。由于肾上腺皮质类固醇合成过程中某些酶的先天性缺陷，使皮质醇分泌不足，经负反馈作用刺激垂体分泌 ACTH 增多，而导致肾上腺皮质增生，同时影响盐皮质激素及性激素生物合成紊乱。临床上最常见的是 21 羟化酶缺陷，约占 CAH 的 95%。

【诊断要点】

1. 临床表现

（1）单纯男性化型：为 21 羟化酶不完全性缺陷，无失盐表现。有明显男性化表现，严重者外生殖器性别难辨。幼年时身高增长过快，骨龄超过患儿身高龄及实际年龄，由于骨骺早期愈合致最终身材矮小。

（2）男性化伴失盐型：临床以肾上腺皮质功能不全表现为主。常在生后 1～2 周内出现精神萎靡，拒乳，呕吐，腹泻和脱水，消瘦，呼吸困难甚至发绀及皮肤黏膜色素沉着显著。电解质紊乱特点：低血钠，低血氯，高血钾及代谢性酸中毒。女婴可见外阴两性畸形，男婴在 1 岁内阴茎增大常不明显。

(3) 非典型型（又称晚发型）：主要为女性，生后正常，直至儿童晚期或青春期出现多毛，痤疮，初潮延迟及月经紊乱或多囊卵巢与不育症等表现。

2. 实验室检查

(1) 测电解质，包括血糖、血钾、血钠、血氯、CO_2CP 及血 pH。

(2) 24 小时尿 UFC 及 17KS 测定。

(3) 血 17 羟孕酮（17OHP）测定对 21 羟化酶缺陷极有诊断价值。

(4) 非典型型 21 羟化酶缺陷的诊断需做 ACTH 刺激试验。

(5) 骨龄测定，对性别难辨者需进行性染色体检查。

(6) 肾上腺 B 超或 CT 检查。

3. 需要鉴别 11-羟化酶缺陷和 17-羟化酶缺陷。新生儿期失盐性患儿需与先天性肥厚性幽门狭窄等疾病相鉴别。

【治疗原则】

1. 常规维持治疗

(1) 糖皮质激素：应尽早开始治疗并终生服用。一般醋酸可的松 20～25mg/（$m^2 \cdot d$），分三次口服。

(2) 盐皮质激素：严重失盐者每日肌注 DOCA 1～2mg 或口服 9α-氟氢可的松，每天 0.05～0.1mg。无盐皮质激素时，较大儿童可分次服用氯化钠胶囊 2～4g/d。小婴儿可鼻饲生理盐水。

2. 肾上腺危象及应激治疗　见急救。

3. 外科治疗　外生殖器矫形可在 1～3 岁时进行。

第十节　神经系统疾病

一、癫痫（epilepsy）

是小儿神经系统常见的疾病，是由多种病因引起的脑功能障碍综合征，是脑细胞群异常的超同步化放电而引起的发作性的、突然的、暂时的脑功能紊乱。根据过度放电的神经元群的部位和传导范围的不同，其临床表现也不同。

【诊断要点】

1. **临床表现** 癫痫的临床表现可以呈各种形式，最常见的是意识丧失或意识改变、全身性或限局性肌肉抽搐，也可有感觉异常、行为异常或自主神经功能紊乱等。癫痫的发作均有突然性、暂时性、反复性三个特点，至少发作二次以上。根据癫痫发作的临床特点对其进行癫痫发作的分类：①部分性（限局性、局灶性）发作：简单部分性发作、复杂部分性发作、部分性发作继发全身性发作；②全身性（广泛性、弥漫性）发作：强直—阵挛性发作（即大发作）、强直性发作、阵挛性发作、肌阵挛性发作、失神发作、失张力性发作；③包括分类不明的各种发作和癫痫综合征。

2. **实验室检查**

（1）脑电图检查：清醒脑电图、自然睡眠脑电图、剥夺睡眠脑电图、24 小时脑电图、视频脑电图描记等方法。

（2）影像学检查包括头颅 CT、MRI、SPECT、PET、DSA。

（3）脑脊液检查除常规、生化、细菌学检查外，必要时做支原体、弓形虫、囊虫抗体等检查。

（4）其他实验室检查：可以依据病情选择性进行尿氨基酸、有机酸筛查、血液电解质、血糖、肝肾功能、血氨、血乳酸等。

3. **癫痫诊断条件** 首先要确定是否为癫痫，发作属于哪一类型或某个癫痫综合征，然后查找原因；脑电图检查对癫痫的诊断有重要帮助。通过上述的检查有助于查明引起癫痫的脑部病因。

需要鉴别晕厥和癔症性抽搐。

【治疗原则】 按不同发作类型选药（见下表）。初治病人由单药开始，逐渐增加至有效范围，需长期规律用药。除药物中毒及药物过敏时，更换药物需逐渐过渡。停药过程要缓慢，要注意个体差异、有条件时应做药物血浓度监测或药代动力学检查。多药合治时要观察药物相互作用及动态观察药物不良反应。一般癫痫诊断确立，发作二次以上，即宜开始抗癫痫治疗。发作完全控制后 3～4 年开始减药，一年左右终止。

根据癫痫发作类型选择抗癫痫药

癫痫发作类型	抗癫痫药物
全身强直－阵挛发作	丙戊酸　卡马西平　苯妥英钠
失神发作	丙戊酸　乙琥胺　拉莫三嗪
肌阵挛发作	丙戊酸
部分性发作	卡马西平
继发全身性发作	丙戊酸

二、抽动－秽语综合征（tourette syndrome）

又称多发性抽动症，是一种以运动、言语和局部肌肉抽动为特点的综合征或行为障碍。病因不明。

【诊断要点】

1. 临床表现　起病在 2～15 岁间，男多于女，约为 3:1。临床表现为肌肉的抽动，呈复发性、不自主、重复、快速、无目的动作。常从面部开始。患者可短时自控，在紧张、兴奋、挫折时加重，分散注意力或减轻，睡眠后消失。秽语是指此为各种形式的发声，由哼啊出声，至狂叫，怪调发音。多数病例可缓解，少数可持续至成人。有些患儿可伴有注意力障碍、多动行为、学习困难、睡眠障碍、纪律问题、品德问题、焦虑、抑郁性格等行为异常。神经系统检查：无阳性体征所见。需除外舞蹈症，肌阵挛发作及其他有肯定病理变化的神经系统疾病。

2. 实验室检查

（1）脑电图：多数正常或背景波非特异性轻度异常，但没有与抽动同步出现的发作性电活动。

（2）影像学检查：头颅 CT 及 MRI 多数正常或有孤立的不重要的或与本病无关的结构改变。

（3）血沉和抗链球菌溶血素"O"滴定度正常。

3. 抽动－秽语综合征诊断条件

（1）症状开始于 2～15 岁。

（2）反复出现眼肌、面肌、四肢、躯干部肌肉多发性不自主抽动；喉部异常发音及模仿语言，模仿动作；入睡后症状减轻或消失。

（3）神经系统检查多无异常，部分症状能短时间自我抑制。

需要鉴别风湿性舞蹈病或小舞蹈病。

【治疗原则】

1. 心理行为治疗。

2. 药物治疗

（1）氟哌啶醇：一般由每次 0.25mg 开始，每日两次，可渐增加至 2～4mg/d，注意个体耐受性及锥体外系反应或其他药物副作用。可以和苯海索（安坦）合用可减轻氟哌啶醇的副作用，及缓解某些症状，用量与氟哌啶醇等同。

（2）泰必利：每次 50mg，每日 3 次，渐增至 300～450mg/d。

（3）硝西泮：0.2～0.3mg/（kg·d），必要时与上药配合使用。

（4）其他（如肌苷片、可乐宁等）药品也可酌情选用。

三、急性炎症性脱髓鞘性多发性神经病（旧称格林－巴利综合征）

是一种免疫介导性周围神经系统疾病，主要侵犯颅神经、脊神经，以运动神经受累为主，本病为急性发病，有自限性，预后良好。

【诊断要点】

1. 临床表现　运动障碍表现为四肢无力，表现为急性、对称性、弛缓性麻痹，肌张力减低、腱反射减弱或消失，病理征阴性。多数由下肢开始，有上升趋势、肢体麻痹多远端重于近端，恢复期近端较远端先恢复。颅神经麻痹的表现为运动颅神经均可受累（常累及Ⅶ、Ⅸ、Ⅹ和Ⅺ颅神经），表现为面部缺少表情、眼睑闭合不全、眼球活动障碍、鼻唇沟消失、张口困难、不能伸舌、流涎、吞咽困难、饮水呛咳、语音减低、转头受限等。颅神经麻痹较肢体麻痹先恢复。严重时导致呼吸肌麻痹。有些患儿可出现自主神经障碍如多汗、短期尿潴留、心律失常、低血压、高血压或血压波动。

2. 实验室检查

（1）脑脊液检查：常规、生化检测：病程一周后蛋白升高而细胞数正常，称蛋白细胞分离。免疫学检测：IgG指数、24小时IgG合成率均可升高、可以出现寡克隆带。

（2）血液检查可测出抗神经节苷脂抗体、空肠弯曲菌IgM抗体等。

（3）肌电图及神经电生理：周围神经传导速度降低，远端潜伏期延长，及F波潜伏期延长以及远端运动神经复合动作电位波幅减低。

3. 急性炎症性脱髓鞘性多发性神经病诊断条件

（1）急性发病，不发热，可见上行性、对称性、弛缓性麻痹。少数为下行性麻痹。腱反射减低或消失。

（2）四肢有麻木或酸痛等异常感觉或呈手套样，袜套样感觉障碍，但一般远较运动障碍为轻。

（3）可伴有运动性颅神经障碍，常见面神经、舌咽神经、迷走神经受累。病情严重者常有呼吸肌麻痹。

（4）脑脊液，可有蛋白、细胞分离现象。肌电图的检查可显示神经元受损和（或）神经传导速度减慢，复合肌肉动作电位的波幅降低。

3. 鉴别诊断　需与脊髓灰质炎和急性脊髓炎相鉴别。

【治疗原则】

1. 一般护理，预防交叉感染、意外及合并症发生。

2. 呼吸监护　及时行气管插管或气管切开及辅助呼吸，维持正常的通气及换气功能。

3. 心功能监护　注意血压改变及心律失常。

4. 免疫球蛋白的应用　静脉给予大剂量丙种球蛋白，剂量为每日400mg/kg，持续应用5日。治疗越早，效果越好，可缩短病程。某些患儿因病情减轻可幸免气管切开。

5. 自主神经功能障碍治疗　主要是对症治疗。由于自主神经功能障碍时，可有药物异常动力学反应，对血管活性药物尤其敏感。治疗时剂量应偏小。持续性高血压，可应用普萘洛尔或小剂量苯巴比妥。室上性心动过速可选用毛花苷C。

6. 康复治疗　如按摩、针灸、理疗等，目的是改善患肢的肌力及肌萎缩，预防关节挛缩，促进肢体功能恢复。

四、重症肌无力（Myasthenia gravis）

是累及神经肌肉接头处突触后膜乙酰胆碱受体的自身免疫病。

【诊断要点】

1. 临床表现　10岁以下儿童多见，发病年龄高峰在生后1~2岁，女性发病多于男性。肌无力特点是休息后好转，重复用力后加重，晨轻暮重，根据临床特征分为眼肌型、脑干型和全身型。绝大多数患者为眼肌型，首发症状为眼睑下垂，可由一侧至双侧，伴有其他眼外肌麻痹，如斜视、复视。少数病侧为脑干型或全身型。前者有咀嚼、吞咽、发声、语音障碍；后者表现四肢及躯干无力，重症者因呼吸肌麻痹导致急性呼吸衰竭出现肌无力危象。

2. 实验室检查

（1）药物试验：应用甲基硫酸新斯的明，剂量按每次0.03mg~0.04mg/kg肌内注射。认真检查注射前后眼裂大小及比较眼球各向运动情况，如注射后10~45分钟内症状较注射前显著好转，可判断阳性，有助诊断。

（2）实验室检查：低频重复电刺激（RNS）检测：需检测面、腋、尺或正中神经。刺激频率为低频1、3、5Hz，持续时间为3秒。低频重复电刺激阳性者有助诊断。

（3）胸部X线或CT检查胸腺。

（4）免疫学检查：乙酰胆碱受体抗体测定。

3. 鉴别诊断　需与急性炎症性脱髓鞘性多发性神经病和周期性瘫痪相鉴别。

【治疗原则】

1. 胆碱酯酶抑制剂　溴吡斯的明婴幼儿5~10mg，每日3次。年长儿如学龄前每日45mg，6~10岁每日60mg，12~15岁，每日90mg，均为每日3次服用。

2. 肾上腺皮质激素　泼尼松每日1mg/kg，晨起顿服，服用一个月后逐渐减量一般疗程1~2年。

3. 静脉注入丙种球蛋白（IVIG）　适用于脑干型、全身型及并发肌无力危象患儿。

第十一节 儿童风湿性疾病

一、川崎病

皮肤黏膜淋巴结综合征（muco-cutaneous lymph node syndrome，MCLS）又称川崎病（Kawasaki disease，KD），是一种以全身血管炎为主要病变的急性发热性出疹性疾病。1967年日本医生川崎富作首次报道而得名川崎病。由于本病可发生严重心血管病变而引起人们重视。目前认为川崎病是一种免疫介导的血管炎。

【诊断要点】 MCLS 的诊断目前采用日本川崎病研究委员会 2002 年修订的诊断标准，结合我国中华医学会儿科学分会 2007 年的专题讨论纪要，分为典型川崎病及不完全型川崎病。

1. 完全型川崎病 诊断标准 发热 5 天以上，伴下列 5 项临床表现中 4 项者，排除其他疾病后，即可诊断为川崎病。

（1）双侧结膜充血。

（2）嘴唇及口腔的改变：嘴唇潮红，杨梅舌，口腔及咽部黏膜弥漫性充血。

（3）多形性皮疹。

（4）末端肢体的改变：初期为手掌和足底潮红，手足硬性水肿；恢复期为甲床皮肤交界处膜状脱皮。

（5）急性非化脓性颈部淋巴结肿大。

如 5 项临床表现中不足 4 项，但超声心动图发现冠状动脉损害，亦可诊断川崎病。

2. 不完全型川崎病诊断标准

（1）年龄小于 6 个月婴儿：① 发热持续不退；② 排除其他疾病；③ 实验室检查有炎症反应证据存在（红细胞沉降率和 C 反应蛋白明显升高）；④ 明确冠状动脉病变，可诊断不完全型川崎病。

（2）年龄大于 6 个月患儿：① 发热 5 d 或以上；②具有至少 2 项川崎病主要临床表现；③炎症反应指标明显升高；④除外其他疾病，可疑诊不完全型川崎病；⑤ 出现冠状动脉病变者，可确诊为不完全型川崎病。

【治疗原则】

1. 药物治疗　药物治疗是主要的治疗方法，常用药物治疗见表11-1。

表 11-1　川崎病治疗的常用药物

药品名称	用法	注意事项
免疫球蛋白 （IVIG）	单剂静脉滴注 2g/kg， 10～12 小时输入	为首选治疗，发病 10 天之内用药
阿司匹林 （ASP）	30～50mg/（kg·d）， 分 3 次口服 用药至热退后 48～72 h 改为小剂量 3～5mg/（kg·d） 维持	对没有冠脉扩张的川崎病患儿，持续应用 6～8 周；对有冠脉扩张的患儿须持续用药，直到冠脉扩张消失
泼尼松	1～2mg/（kg·d），热退后逐渐减量，共用 4～6 周	1. 暂不应作为川崎病常规治疗的一线药物 2. 皮质激素治疗可加重血液高凝状态，必须与 ASP 同用

其他药物根据病情还必须给予对症及支持疗法，如补充液体、保护肝功能、控制心力衰竭、纠正心律失常等，有心肌梗死时应及时进行溶栓治疗。

2. 手术治疗　冠脉旁路移植术等。

二、风湿热

风湿热（rheumatic fever）是 A 组 β 溶血性链球菌感染后的免疫性炎性疾病，是全身性结缔组织的非化脓性炎症性疾病，主要侵犯心脏和关节，其他器官如脑、皮肤、浆膜、血管等均可受累，但以心脏损害最为严重且多见。

【诊断要点】　风湿热的诊断主要依靠综合临床表现。由于缺乏特殊诊断方法，目前需参照 1992 年修订的琼斯（Jones）风湿热诊断标准（表 11-2）。

1. 主要表现　心肌炎、多发性关节炎、舞蹈病、皮下结节及环形红斑。心肌炎的诊断应具有以下四点之一：①新出现有意义的杂音，如心尖部收缩全期杂音或舒张中期杂音；②心脏增大；③心包炎；④心力衰竭。

2. 次要表现　发热，关节痛，急性时相反应物质（ESR、CRP）增高，心电图 P-R 间期延长。

3. 前期链球菌感染证据　即咽拭子培养或快速链球菌抗原试验阳性，或链球菌抗体效价升高。

表 11-2　Jones 诊断标准（1992）

主要指标	次要指标
心肌炎	既往风湿热史
关节炎	关节痛
舞蹈病	发热
环形红斑	急性时相反应物升高
皮下小结	Ⅰ度房室传导阻滞

诊断方法：2 条主要指标或 1 条主要指标加 2 条次要指标，加近期 A 组链球菌感染的证据，如近期患猩红热或 ASO 或其他抗链球菌抗体效价升高或咽培养 A 组溶血性链球菌阳性。

世界卫生组织（WHO）提出下列三种特殊类别，诊断风湿热可不必具备两项主要表现或一项主要表现和两项次要表现；此外，下述第（1），第（2）类病例可不必具有近期链球菌感染证据。

（1）舞蹈病：排除其他病因者。

（2）隐匿性心肌炎：无其他情况者。

（3）风湿热复发：风湿性心脏病人，只有一项表现，如发热、关节痛，或急性时像反应物升高，再加上近期链球菌感染证据，即提示风湿热复发。

【治疗原则】

1. 休息　①急性期应卧床休息 2 周，若无心脏受累，可逐渐恢复活动 2 周后达正常活动水平；②心肌炎无心脏扩大患儿，应绝对卧床休息 4 周后，逐渐于 4 周内恢复正常活动；③心肌炎伴心脏扩大患儿，应床上休息 6 周，再经 6 周恢复至正常活动水平；④心肌炎伴心力衰竭患儿则应绝对卧床休息至少 8 周，然后在 3 个月内逐渐增加活动量。

2. 药物治疗　药物治疗详见表 11-3。

表 11-3　风湿热的药物治疗

治疗目的	药物	用量	用法	注意事项
控制链球菌感染	青霉素	480～960 万 U/d	静脉滴注，持续 2～3 周	青霉素过敏者可改用其他有效抗生素，如红霉素等
	苄星青霉素	60～120 万 U/次	肌内注射，每 4 周一次	
抗风湿治疗	阿司匹林	80～100 mg/(kg·d)，最大量 ≤ 3g/d，	分次口服，症状控制后逐渐减至半量，持续 4～6 周	密切观察阿司匹林不良反应，如恶心、呕吐、消化道出血、酸碱失衡等
	泼尼松	2mg/(kg·d)	分次服用，最大剂量 ≤ 60mg/d，2 周后逐渐减量，总疗程 8～12 周	用激素期间应进低盐饮食，预防感染

3. 对症治疗　①有充血性心力衰竭应加用地高辛，剂量宜偏小，采用维持量法；②加用卡托普利、呋塞米和螺内酯；③注意限制液体入量；纠正电解质紊乱；④舞蹈病患儿应给予巴比妥类或氯丙嗪等镇静剂；⑤关节肿痛时应予

制动。

【预防】

1. 预防风湿复发 应用长效青霉素 120 万单位深部肌注，每月 1 次，青霉素过敏患儿可改用红霉素等其他抗生素口服，每月口服 1 周，分次服用；预防期限不得少于 5 年，有心肌炎者应延长至 10 年或至青春期后，有严重风湿性心脏病者，宜作终身药物预防。

2. 预防细菌性心内膜炎 风湿热或风湿性心脏病患儿，当拔牙或行其他手术时，术前、后应给予抗生素静脉滴注预防细菌感染。

三、幼年型特发性关节炎

幼年特发性关节炎（juvenile idiopathic arthritis, JIA）是儿童时期常见的结缔组织病，以慢性关节炎为其主要特征，并伴有全身多系统受累，也是造成小儿致残和失明的首要原因。本病临床表现差异很大，临床根据起病形式不同分为七种类型（表 11-4）。

表 11-4 幼年类风湿关节炎的分型
（2001 年 ILAR 标准）

全身性关节炎（systemic arthritis）	
少关节炎（oligoarthritis）	持续性少关节炎（persistent oligoarthritis）
	扩展性少关节炎（extended oligoarthritis）
多关节炎（RF 阴性）polyarthritis（rheumatoid factor negative）	
多关节炎（RF 阳性）polyarthritis（rheumatoid factor positive）	
银屑病性关节炎（psoriatic arthritis）	
附着点炎相关的关节炎（enthesitis related arthritis）	
未分化关节炎（undifferentiated arthritis）	

【诊断要点】

JIA 的诊断主要依据临床表现。凡年龄小于 16 岁、关节炎持续 6 周以上，能排除其他疾病者，可考虑本病。下面将几种常见 JIA 分类标准如下（表 11-5）。

表 11-5　常见幼年特发性关节炎分类诊断
标准（据 ILAR 2001 年修订版）

根据起病最初 6 个月的临床表现确定临床类型	A. 全身性关节炎：（1）一个或多个关节炎；（2）在 2 周内至少 3 天弛张热；（3）伴有下列之中的一项或多项：①非固定性皮疹，②全身淋巴结增大，③肝和（或）脾增大，④浆膜炎
	B. 多关节炎：（1）多关节炎（RF 阴性）：在病初的 6 个月受累关节 5 个或 5 个以上，RF 阴性；（2）多关节炎（RF 阳性）：在病初的 6 个月受累关节 5 个或 5 个以上，RF 阳性
	C. 少关节炎：在起病前 6 个月受累关节 1~4 个。（1）持续性少关节炎：整个病程中受累关节均不多于 4 个；（2）扩展性少关节炎：在病初 6 个月后受累关节多于 4 个

注：RF：类风湿因子，ILAR：国际抗风湿病联盟

【治疗原则】

本病的治疗目的在于控制临床症状，抑制关节炎症，维持关节功能和预防关节畸形。由于 JIA 是以反复发作关节炎症为特征，因此，治疗需要长期进行，这就需要家长和患儿密切配合。

1. 一般治疗

（1）综合疗法：应尽早采取综合措施，如急性发作期宜卧床休息，必要时加用夹板或支架固定炎症关节，以减少肌肉挛缩，防止畸形。

（2）体育疗法和物理疗法：在整个治疗过程中都很重要。在急性期，要进行温水浴。加强锻炼以防止肌肉萎缩和

关节挛缩。

（3）心理治疗：甚为重要，应克服患儿因慢性疾病或残疾造成的自卑心理，使其身心得以健康成长。

2. 药物治疗　药物治疗为 JRA 最主要的治疗方法，常用药物见表 11-6。

表 11-6　JIA 常用治疗用药

药物种类	药物名称	剂量	用法
非甾体类抗炎药物（non-steroidal anti inflammatory drugs，NSAIDs）	萘普生（naproxen）	15 ~ 20mg/（kg·d）	分 2 次口服
	布洛芬（ibuprofen）	30 ~ 40mg/（kg·d）	分 4 次口服
	托美丁定（tolmetin）	25 ~ 30mg/（kg·d）	分 3 次口服
	双氯芬酸钠（diclofenac sodium）	0.5 ~ 3mg/（kg·d）	分 3 ~ 4 次口服
	吲哚美辛（Indomethacin）	1 ~ 3mg/（kg·d）	分 3 ~ 4 次口服
缓解病情的抗风湿药物（disease modifying anti-rheumatic drugs，DMARDs）	羟氯喹（hydroxychloroquine）	5 ~ 6mg/（kg·d）	一次顿服，或分 2 次口服
	柳氮磺胺吡啶（sulfasalazine）	50mg/（kg·d）最大量不超过 2g/d	宜从小剂量每日 10mg/kg 起始，在 1 ~ 2 周内加至足量

药物种类	药物名称	剂量	用法
肾上腺皮质激素	泼尼松（prednisone）	0.1～0.2mg/（kg·d）	分次口服，用于多关节型
		0.5～1mg/（kg·d）	分次口服，用于全身型
	甲基泼尼松龙	10～30mg/kg	用于重症全身型，甲基泼尼松龙冲击治疗
	倍他米松（Be-tametha-sone）	以关节大小不同，剂量不同	局部关节腔注射
免疫抑制剂	甲氨蝶呤（methotrex-ate，MTX）	每次10mg/m²	每周1次口服
	环孢霉素A	3～5mg/（kg·d）	分2次服用
	环磷酰胺或硫唑嘌呤		病情难于控制时选用
中药	帕夫林等		

3. 自体干细胞移植。

4. 矫正手术等。

【预后】

1. 本病可迁延多年，常常急性发作与缓解交替出现，但大多数病儿到成年期自行缓解。

2. 少数患儿由于关节炎持续发作，造成严重关节畸形而致残，常见于类风湿因子阳性的多关节型。

3. 少关节型关节功能多正常，但可以发生慢性虹膜睫状体炎，可造成失明

四、儿童系统性红斑狼疮

系统性红斑狼疮（systemic lupus erythematosus，SLE）是一种侵犯多系统和多脏器的全身结缔组织的自身免疫性疾病。患儿体内存在多种自身抗体并有其他免疫学改变。临床表现多样，除发热、皮疹等共同表现外，因受累脏器不同而表现不同。常常先后或同时累及泌尿、神经、心血管、血液、呼吸等多个系统，过程笃重，有潜在的致命性，如不积极治疗，儿童 SLE 的预后远比成人严重。

【诊断要点】

诊断标准目前普遍采用美国风湿病学院 1997 年推荐的 SLE 分类标准。SLE 分类标准的 11 项中，符合 4 项或 4 项以上者，可诊断 SLE。其敏感性和特异性均高于 90%。

1. 颊部红斑　固定红斑，扁平或隆起，在两颧突出部位。

2. 盘状红斑　片状隆起于皮肤的红斑，黏附有角质脱屑和毛囊栓；陈旧病变可发生萎缩性瘢痕。

3. 光过敏　对日光有明显的反应，引起皮疹，从病史中得知或医生观察到。

4. 口腔溃疡　经医生观察到的口腔或鼻咽部溃疡，一般为无痛性。

5. 关节炎　非侵蚀性关节炎，累及 2 个或更多的外周关节，有压痛，肿胀或积液。

6. 浆膜炎　胸膜炎或心包炎。

7. 肾脏病变　尿蛋白 >0.5 g/24h 或 +++，或管型（红细胞、血红蛋白、颗粒或混合管型）。

8. 神经病变　癫痫发作或精神病，除外药物或已知的代谢紊乱。

9. 血液学疾病　溶血性贫血、白细胞减少、淋巴细胞减少或血小板减少。

10. 免疫学异常　抗 ds-DNA 抗体阳性，或抗 Sm 抗体阳性，或抗磷脂抗体阳性（后者包括抗心磷脂抗体、或狼疮抗凝物阳性、或至少持续 6 个月的梅毒血清试验假阳性的三者

中具备一项阳性）。

11. 抗核抗体 在任何时候和未用药物诱发"药物性狼疮"的情况下，抗核抗体效价异常。

【治疗原则】

治疗的目的在于力争短期内抑制自身免疫反应和炎症，恢复和维持损伤脏器的功能和预防组织的损害，在制定治疗方案时应注意三个方面的问题：①主要器官或系统损伤的诊断和功能评价，特别是肾脏和神经系统的损伤；②治疗方案的确定（包括近期和远期、联合化疗等），应强调个体化和对症治疗（抗凝、抗癫痫等）相结合的原则；③注意治疗的并发症和治疗给儿童至成人过程中带来的健康问题，特别是要注意与药物相关的某些表现常与原发病病征相混淆，要注意区分。

1. 一般治疗 急性期应卧床休息，加强营养，避免日光暴晒。缓解期应逐步恢复日常活动及学习，但避免过劳。积极防治感染，避免服用诱发狼疮的药物（磺胺、肼苯达嗪、普鲁卡因酰胺、保泰松、对氨基水杨酸等），防止因药物治疗而发生严重反应。局部皮肤损害可涂抹泼尼松软膏。

2. 药物治疗

（1）非甾体类抗炎药（nonsteroidal anti-inflammatory drugs，NSAIDs）：对 SLE 患儿的发热、乏力、皮疹、肌痛、关节痛和胸膜炎等轻症临床表现有效。但本类药物易致肝功能损害，同时还可引起肾小球滤过率降低，血清肌酐上升，诱发间质性肾炎，故合并肝肾损害者不宜使用。

（2）抗疟药物：羟氯喹对控制皮肤损害、光敏感及关节症状有较好的效果，如与肾上腺皮质激素同时用可减少肾上腺皮质激素的剂量。剂量为 $6 \sim 7mg/$（kg·d），可一次或分两次服用。用药 $1 \sim 2$ 月疗效达到高峰。由于本药易沉积于视网膜的色素上皮细胞，引起视网膜变性而造成失明，因此，开始服用和以后每 $4 \sim 6$ 个月，表现进行全面眼科检查。

（3）肾上腺皮质激素：肾上腺皮质激素是治疗 SLE 的主要药物，绝大多数患儿均需以肾上腺皮质激素作为首选药物。

对于仅具有发热、口腔炎、关节炎及胸膜积液等表现的患者，剂量为 0.5 ~ 1mg/（kg·d），分次服用。对于表现为狼疮肾炎、急性溶血性贫血及中枢神经系统症状者，开始剂量宜大，为 1.5 ~ 2mg/（kg·d），分 3 ~ 4 次服用。维持用药至临床症状缓解，化验检查（血沉、白细胞、血小板、网织红细胞、补体及尿蛋白）基本正常，逐渐减量，初期每次可减 5 ~ 10mg，以后每减 2.5 ~ 5mg，待病情稳定后以最小维持量（如 5 ~ 15mg/d）长期维持。

对于严重的狼疮肾炎，如弥漫增殖性肾炎，及中枢神经系统症状可采用甲基泼尼松龙冲击疗法，剂量为 15 ~ 30mg/kg，最大量不超过 1g，每日 1 剂，连续三天，然后改用泼尼松口服。必要时可间隔四日后再重复一个疗程。大剂量甲基泼尼松龙冲击的副作用为高血压和心律失常。因此，需每隔 15 分钟监测血压和心率。

（4）免疫抑制剂：常用药物为环磷酰胺、硫唑嘌呤和甲氨蝶呤等。由于此类药物对 SLE 的活动控制不如激素迅速，因此，不提倡作为治疗 SLE 的单一或首选药物。

1）环磷酰胺（CTX）：CTX 对各类 SLE 均有效，特别是对严重肾损害如弥漫增殖性肾炎，中枢神经系统和肺损害者，早期与激素联合使用是降低病死率和提高生命质量的关键。CTX 静脉冲击治疗是减少肾纤维化、稳定肾功能和防止肾功能衰竭的一种有效方法，其剂量为 0.5 ~ 1g/m²，每月 1 次，连用 6 ~ 8 次。首次剂量为 0.5g/m²，如无不良反应，第 2 个月可增至 0.8 ~ 1g/m²。第 8 次后改为每 3 个月 1 次，维持 1 ~ 3 年。同时将泼尼松减至 0.5mg/（kg·d）。

环磷酰胺使用的注意事项：①急性肾功能衰竭当肌酐清除率（Ccr）< 20ml/min 时，可在甲基泼尼松龙冲击获得缓解后，再行环磷酰胺冲击。冲击时应充分水化（每日入量 > 2000ml/m²）；②近 2 周内有过严重感染，或 WBC < 4 × 10⁹/L，或对环磷酰胺过敏，或 2 周内用过其他细胞毒药物等免疫抑制剂，有重症肾病综合征表现，血清白蛋白 < 2g/L 时，应慎用 CTX；③由于儿童 SLE 的发病高峰为 11 ~ 15 岁，因此，治疗前应考虑青春期发育的问题。

2）硫唑嘌呤：目前在狼疮肾炎，应用 CTX 冲击治疗尿蛋白消失后可用硫唑嘌呤维持，剂量为 1 ~ 2.5mg/（kg·d）。

可与激素合用。

3）甲氨蝶呤（MTX）：MTX 与激素联合应用。MTX 的剂量为 $5 \sim 10mg/m^2$，每周 1 次顿服，对控制 SLE 的活动及减少激素用量有较好的作用。

硫唑嘌呤和甲氨蝶呤不适于重症狼疮肾炎和中枢神经系统狼疮的治疗。

4）环孢霉素 A（CsA）：由于该药具有肾毒性并使血管收缩而引起高血压，故在儿童 SLE 尚未广泛应用。

3. 其他疗法

（1）静脉滴注大剂量丙种（免疫）球蛋白对 SLE 有一定治疗作用。因价格昂贵，故主要用于：①重症 SLE；②常规剂量的激素和（或）免疫抑制剂治疗无效；③作为联合治疗的一部分；④并发严重感染；⑤顽固性血小板减少的长期治疗。方法为：$400mg/（kg \cdot d）$，连用 $2 \sim 5$ 天，以后酌情每月 1 次；或 $1g/（kg \cdot d）$，1 天内滴入。

（2）血浆置换疗法对重症 SLE 可以使用。

（3）生物制剂治疗等。

五、过敏性紫癜

过敏性紫癜是儿童时期最常见的血管炎之一。以非血小板减少性紫癜、关节炎或关节痛、腹痛、胃肠道出血及肾炎为主要临床表现。早在 1808 年 Willan 对本病就有描述。1837年 Schonlein 提出本病的三联症状：紫癜样皮疹、关节炎和尿沉渣异常。1874 年 Henoch 又提出除上述症状外，还可以出现腹痛和血便。此后许多学者将这些症状联系起来，称为Henoch-Schonlein 紫癜（Henoch-Schonlein purpura，HSP）。

【诊断要点】

皮肤症状典型者，如紫癜在大腿伸侧和臀部分批出现，对称分布，大小不等，诊断并不困难。急性腹痛、关节痛及尿液改变对诊断也有较大帮助。非典型病例，尤其在皮疹出现前出现其他系统症状时易误诊，需注意鉴别诊断。

1. 可触性紫癜。

2. 发病年龄小于 20 岁。

3. 急性腹痛。

4. 组织切片显示小静脉和小动脉周围有中性粒细胞

浸润。

上述 4 条标准中，符合 2 条或以上者可诊断为过敏性紫癜。本标准的敏感性为 87.1%，特异性为 87.7%。

【治疗原则】

目前尚无特效疗法，主要采取支持和对症治疗。

1. 一般治疗　急性期卧床休息。要注意液量、营养及保持电解质平衡，有消化道出血者，如腹痛不重，仅大便潜血阳性者，可用流食，如有明显感染，应给予有效抗生素，注意寻找和避免接触过敏原。

2. 对症疗法　有荨麻疹或血管神经性水肿时，应用抗组胺药物和钙剂；有腹痛时应用解痉挛药物；消化道出血时，可静脉滴注西咪替丁 20～40mg/（kg·d）。

3. 糖皮质激素　单独皮肤或关节病变时，无须使用糖皮质激素。有严重消化道病变，如消化道出血时，可服泼尼松每日 1～2mg/kg，服用 7 天后逐渐减量，总疗程为 2～3 周。对有肾脏病变者，糖皮质激素无显著疗效。对于严重肾脏病变患儿，有人主张用甲基泼尼松龙冲击疗法。

4. 免疫抑制剂　适用于肾脏受累患儿。硫唑嘌呤每日 2～3mg/kg 或环磷酰胺每日 2～3mg/kg，服用数周或数月，用药期间，应严密监测血象及其他副作用。

5. 雷公藤　对肾脏受累者疗效颇佳。临床上多采用雷公藤苷片每日 1～1.5mg/kg，分 2 次口服，疗程为 3 个月。用药期亦应复查血象和观察其他副作用。

6. 抗血小板凝集药物　如阿司匹林 3～5mg/（kg·d），或 25～50mg/d，每日一次口服；双嘧达莫 3～5mg/（kg·d），分次服用。

7. 其他治疗

（1）有人主张应用尿激酶治疗紫癜性肾损害，可起到利尿、消肿作用。其作用是减少纤维蛋白在肾小球的沉积。用量为每次 1 万～2 万单位，静脉注射，每日 1 次，连用 20 天。

（2）大剂量丙种球蛋白冲击疗法：有报道试用于重症紫癜肾炎，疗效有待进一步观察。

（3）血浆置换：可去除血浆中的抗体、补体、免疫复合物及炎性介质，用于治疗紫癜肾的急进性肾炎。

【预后】

1. 多数患儿预后良好　部分患儿可以复发，复发间隔时间数周至数月不等。

2. 消化道出血较重者，如处理恰当，一般可以控制。

3. 肾脏受损程度是决定预后的关键因素　约有2%的患儿发生终末期肾炎。大多数有轻度肾脏损害者都能逐渐恢复，而有新月体形成的肾小球肾炎患者，80%以上于1年内发展为终末期肾炎。有报道在病初3个月内出现肾脏病变或病情反复发作并伴有肾病时常预后不良。

第十二节　小儿外科疾病

一、婴幼儿颌下蜂窝织炎

婴幼儿颌下蜂窝织炎是小儿外科常见病，是由于颌下淋巴结及其周围软组织发生细菌性感染引起的急性炎症。好发于6个月至3岁，单侧多见，偶为双侧。常见致病菌为金黄色葡萄球菌与肺炎球菌，也可为厌氧菌感染。

【诊断要点】

1. 临床表现

(1) 年龄：6个月至3岁多见。

(2) 起病方式：多数病儿起病急且进展快。

(3) 局部表现：红、肿、热、痛及压痛，范围较广，有脓肿形成时波动阳性。

(4) 全身表现：早期少数患儿可无明显全身表现，多数患儿表现为体温升高、食欲减退、哭闹，严重者甚至出现呼吸困难。

2. 辅助检查

(1) 多数患儿白细胞计数及中性粒细胞分类升高。

(2) B超检查：B超可确定脓肿是否形成、脓腔大小、脓液多少。

(3) 细菌培养：脓液培养确定感染细菌的种类及敏感药物。

【治疗原则】

1. 抗生素　要早、足量、联合用药。一般选择针对革兰氏阳性菌、耐药金黄色葡萄球菌、厌氧菌敏感的抗生素，如青霉素、万古霉素、甲硝唑等药物，可根据脓培养结果调整用药。

2. 保持气道通畅　肿胀严重压迫气道致呼吸困难时可急行气管插管。

3. 肾上腺皮质激素　减轻水肿及全身中毒症状。适用于肿胀严重、全身反应较重者。要在应用抗生素的前提下方可使用。

4. 局部理疗　病情平稳后使用。

5. 中药外敷　如意金黄散、鱼石脂膏、化毒膏等局部外敷可促进病灶局限。

6. 局部穿刺　用于较小脓肿形成时，抽脓减轻压力，并有助于小脓肿吸收。

7. 局部切开引流　较大脓肿形成时要及时切开引流，切口尽量选择在波动明显处及相对较隐蔽部位。

二、脑积水

脑积水是小儿神经外科的常见疾病。其主要原因是脑脊液循环的通路不畅或者由于肿瘤、外伤、感染等原因，导致脑室系统和蛛网膜下腔积聚大量脑脊液而扩张，也有个别患儿是由于脑积液分泌异常增多或脑脊液吸收障碍所致。先天性脑积水大多是由于脑脊液循环通道阻塞所致，如中脑导水管狭窄、阻塞、扭曲等。

【诊断要点】

1. 流行病学特点　多见于 2 岁以下的婴幼儿及学龄儿童。本病无明显性别差异，女性略高于男性。

2. 临床表现

(1) 头颅形态的改变：婴儿出生后数周或数月内头颅进行性增大，前囟也随之增大和膨隆，颅骨菲薄，头皮有光泽，浅静脉怒张，头大而面小。

(2) 神经功能缺失：由于脑积水的逐渐加重可导致上凝视麻痹，使患儿眼球上视不能，出现"日落眼"征，晚期还可出现锥体束征、痉挛性瘫痪及去脑强直等。

(3) 颅内压增高：主要表现为呕吐，并常以抓头、摇头、尖叫等表示头部不适及疼痛，严重时可出现嗜睡及昏迷。

（4）体征：头围明显增大，一个月内头围增长速度超过2cm，头部叩诊常可听到破壶音，头颅透光试验可见广泛透光区。头与脸面不相称，并可出现"日落眼"征。

3. 辅助检查

（1）X线头颅摄片·可见颅骨菲薄，颅缝增宽。

（2）脑部超声波检查：双侧侧脑室对称性扩大。

（3）头部CT：可立即确诊，并可了解脑室扩大程度及皮层厚度。

（4）头部MRI：最理想的诊断方法，除具备CT的一切优点外，还可使脑积水的病因及病理一目了然。

【治疗原则】

1. 手术治疗　小儿脑积水一经确诊，应尽早采取手术治疗。目前国内外广泛采用的是脑室－腹腔分流术，仅有不足5%的病人，因自身原因不适宜行腹腔分流术，可行脑室－心房分流手术。

2. 保守治疗　极个别病人因种种原因暂不适于手术者，可先应用一些减少脑脊液分泌的药物或降颅压药物以缓解病情，待时机成熟后，再行手术治疗。

三、脑脊膜膨出

脑脊膜膨出是显性颅裂和脊柱裂的表现。脑膜膨出可分为：脑膜膨出，脑膨出，脑膜脑膨出，脑囊状膨出，脑膜脑囊状膨出。脊膜膨出可分为：脊膜膨出，脊髓脊膜膨出，脊髓膨出（脊髓外露）。

【诊断要点】

1. 年龄　本病属先天性疾病，故出生后即可表现出病症。

2. 性别　无明显性别差异。

3. 症状

（1）肿物：患儿出生后即可发现沿头颅及脊柱中线生长的突出皮肤的肿物。脑膜膨出可见于鼻咽部、鼻根部及眼眶，以顶、枕部最为常见。脊膜膨出可发生于脊椎的任何节段，以腰、骶部最常见。

（2）皮肤改变：肿物处皮肤可有增厚、粗糙、色素沉着，血管瘤样改变，毛发增生，反复摩擦者可有皮肤溃疡形成。

（3）神经系统症状：脑膜膨出常伴有不同程度的脑积水，脊髓脊膜膨出根据其发生的位置不同可伴有不同程度的截瘫，双下肢感觉、运动障碍，高弓足，马蹄内翻足及排尿、排便功能障碍等神经症状。

4. 体征　沿头颅及脊柱中线部位可见肿物，大小不一，形态各异，以圆或椭圆形多见，有的有一细蒂与皮肤相连，多数基底较宽。肿物透光试验可呈阳性，挤压肿物时触及前囟可有冲动。

5. 辅助检查

（1）头颅及脊柱 X 线摄片：可见颅骨或椎板有缺损，缺损处可见软组织包块影。

（2）头颅及脊椎 CT：可显示缺损的范围，脑室情况及膨出物的内容情况。

（3）头颅及脊髓 MRI：最理想的检查手段，可进行病理分型看清肿物内的脑组织或脊髓与肿物的关系，指导手术，提示预后。

【治疗原则】

1. 手术治疗　本病一经发现都应手术治疗。如无明显神经症状，可在出生 3 个月以后择期手术。若已有不同程度的神经症状，则应尽快手术。

2. 急诊手术　对于肿物破溃有脑脊液外流的患儿，若未合并感染，应急诊手术；若已合并感染，控制感染后尽快手术。

四、甲状腺舌管囊肿与瘘

先天性甲状腺舌管囊肿是由于甲状腺舌管退化不全瘘管保持部分开放，管内上皮细胞不完全退化或消失，并分泌黏液所致，因感染破溃或切开后有皮肤开口者为甲状腺舌管瘘。

【诊断要点】

1. 临床表现

（1）症状：沿颈中线发现包块或瘘口，包块继发感染可出现红肿破溃等。如有瘘口可经常排出少量透明或混浊的黏液，形成时愈时溃的瘘口，感染时的包块或瘘口周围有红肿压痛，破溃后流出脓性分泌物。

（2）体征：包块为圆形囊性肿块，边界清楚，表面光滑，无压痛，位于舌骨下区，囊肿基底较固定，不能上下或左右推动，但可随吞咽或伸舌而上下活动。自肿物或瘘口处常于皮下及深部触及有条状纤维索带向上伸展至舌骨。

2. 辅助检查

（1）B超：了解肿物的性质、大小，同时探测甲状腺的位置、大小和形态。

（2）核素扫描：若囊肿不能与甲状腺特别是异位甲状腺鉴别时，应进行甲状腺核素扫描。

（3）三碘甲腺原氨酸、四碘甲腺原氨酸（T_3、T_4）：以排除异位甲状腺。

（4）瘘管、囊肿造影：30%泛影葡胺注入，了解瘘管的走向、囊肿及其和舌骨的关系。

【治疗原则】

1. 非手术治疗　感染时用抗生素，待感染控制2～3个月后再手术。

2. 手术治疗　甲状腺舌管囊肿和瘘均需手术治疗，年龄在2岁以后。手术应切除囊肿和瘘管，同时将舌骨体中段切除1厘米左右，以防复发，舌管瘘上后方通向盲孔的条索状组织应切除结扎。

五、鳃源性囊肿与瘘

鳃源性囊肿与瘘管因其位置在颈的侧部又称颈旁侧型先天性囊肿与瘘管。通常认为多数是第二鳃裂未完全退化，遗留组织发育形成，向外开口时即形成鳃裂瘘管，下端闭合无开口时即成囊肿。

【诊断要点】

1. 鳃源性囊肿

（1）症状：囊肿可出现在乳突到胸骨上窝任何部位。一般在颈的上部，胸锁乳头肌中上1/3与颈内、外动脉之间。体积可长时间不变，也可缓慢增大，或自然缩小。囊肿发生化脓性感染时，则出现红肿和疼痛，反复感染后囊壁增厚，质地变硬。多数因感染自行溃破，或切开引流形成瘘管。

（2）体征：囊肿为界限分明的圆形肿物，质软、无痛，略活动且不与皮肤粘连。

2. 鳃源性瘘管

（1）症状：鳃源性瘘管比囊肿多见。瘘口大多数于出生时即存在，像米粒样大小的孔陷或呈漏斗状内陷，有时不易发现。瘘口多数位于胸锁乳突肌前缘下 1/3 部，从瘘口间歇地排出黏液性的透明液体，继发感染时排出脓性的液体，且瘘口周围皮肤有炎性反应。

瘘管可分完全性和不完全性，完全性的瘘管从外口上行，经过颈部组织，穿过颈内、外动脉间进入扁桃体窝，开口于咽隐窝。不完全性的瘘管，只有外口而无内口，瘘管从外口开始，进入颈部组织一定的距离就终止，长短不一呈窦道状。

（2）体征：提起瘘口上面的皮肤，能触到一条硬的向上行走的条索样组织。

【治疗原则】

本病确诊应行手术治疗，多在 2 岁后进行。

为防止术后鳃囊肿或瘘管复发，术前要控制局部感染，要了解鳃囊肿的位置，其上极有无瘘管通向咽部。对鳃瘘要了解瘘管的位置、长度、是完全性或不完全性瘘管。术中要完整切除瘘管，囊肿壁及囊肿上极的瘘管。

六、先天性肌性斜颈

先天性肌性斜颈为单侧胸锁乳突肌挛缩导致的头颈歪斜畸形，是小儿斜颈的主要原因，也是小儿众多肌肉挛缩疾病中最常见的一种。

【诊断要点】

1. 症状　有胎位不正、臀位产等难产史，生后或生后 2～3 周胸锁乳突肌上可发现肿块，约 6 个月后肿块自行消失，胸锁乳突肌发生挛缩。

2. 体征　头部向肌肉短缩一侧倾斜，下颌旋向对侧。大孩子可有继发头部畸形，如面部变短、增宽、不对称。

【治疗原则】

1. 牵伸疗法　适于哺乳期婴儿。头倾向健侧，使健侧耳垂接近肩部，其次使下颌转向患侧肩部，每个动作牵拉5～20次，每日4～6次，强调动作轻柔但要充分。

2. 手术疗法　适于手法治疗无效、年龄超过1岁，胸锁乳突肌挛缩、紧张、增粗的患儿。

（1）胸锁乳突肌切断松解术：手术切断患侧胸锁乳突肌的起端（胸骨头和锁骨头）及其深部过度挛缩的软组织。年龄较大畸形较重的患儿尚需切断胸锁乳突肌的止端（乳突端）。

（2）胸锁乳突肌延长术：将胸锁乳突肌远端锁骨头缝接到预留的胸骨头的残端，将胸锁乳突肌延长。

3. 术后处理　术后仍需被动牵伸治疗，大儿童术后用颈托支持1个月。

七、先天性食管闭锁及气管食管瘘

先天性食管闭锁并气管食管瘘是一种严重的发育畸形，发病率约为1/3000，以早产未成熟儿多见，母妊娠中常有羊水过多史。

【病理分型】

根据食管闭锁位置及是否伴有与气管相通的瘘管分为五型。

第Ⅰ型：食管上下两段均闭锁，无气管食管瘘。

第Ⅱ型：食管上段有瘘管与气管相通，食管下段盲闭。

第Ⅲ型：食管上段为盲端，下段有瘘管与气管相通，此型最常见。

第Ⅳ型：食管上下两段均有瘘管与气管相通。

第Ⅴ型：无食管闭锁，但有瘘管与气管相通。

【诊断】

1. 临床表现

（1）症状：出生第2天内即表现有唾液过多的现象，口吐白色泡沫，喂奶后呛奶，呼吸困难和黏膜青紫。

（2）体征：呼吸急促、鼻煽、口周发青、口腔多泡沫，两肺可闻细湿啰音。腹部检查常发现腹部显著膨胀，叩诊呈鼓音（第Ⅲ型），但第Ⅰ、Ⅱ型腹部呈平坦瘪塌状。

2. 辅助检查

（1）插管试验：将8号或10号导尿管自鼻孔插入食管

内，导尿管进入 8～12cm 遇到阻力不能继续下降，或导管屡次从口腔返出。

（2）X 线检查：经鼻孔插导尿管入食管受阻后立即拍胸腹立位平片，根据导管头端的位置确定食管近端盲端位置，必要时由导管注入碘油 1ml 后再拍片，摄片后立即吸出碘油，以免反流入气管内。腹部可见胃泡者多为第Ⅲ型，无胃泡者为第Ⅰ或Ⅱ型。

（3）纤维支气管镜检查：第Ⅴ型的诊断较困难，需采用纤维支气管镜检查，多可发现瘘口而确诊。

【治疗】

1. 术前管理

（1）患儿头高位，注意保暖，持续吸引食管近端盲端内唾液，给予氧气吸入，定时翻身拍背，雾化吸入，必要时可使用人工呼吸机。

（2）本病并非严格急症，应在纠正水、电解质失衡，减轻肺部感染基础上再手术，在此期间应用抗生素。

2. 手术治疗

（1）最常见的第Ⅲ型可行经胸腔或胸膜外途径食管下段气管瘘结扎，一期食管吻合术。

（2）如Ⅲ型上下两段距离大于 2 cm，可行食管近端环肌切开或食管上段盲端舌状瓣成型后再作一期食管吻合。

（3）第Ⅰ型因食管两端距离过大，不能一期吻合者，先作食管近段颈部造瘘和胃造瘘术，6～12 月后再行胃管或结肠代食管术。如患儿全身情况允许，可行一期胃管代食管术。

（4）第Ⅴ型可经颈部作食管气管瘘分离结扎修补术，少数病例需经胸手术。

八、先天性胸腹裂孔疝

胸腹裂孔疝是先天性膈疝中最常见的一种，因胚胎期膈发育缺陷，腹腔脏器经胚胎胸腹膜管进入胸腔而形成。其疝孔位于膈的后外侧，故又称先天性后外侧膈疝。多数无疝囊，90% 在左侧。

【诊断要点】

1. 临床表现

（1）症状：①新生儿期：严重者出生后数小时内即出现呼吸急促，并有明显发绀，哭闹或哺乳时呼吸极度困难，肺发育不全导致呼吸困难可致窒息死亡；②婴幼儿期：在新生儿期可无明显症状，以反复呼吸道感染为主，临床上易误诊为一般肺炎或右位心而延误诊治。部分病例出现胃肠道症状如食欲缺乏、呕吐及吞咽困难等，较大儿童可诉模糊的胸痛或腹痛。亦可因疝入胸腔肠管发生嵌顿而突然发病。

（2）体征：患侧胸部呼吸运动减弱，叩诊呈浊音，心尖搏动向健侧移位，听诊呼吸音减弱或消失，有时可听到肠鸣音。腹部瘪陷，呈舟状。

2．辅助检查

（1）血气分析：酸中毒、低氧血症与高碳酸血症。

（2）X线检查：可见纵隔心脏阴影向对侧移位并压迫对侧肺叶。患侧胸部可见充气肠曲影及胃，有时可见脾或部分肝之实质块状阴影。患侧受压肺叶的阴影常位于胸腔上部，严重时可在纵隔旁呈狭长三角形。腹部肠道气体常明显减少。

（3）钡餐检查。

（4）CT检查。

（5）B超检查。

【治疗原则】

1．术前管理　新生儿病例诊断确立后，应先纠正缺氧与酸碱失衡，情况改善后再手术。

2．疑诊肠管嵌顿的胸腹裂孔疝应急诊手术。

3．手术治疗　经胸或腹行膈疝修补术，将疝入胸腔的腹内脏器复位，缺损裂孔修补。

4．术后顽固性胎儿循环的处理

（1）呼吸机应用：对术后仍有呼吸困难者，需持续气管插管，呼吸机辅助。

（2）术后肺动脉高压处理

1）血管扩张药物：常用盐酸妥拉唑林，可先给予试验剂量 2mg/kg，有效时按每小时 1～5mg/kg 维持。

2）吸入性一氧化氮可有效选择性降低肺动脉高压。

（3）膜肺：通过体外膜式氧合器进行血氧交换，而使发育不全之肺暂处"静息"状态，逐步恢复功能。

九、纵隔肿瘤

纵隔内组织器官丰富，分属三个胚层发育而成，因而可发生多种肿瘤，且大多数具有其好发部位和一定的组织来源。

【诊断要点】

1. 临床表现

(1) 无症状：有不少肿瘤无症状，只在 X 线检查时发现，许多小的良性肿瘤属此类。

(2) 常见症状：胸痛，如有剧烈疼痛（大部分因肿瘤侵入骨骼或神经所致）常为恶性肿瘤的表现。肿瘤若压迫气道早期即发生咳嗽、喘鸣、呼吸困难等。

(3) 局部症状：由于肿瘤侵入骨骼或压迫神经、血管引起的相应症状体征。

2. 辅助检查

(1) X 线透视及胸正侧位平片

1) 透视主要观察肿块有无搏动，能否随吞咽而上下移动，肿块与横膈的关系，以及肿块形态改变与呼吸的关系等。

2) X 线摄片应明确肿瘤部位，根据好发部位进行肿瘤类型的鉴别。查看肿瘤阴影的形状数目、大小及密度情况，判断肿瘤性质和来源。注意肋骨、胸廓、脊柱有无骨质破坏，椎孔有否增大等表现。

(2) CT 及 MRI 检查：能精确诊断肿瘤位置，清楚地显示与纵隔组织的相互关系，发现可疑病灶。较精确地明确病变部位、范围、解剖层次、密度，对肿块的定性准确性较高，并可根据密度鉴别囊肿、脂肪、血管或钙化点。

(3) B 超检查：能显示肿瘤为实性或囊性。

(4) 放射性核素检查：疑诊胸内甲状腺瘤时，可作放射性核素检查。当疑及纵隔内肠源性囊肿时，可采用^{99}锝扫描检查。

(5) 其他影像学检查：包括支气管碘油造影、食管钡餐检查、心血管造影及人工气胸摄片检查等。

(6) 活组织检查：疑诊恶性肿瘤转移造成锁骨上淋巴结

或颈淋巴结肿大，可取淋巴结行病理检查。也可进行肿瘤的穿刺活检及胸腔镜活检。

【治疗原则】

原发性纵隔肿瘤和囊肿的治疗，大多数应行外科治疗，无症状的良性纵隔肿瘤和囊肿，在无手术禁忌证的情况下，也以手术切除为宜。恶性者术前术后应有计划地进行放疗及化疗

十、先天性肥厚性幽门狭窄

先天性肥厚性幽门狭窄是由于幽门肌层增生肥厚，使幽门管狭窄而引起的机械性梗阻。为新生儿常见病，男女比为 $(4 \sim 5):1$。

【诊断要点】

1. 临床表现

（1）症状

1）呕吐：出生后 $2 \sim 3$ 周开始，最初为溢乳，逐渐加重为喷射性，呕吐物为黏液及带凝块的乳汁，不含胆汁，晚期可呈咖啡色，患儿有饥饿感，呕吐后仍有很强的求食欲。

2）脱水、营养不良：随呕吐加剧，乳汁和水摄入不足，体重不增，继之下降，尿量减少，大便干少，由于呕吐丧失大量水分及胃液，可引起脱水、碱中毒、低钾、低氯。晚期营养不良，脱水严重，明显消瘦，皮肤松弛有皱纹，皮下脂肪减少。

（2）体征：上腹部膨胀，并可见到胃型和自左向右的胃蠕动波，右上腹触及到橄榄样、光滑质硬、活动的肿块。

2. 辅助检查

（1）生化检查：临床上有脱水的患儿，呈现代谢性碱中毒，pH 增高，血清低氯、低钾。

（2）B 超检查：B 超诊断标准为：幽门肌厚度 $\geq 4mm$，幽门管长度 $\geq 18mm$，狭窄指数（SI）$> 50\%$。

（3）X 线钡餐检查：显示胃扩张，胃蠕动增强，幽门管细长如线状，呈"鸟嘴征"或"双轨征"，胃排空时间延迟。

【治疗原则】

1. 术前准备

（1）输液：有脱水时补 1/2 张盐水，按脱水不同程度补

充，补钾纠正低钾。营养不良者可应用静脉营养。

（2）合并肺炎时应用抗生素治疗。

（3）呕吐严重者，可禁食或胃管减压以减轻症状及胃扩张程度。

2. 手术治疗　行幽门肌切开术：可采用常规开腹手术，或采用腹腔镜手术，注意勿损伤黏膜，尤其是十二指肠黏膜。

十一、先天性肠闭锁及肠狭窄

肠闭锁与肠狭窄是常见的先天性消化道发育畸形，为新生儿时期主要急腹症。发生部位以回肠最多，十二指肠次之，空肠较少而结肠闭锁则较罕见。未成熟儿较多，可伴有先天愚型、肠旋转不良、环状胰腺、胎粪性腹膜炎、食管闭锁以及肛门直肠、心血管和泌尿系统等畸形。

【病理分型】

1. 肠狭窄　最多见于十二指肠及空肠上段，常呈隔膜状，中央可有针样小孔，隔膜可向梗阻部位的远端脱垂，形成风袋状。

2. 肠闭锁

（1）闭锁 Ⅰ 型：肠管外行连续性未中断，仅在肠腔内有一个或多个隔膜。

（2）闭锁 Ⅱ 型：闭锁两侧均呈盲端，其间有一条纤维索带连接，毗邻的肠系膜有一"Ⅴ"缺损。

（3）闭锁 Ⅲ 型：近、远侧盲端完全分离，无索带相连，相应的肠系膜呈"Ⅴ"型缺损。有时肠系膜广泛缺损，远侧小肠以肠系膜为轴旋转，称之为苹果皮样闭锁。

（4）闭锁 Ⅳ 型：多发性闭锁，各闭锁段间有索带相连，酷似一串香肠。

【诊断要点】

1. 临床表现

（1）症状

1）呕吐：出生后数小时即有频繁呕吐，闭锁部位越高，出现越早，进行性加重，呕吐胆汁样至粪便样液体。

2）无正常胎粪排出，有时仅排出少量灰白色或青灰色黏液样物。

3）由于呕吐频繁，很快出现脱水、酸中毒、电解质紊乱及中毒症状，体温不升，常伴吸入性肺炎。

4）肠狭窄者发病较迟，表现为不完全性肠梗阻。

（2）体征：高位闭锁仅限于上腹部胀，多不严重。回肠闭锁呈全腹膨胀，可见肠型，如出现局限压痛提示肠壁血运障碍。腹壁水肿发红则是肠穿孔腹膜炎征象。

2. 辅助检查

（1）直肠指检或生理盐水灌肠，无正常胎粪排出。

（2）X线检查

1）腹部平片：采用平卧正位及直立或平卧侧位，十二指肠闭锁可见"双气泡征"。闭锁近端显示多个扩张肠段及液平面，闭锁远端完全无气体。膈下或剑突后游离气体，表明有肠穿孔。钙化块影提示伴有胎粪性腹膜炎。

2）钡剂灌肠：不典型者可用少量稀钡灌肠，显示胎儿型结肠。

【治疗原则】

1. 肠切除术　切除闭锁部位无功能的扩张肠段，小肠端端或端背缝合。

2. 隔膜切除术　肠壁纵切横缝，适用于隔膜型。

3. 倒"丁"肠吻合造瘘术（Bishop—Koop法）　适用于高位空肠闭锁切除扩张肠段有困难时。

4. 回肠远端闭锁合并肠穿孔、胎粪性腹膜炎，可行回肠双孔造瘘术。

十二、先天性肠旋转不良

先天性肠旋转不良是指在胚胎期肠发育过程中，以肠系膜上动脉为轴心的旋转运动不完全或异常，使肠道位置发生变异和肠系膜附着不全而引起的肠梗阻。

【诊断要点】

1. 临床表现

（1）症状

1）绝大多数患儿出生后24小时内均有正常胎便排出，一般在第3~5天出现呕吐，间歇性，呕吐黄绿色含有大量胆汁的液体。

2）并发肠扭转时，则为完全性梗阻，呕吐持续而频繁，可呕吐咖啡样液，出现便血、发热、脱水甚至休克，全身情况急剧恶化。

3）较大婴儿和儿童病例多表现为十二指肠慢性梗阻，症状呈间歇性发作，常能缓解，表现为消瘦，发育、营养较差，也可发生急性肠梗阻而需紧急治疗。

（2）体征

1）腹部检查：一般腹部并不膨胀，无阳性体征，并发肠扭转时，腹部膨胀，有腹膜刺激征。

2）直肠指检：多有黄色大便，血便提示合并肠扭转。

3）腹腔穿刺：疑有肠扭转坏死时应进行腹腔穿刺，抽出血性液，可及时作出诊断。

2. X线检查

（1）腹部立位平片：胃和十二指肠第一段扩张，左上腹和右上腹各有一个液平面，呈"双泡征"，下腹部只有少数气泡或仅显示一片空白。

（2）钡剂灌肠：主要诊断依据，盲肠位于上腹部或左侧腹部可确诊。

（3）钡餐检查：用于较大婴儿和儿童病例发生不完全性十二指肠梗阻时，钡剂滞留于十二指肠，仅少量进入空肠而提示诊断。

3. 超声检查　近年腹部B超根据肠管形态和系膜血管的扭转程度来判断肠旋转不良效果较好，准确度较高，而且是无创的。基本上可以取代X线检查。

【治疗原则】

1. 无症状者不需手术，但是要密切观察。

2. 有梗阻症状者应作必要的术前准备，然后尽早施行手术。常规行Ladds手术。

3. 有休克早期症状或肠道出血或腹膜炎体征，提示发生肠扭转坏死，须紧急手术。

十三、先天性巨结肠症

先天性巨结肠症是一种常见的以病变肠段神经节细胞缺如为特征的肠道发育畸形。发病率为1/5000～1/2000。男性多见，男女比例约为4∶1。

【病理分型】

根据无神经节细胞肠段累及的范围分型。

常见型：无神经节细胞段自肛门向上达乙状结肠远端。

短段型：无神经节细胞段仅限于直肠远端部分。

长段型：无神经节细胞段可包括乙状结肠近端、降结肠、横结肠甚至部分升结肠。

全结肠型：无神经节细胞段包括整个结肠及末端回肠。

超短段型：无神经节细胞段仅限于直肠末端 3～4cm。

【诊断要点】

1. 临床表现

（1）症状

1）新生儿巨结肠：90% 以上患儿生后 24～48 小时无胎粪排出或仅排少量，持续 2～3 天尚未排净，同时伴有腹胀、呕吐，表现为急性低位肠梗阻症状，需要灌肠等方法处理排出较多胎便，使梗阻症状缓解。但数日至数周后症状又重复出现。此期最常见及最严重的并发症是小肠结肠炎，由便秘突然转为腹泻，排出大量恶臭水样便，伴高度腹胀、发热，水及电解质紊乱，中毒症状严重，全身情况急剧恶化，导致巨结肠危象。

2）婴儿和儿童巨结肠：病史相当典型。新生儿期或婴儿时就有便秘、腹胀和呕吐等情况，以后婴儿大便秘结，需要灌肠、塞肛栓或服泻剂，便秘越来越顽固。

（2）体征

1）腹部检查：腹部膨胀明显，多可见肠型。儿童病例有时左下腹可及粪块物，肠鸣音可亢进。

2）直肠指检：直肠壶腹部空虚，有裹手感，拔指后可有大量气便排出，气便排出后腹胀缓解。

2. X 线检查

（1）腹部立位片：新生儿典型病例显示为低位肠梗阻的征象。

（2）钡剂灌肠检查：可显示肠管直径差异明显的痉挛段、扩张段及中间呈漏斗状的移行段。并可根据痉挛段长度进行临床分型。新生儿部分病例扩张段结肠扩张不明显，24 小时复查肠腔内仍有钡剂残留对诊断有帮助。

3. 肛管直肠测压法　正常小儿和功能性便秘病例，内括约肌立即发生反射松弛，压力下降。而先天性巨结肠患儿，内括约肌非但不松弛，反而发生明显收缩。此法在 2 周内新生儿可出现假阳性，故不适用。

4. 直肠黏膜活检　活检钳在齿状线上 2～3cm 直肠后壁吸取小块黏膜及黏膜下层组织，送病理检查有无神经节细胞。

5. 直肠黏膜乙酰胆碱酯酶组织化学检查　主要表现为直肠黏膜固有层出现异常增生的胆碱能神经纤维，可作为诊断依据。

【治疗原则】

1. 非手术治疗

（1）结肠灌洗法：适用于诊断未肯定的病例，或已确诊作为术前准备的手段。将肛管插至扩张段结肠内，用温生理盐水洗肠，注意保持出入量相等或出量稍多，同时轻柔按摩腹部，帮助粪便排出。忌用清水洗肠。作为术前准备时，根据扩张段肠管扩张程度选择洗肠时间，大儿童通常为 2 周（1 次/日），新生儿 1 周（1 次/日）。

（2）小肠结肠炎的治疗：禁食，减压，温盐水洗肠，口服肠道抗生素如甲硝唑、多黏菌素 E 等。同时输液纠正脱水及电解质紊乱，补充血容量。

（3）短段型及超短段的治疗：每日扩肛，辅以洗肠，并定期随访。近年发现短段型病例的保守治疗多难以奏效，绝大多数病例仍需接受根治术。

2. 手术治疗

（1）结肠造瘘术　适应证：①患儿一般情况差，营养不良不能耐受根治术；②合并严重小肠结肠炎的巨结肠危象；③并发肠穿孔腹膜炎；④长段型洗肠困难；⑤灌肠法不能缓解腹胀。此外，全结肠型巨结肠应行回肠末端造瘘术。

（3）根治术

1）适应证：全身状况良好者，诊断明确后应尽早行根治术。

2）手术术式：①以往主要采用 Swenson 术、Duhamel 术、Soave 术、Ikeda's 术及其他改良手术；②经肛门直肠内结肠拖出术：目前普遍采用的术式。适用于短段型、常见型和部分长段型，对于长段型经肛门拖出困难者，加用腹腔镜进行腹腔内结肠游离，辅助完成手术。

3. 随访　术后定期随访，了解排便情况，有无便秘、腹泻、污粪、大便失禁等，进行直肠指检，必要时指导扩肛、洗肠及排便训练。

十四、先天性直肠肛门畸形

先天性直肠肛门畸形是小儿常见的消化道畸形。为胚胎时期泄殖腔分隔不全，直肠肛门发育障碍所致，直肠与肛管发育异常，常形成异常瘘管，与泌尿生殖系统相通。发病率为 1/5000～1/1000。30%～50% 患儿可伴有脊柱、心脏、气管、食管和肢体等其他器官的畸形。

【病理分类】

1. Wingspread 分类法（1984 年）　以直肠末端与肛提肌的关系为基础，按照性别分为男、女两组。各型按不同的解剖畸形分为若干亚型。

直肠肛门畸形 Wingspread 分类法

男	女
（一）高位	（一）高位
1. 肛门直肠发育不良	1. 肛门直肠发育不良
（1）伴直肠尿道前列腺部瘘	（1）伴直肠阴道瘘
（2）无瘘	（2）无瘘
2. 直肠闭锁	2. 直肠闭锁
（二）中间位	（二）中间位
1. 直肠尿道球部瘘	1. 直肠前庭瘘
2. 无瘘的肛门发育不全	2. 直肠阴道瘘
	3. 无瘘的肛门发育不全
（三）低位	（三）低位
1. 肛门皮肤瘘	1. 肛门前庭瘘
2. 肛门狭窄	2. 肛门皮肤瘘
	3. 肛门狭窄
（四）少见畸形	（四）一穴肛畸形
	（五）少见畸形

2. Pena 分类（1995 年）　根据合并瘘管的位置分类，决定手术方式及估计预后。

Pena 分类法

男	女
会阴瘘	会阴瘘
直肠尿道瘘	前庭瘘
球部	
前列腺部	
直肠膀胱瘘	一穴肛
	共同管腔 <3cm
	共同管腔 >3cm
无瘘的肛门闭锁	无瘘的肛门闭锁
直肠闭锁	直肠闭锁

3. Krickenbeck 分类（2005 年）　在 wingspread 和 Pena 法基础上进行分类

Krichenbeck 分类

主要的临床类型	少见的类型
会阴瘘	袋状结肠
直肠尿道瘘	直肠闭锁/狭窄
球部	
前列腺部	
直肠膀胱瘘	直肠阴道瘘
前庭瘘	H 型瘘
一穴肛	其他
无瘘	
肛门狭窄	

【诊断要点】

1. 临床表现

（1）症状：无瘘者或直肠末端瘘口狭小，致排便困难。患儿生后 24 小时无胎便排出或仅有少量胎便从尿道、会阴瘘口挤出，很快出现腹胀、呕吐等低位肠梗阻的表现。瘘口较大者可暂无症状，数月后逐渐出现排便困难。

（2）体征：仔细检查会阴部即可发现异常。了解肛门异常情况，有无瘘口，瘘口的粗细及位置；直肠盲端位置高低。

1）无瘘：正常位置无肛门。肛门凹陷存在，色泽较深，啼哭时局部向外膨出，手及冲动感，则为低位畸形。肛门部无明显的色素，啼哭时无冲动感，提示畸形位置高。

2）异常瘘口：男婴低位畸形瘘口细小，位于会阴至阴囊皮肤中缝，可见胎粪痕迹。如见阴茎头部或尿液中胎粪，提示存在直肠尿道瘘。女婴则位于会阴体、前庭，最多见前庭瘘可用探针插入瘘口，了解直肠盲端距皮肤距离。

3）泄殖腔畸形：直肠、阴道和尿道开口于共同管腔，会阴部只见到一个开口，故称为一穴肛。

2. X 线检查

（1）倒立侧位平片：生后 24 小时进行，俯卧抬高臀部 5 ~ 10 分钟，肛穴皮肤标记后将患儿倒立 3 分钟，保持准确正侧位，使两侧坐骨完全重叠，髋略伸直，以股骨大粗隆为中心摄片。在摄片上定 P 点（耻骨中心）和 C 点（骶尾关节），两点之连线称 P—C 线。另定 I 点（坐骨最低点），通过 I 点作 P—C 线的平行线，即为 I 线。如直肠盲端气影位于 P—C 线以上（距皮肤标记距离 > 2.5cm），提示为高位畸形。直肠盲端位于 P—C 线和 I 线之间者（距皮肤标记距离 1.5 ~ 2.5cm），为中间位。直肠盲端位于 I 线以下（距皮肤标记距离 < 1.5cm），为低位。

（2）瘘管造影：通过造影显示瘘管的走行、位置、长度及它与直肠的关系。

3. 超声检查

（1）会阴部 B 超：测定直肠盲端与肛门部位皮肤的距离。

（2）腹部 B 超：主要除外泌尿生殖系畸形。

（3）心脏超声：除外先天性畸形。

4. 经会阴直肠穿刺　于肛穴凹陷处缓慢进针，边进边吸，吸出胎粪时进针深度即为直肠盲端位置。

5. CT、MRI 及超声检查　可显示直肠盲端及瘘管位置，肛门直肠周围肌群、脊柱特别是骶骨的发育异常。

【治疗原则】

1. 肛门后切术　适用于肛门狭窄及会阴瘘者。

2. 结肠造瘘　适用于中、高位直肠肛门畸形。术后 2～6 个月再行 Pena 术。

3. 会阴肛门成形术　适用于低位畸形者。

4. 会阴肛门移位术　适用于女婴中、低位前庭瘘者。

5. 后矢状切口肛门直肠成形术（Pena 术）　适用于中、高位畸形者。高位畸形有时需加开腹术。

6. 腹腔镜辅助一期腹会阴肛门成形术　适用于高位畸形者。

7. 随访　术后两周后开始扩肛，并定期随访检查，了解肛门有无狭窄、失禁、便秘或尿潴留等。指导排便训练。

十五、直肠及结肠息肉

息肉是小儿的常见病，为良性含腺体的肉芽肿。可发生在消化道的任何部位，90% 发生在直肠和乙状结肠。多为单发或两三个并发。男孩多于女孩，以 3～6 岁为最多见。

【诊断要点】

1. 症状　无痛性小量便血，反复间断发作，色鲜红，量少，附着于粪便表面，多发生在排便终了时，少数病儿便后滴数滴鲜血。排便次数和性状一般正常，当息肉表面有继发感染时，除便血以外尚有少量黏液。患儿排便时一般无任何痛苦，低位或有长蒂的息肉，排便时可脱出肛门外。

2. 直肠指诊　多于直肠后壁或侧壁触及有蒂或无蒂息肉，圆滑硬韧。

3. 辅助检查

（1）气钡双重灌肠造影：结肠内圆形或半圆形的充盈缺损为息肉阴影。

（2）乙状结肠镜检：对较高位的息肉可直接看到色鲜红

或暗红的球形肿物。

（3）纤维结肠镜检：可观察全结肠情况。

【治疗原则】

1. **手法摘除** 低位息肉能触及者，即用手指在直肠内压迫息肉蒂部使其在蒂部离断；如息肉大而蒂长者可以手指将息肉钩出肛门外，用丝线结扎蒂部，再将息肉送回直肠内，等其自行脱落。

2. **内镜直视下摘除** 用于高位息肉。

3. **手术切除** 对上述方法无法处理及多发息肉伴有严重贫血等症状者，可行开腹手术，行息肉摘除。

十六、肛周脓肿与肛瘘

肛门周围脓肿多见于新生儿及婴幼儿，脓肿多位于肛门旁皮下或坐骨直肠窝内。脓肿破溃后多形成肛瘘，女婴可形成直肠前庭瘘。

【诊断要点】

1. **症状** 肛周脓肿初起时可引起全身症状，发热可达38～39℃，食欲减退，精神不振，哭闹不安，尤其排便时更为明显。

2. **体征** 肛周及会阴部皮肤有红肿热痛的炎症表现，触痛明显，开始局部较硬，晚期红肿局限，中心波动，可自行破溃流脓。肛周脓肿形成慢性瘘管后，肛门周围可见到一豆状瘢痕，反复红肿。用手挤压瘘口周围组织既有少量脓液或浆液流出，甚至有气体和粪液溢出。外口在距肛门1～2cm的皮肤上，女婴的肛瘘外口可在前庭舟状窝处。内口通向直肠内。

3. **血常规** 急性期白细胞总数升高，并有核左移。

【治疗原则】

1. **急性期** 全身应用抗生素，控制感染，保持大便通畅，局部热敷或坐浴。

2. **脓肿期** 脓肿形成宜及早切开引流，每次便后清洁肛门，并可行疗帮助炎症吸收。

3. **瘘管形成期**

（1）挂线疗法：适用于1岁以下婴儿的简单肛瘘。

（2）瘘管切除：适用于儿童的复杂瘘，女孩的直肠前庭瘘。

十七、急性阑尾炎

急性阑尾炎位居小儿急腹症之首位，临床分型为单纯性、化脓性、坏疽性阑尾炎，临床分期为单纯期、局限性腹膜炎期、弥漫性腹膜炎期、浸润期、脓肿期。

【诊断要点】

1. 流行病学特点　发病于任何年龄，多见6～10岁，5岁以下少见，新生儿罕见。男性略高于女性。

2. 临床表现

（1）症状：①腹痛：年长儿表现为转移性右下腹痛，低龄儿多为脐周痛，并发腹膜炎时为全腹痛；②呕吐：多发生于腹痛后，呕吐物为胃内容物；③发热：多发生于腹痛后，渐进性发热，阑尾穿孔后高热持续不退；④便秘或腹泻：年长儿多见便秘，低龄儿及晚期阑尾炎多见腹泻。

（2）体征：①腹部查体：右下腹固定压痛、肌紧张及反跳痛。腹膜炎时全腹压痛、肌紧张及反跳痛，肠鸣音减弱或消失。阑尾脓肿形成时右下腹触及包块；②直肠指检：直肠前壁水肿、增厚、右壁触痛。晚期阑尾炎，盆腔内触及炎性包块。

3. 辅助检查：①腹腔穿刺：穿刺液为脓性液体，镜检有白细胞或脓细胞，涂片为大肠杆菌；②血常规：白细胞总数增高，中性粒细胞增多。CRP增高；③腹部B超：正常阑尾或病变早期阑尾不显影，炎变阑尾呈低回声管状结构，直径超过6mm。晚期阑尾炎右下腹探及肿块或脓肿。

【治疗原则】

1. 手术治疗　小儿阑尾炎主张实施阑尾切除术，可采用传统的开腹阑尾切除术或腹腔镜阑尾切除术。

2. 抗生素治疗　选用抗革兰阴性杆菌和抗厌氧菌的药物。早期阑尾炎采用氨苄西林与甲硝唑联用，晚期或穿孔阑尾炎采用第三代头孢霉素与甲硝唑联用。体温正常、白细胞正常时可改为口服抗生素。

3. 浸润期、脓肿期阑尾炎的治疗　年长儿病程超过3天，婴幼儿病程超过5天，宜采用保守治疗。脓肿形成后可在B超引导下穿刺抽脓，必要时手术切开引流。炎症消退后

3～6个月，可择期施行阑尾切除术。

十八、肠套叠

肠套叠是肠管的一部分连同相应的肠系膜套入邻近肠腔内的一种特殊类型的肠梗阻，居婴幼儿肠梗阻病因之首位。根据病因不同，分为原发性肠套叠与继发性肠套叠；根据年龄的不同，分为婴儿肠套叠与儿童肠套叠。

【诊断要点】

1. 流行病学特点　发病年龄以 2 岁以内居多，4～10 个月为年龄高峰。男孩占明显优势。健康肥胖儿多见。发病季节与胃肠道病毒感染流行相一致，以春末夏初最为集中。

2. 临床表现

（1）婴儿肠套叠

1）腹痛（哭闹）：以突发、剧烈、节律性为特征。发作时哭闹不安、面色苍白、紧握双拳、屈膝缩腹、手足乱动、拒食拒奶，持续 3～5 分钟而后自行缓解，间隔 10～20 分钟，重新发作。缓解期逐渐缩短，患儿渐渐地精神萎靡、嗜睡，严重可出现全身中毒症状。

2）呕吐：初为乳汁乳块或食物残渣，以后带有胆汁，晚期为粪便样液体。

3）血便：为肠套叠特征性表现，典型的血便是红果酱样黏液血便，也可有鲜血便或脓血便。

4）腹块：多位于右上腹或中上腹，实性、光滑、球形或卵圆形、可移动、触痛。随病情进展，肿块沿结肠框分布，呈腊肠状。严重者套入部达直肠，偶见肿块从肛门脱出。

5）全身情况：病程早期，病儿一般情况良好，体温正常，仅表现为面色苍白，精神欠佳。晚期精神萎靡、表情呆钝、嗜睡、脱水、发热，甚至有休克、腹膜炎征象。

（2）儿童肠套叠：常为继发性，病程较缓慢，呈亚急性不全性肠梗阻。主要表现为阵发性腹痛，偶有呕吐，很少有血便，多可触及腹部肿块。发生严重脱水和休克者较少见。

3. 辅助检查

（1）腹部 X 平片：结肠内均匀致密的肿物阴影，腹立位片显示肠梗阻征象。

（2）钡灌肠检查：钡剂在结肠的套入部受阻，呈杯状或钳状阴影。

（3）B超检查：肠套叠的横断面呈"同心圆"征或"靶环"征，纵断面呈"套筒"征或"假肾"征。

【治疗原则】

1. 非手术治疗

（1）气体灌肠复位法

1）气灌肠适应证：①病程不超过48小时，便血不超过24小时；②全身状况好，无严重脱水、酸中毒及休克表现，无高热及呼吸困难者；③腹不胀，无压痛及肌紧张等腹膜刺激征象。

2）气灌肠禁忌证：①病程超过48小时，便血超过24小时；②全身情况不良，高热、脱水、精神萎靡不振及休克等中毒症状者；③腹胀明显，有腹膜刺激症状或疑有肠坏死者；④立位平片显示完全性肠梗阻者。

3）气灌肠前准备①解痉镇静：肌注阿托品、苯巴比妥钠，必要时在麻醉状态下进行；②脱水明显者，应予以输液纠正，改善全身情况；③麻醉下灌肠复位，保证禁食6小时，禁水4小时，必要时插胃管吸出胃内容物；④X线透视室内应备有吸引器、氧气、注射器等抢救设施。

4）气灌肠压力：①诊断性气体灌肠压力为6.6～8kPa（50～60mmHg）；②复位治疗压力为12～13.3kPa（90～100mmHg），不超过16kPa（120mmHg）。

5）气灌肠复位征象：①X线透视下见肿块逐渐变小消失，气体突然进入回肠，继之中腹部小肠迅速充气；②拔出气囊肛管，大量气体和暗红色黏液血便排出；③患儿安然入睡，不再哭闹，腹胀减轻，肿块消失；④炭剂试验：口服1g活性炭，约6小时后由肛门排出黑色炭末。

（2）B超监视下水压灌肠复位法　采用生理盐水B超观察下灌肠。满意的复位是见套入部消失，液体逆流进入小肠。

2. 手术治疗

（1）手术指征

1）灌肠禁忌证者。

2）灌肠复位失败者。

3）肠套叠复发达 3 次以上，疑有器质性病变者。

4）疑为小肠套叠者。

（2）手术方式：多数患儿采用手法复位术，若肠管坏死则行肠切除肠吻合术，患儿情况危重则可先行外置术或肠造瘘术，平稳后再择期行肠吻合术。

十九、腹股沟斜疝

小儿腹股沟斜疝是先天性发育异常，是最常见的小儿外科疾病，出生后即可发病，婴幼儿多见，男性多于女性，右侧多于左侧，单侧多于双侧。腹腔脏器进入疝囊后不能还纳而停留在疝囊内即形成嵌顿性腹股沟斜疝，是小儿腹股沟斜疝最常见的并发症。

【诊断要点】

1. 腹股沟斜疝

（1）症状：腹股沟区可复性包块，小包块位于腹股沟管外环处，大者可突入阴囊内。站立、哭闹、活动时出现，安静、平卧时消失。

（2）体征：包块质软，有弹性，上界不清，透光试验阴性，按压肿块消失，复位时可闻"咕噜"声。患侧腹股沟部饱满，患侧外环口宽松，有冲击感，患侧阴囊增大。

2. 嵌顿性腹股沟斜疝

（1）腹股沟部或阴囊部出现不能自行复位的肿块，疝块呈囊性、有张力、触痛明显、活动度小、透光试验阴性。

（2）新生儿及小婴儿嵌顿疝发病时间欠准确，常表现为拒乳、呕吐和腹胀，疝块透光试验可呈阳性，直肠指诊配合双合诊检查，扪到内环处有索带状物。

（3）晚期阴囊充血肿胀，肿块质硬，并发呕吐、便秘、腹胀、肠型、肠鸣音亢进等肠梗阻症状。就诊过晚，伴有全身中毒症状，出现脱水貌、精神萎靡、发热、血便等肠坏死征象。

（4）局部穿刺抽出血性液体、肠液或气体。

（5）腹部立位平片可见肠管扩张及液平面，有时阴囊内可见肠曲影。

（6）B 超检查协助诊断外突肿物为肠曲影。

【治疗原则】

1. 腹股沟斜疝的治疗 腹股沟斜疝诊断明确即应行手术治疗，手术时间不受年龄限制，手术方法行疝囊高位结扎术，外环宽大者紧缩外环即可，年长儿童或巨大疝病例可施行疝修补术。

2. 嵌顿性腹股沟斜疝的治疗

（1）手法复位

1）手法复位指征：①嵌顿12小时以内者；②全身及局部情况良好。

2）复位要点：①先注射镇静剂（鲁米钠5~8mg/kg每次）及解痉剂（阿托品0.01mg/kg每次），使病儿安静入睡；②平卧、抬高臀部、局部热敷；③挤压时切忌施以暴力，以免损伤疝内容物；④手法复位成功后，休息2~3天，待局部水肿消退，再择期手术。

（2）急诊手术

1）手术指征：①嵌顿时间超过12小时；②病儿全身情况差，出现发热、便血等症状者；③腹胀严重，局部皮肤变红或发紫，肿块硬有明显触痛，阴囊内有渗液者；④新生儿嵌顿疝，不能确定发病时间；⑤女孩嵌顿疝，疝内容物常为卵巢，不易复位；⑥手法复位失败者。

2）手术方式：疝内容物复位、疝囊高位结扎术为常用手术方式。肠管坏死则行肠切除吻合术。内环宽大者行内环紧缩术。若疝囊水肿严重、囊壁撕裂，则行腹股沟管修补术。

二十、先天性胆道闭锁

胆道闭锁系指胆道系统完全性、机械性梗阻，为新生儿及小婴儿黄疸常见的外科性原因之一，其发病率在东方国家较西方国家为高。

【病理分型】

1. Ⅰ型 胆总管闭锁。

2. Ⅱ型 肝管闭锁。

3. Ⅲ型 肝门部闭锁，肝门内部胆管闭锁，即所谓"不可治型"。绝大部分为这型。

还可根据远端胆管或肝门部的病变差异，再分亚型。

【诊断要点】

1. 临床表现

（1）症状

1）进行性黄疸：黄疸一般在出生后 1～2 周开始逐渐显露，持续加重。

2）陶土色粪便：新生儿期粪便呈灰色，也可为淡黄色或无异常，在黄疸出现的同时粪便颜色逐渐变淡，最终成陶土色。病程晚期黄疸加重时粪便可转为淡黄色。尿色随黄疸加深。

（2）体征：随年龄增长肝逐渐肿大，质地坚硬。脾也肿大，腹部膨隆。3 个月后开始出现发育不良，肝硬化加重。

2. 辅助检查

（1）血清胆红素动态观察：每 4～5 日测定胆红素一次，绘出胆红素水平曲线。患者曲线呈持续上升趋势，药物治疗无改善。

（2）十二指肠液检查：采用带金属头导管置于十二指肠降部，抽取肠液。患者十二指肠液中不含胆汁，也无胆红素和胆汁酸。

（3）血清胆汁酸测定：患者血清总胆汁酸 >100μmol/L（正常对照：5～33μmol/L），提示胆汁淤积。

（4）脂蛋白-X（LP-X）测定：患者血清中 LP-X 明显增高（>500mg%），经考来烯胺（肖胆胺）等治疗仍不下降。

（5）B 型超声检查：显示胆囊不显像或瘪小，进食后胆囊无收缩。

（6）放射性核素显像：经静脉注入 ^{99m}Tc 制剂（^{99m}Tc 标记 iminodiacetic acid 衍化物 DISIDA 等）后，潴留在肝内，排泄受阻，甚至 24 小时后仍不见肠道显影。应在出生后 60 日内完成各项检查，综合分析作出诊断。诊断仍不明确者，应及时手术探查。

【治疗原则】

胆道闭锁宜于出生后 60 天内手术。90 天后肝损害不可逆转。

1. 肝管空肠 Roux-γ 吻合术，胆囊空肠 Roux-γ 吻合术，胆囊十二指肠吻合术适于Ⅰ型胆道闭锁。

2. 肝门空肠 Roux-γ 吻合术（Kasai 术）适于Ⅱ、Ⅲ型。

3. 肝移植　适于 Kasai 术无效或就诊时年龄超过 90 日，肝病变严重者。

二十一、先天性胆总管囊肿

先天性胆总管囊肿又称先天性胆道囊性扩张症，是一种胆道先天性发育异常，胰胆管合流异常是公认的病因之一。还有胆道上皮增殖不平衡，病毒感染等病因学说。女性发病多于男性，约（4~5）:1。

【病理分型】

1. 囊性扩张型　胆总管呈囊性扩张，肝内胆管系统正常。

2. 憩室型　胆总管呈憩室样扩张。

3. 胆总管口囊性脱垂。

4. 混合型　胆总管囊肿伴有肝内胆管扩张，在肝左、右叶内形成球状或圆柱状的一个或多个囊肿。

5. 单纯的肝内胆管扩张，称为 Caroli 病。

【诊断要点】

1. 临床表现

（1）症状

1）腹痛：多为上腹中部或右上腹痛，疼痛性质和程度不等。

2）黄疸：其严重程度与胆道梗阻的程度有关，轻者临床上可无黄疸，但随感染、疼痛发作后出现黄疸。

3）合并胆道感染时可有发热、恶心、呕吐。

4）粪便和尿：黄疸时大便颜色变淡，甚至灰白色，尿色较深。

5）囊肿穿孔：出现急腹症症状如剧烈腹痛、呕吐、腹部强直等。

（2）体征

1）皮肤巩膜可以呈现不同程度的黄染。

2）肿块：位于右上腹肋缘下，多呈球形有张力的囊性肿物，小囊肿不易触及。

2. 辅助检查

（1）生化检查：肝功能和血淀粉酶可有异常。

（2）B超检查：可显示病变部位、大小及范围。

（3）CT检查：可清楚显示胆总管扩张情况。

（4）X线检查：囊肿较大时，平片可见右上腹有占位性致密肿物阴影；钡餐检查见十二指肠窗扩大，侧位片可见十二指肠降段受压前移。

（5）逆行胰胆管造影（ERCP）及磁共振胰胆管成像（MRCP）显示胰胆管共同管的长度，及胆胰管合流异常。

【治疗原则】

一经确诊，应立即手术治疗。延误治疗可并发以下合并症：反复胆道感染；胆道穿孔胆汁性腹膜炎；淤胆性肝硬化；囊肿壁癌变。

手术方法：①囊肿切除胆道重建术，囊肿切除后可行肝总管空肠 Roux-Y 吻合或空肠间置肝总管十二指肠吻合术；②单纯囊肿外引流术，仅用于个别重症病例，如囊肿穿孔、感染严重等。待病情好转再行囊肿切除胆道重建术。

二十二、血管瘤

血管瘤是一种先天性的良性病变。根据其病变结构和生长特点主要分为真性血管瘤和血管畸形两大类。真性血管瘤包括草莓状血管瘤、海绵状血管瘤和混合性血管瘤等，生后不明显，可在 1~3 月内迅速增大、大部分可在 1~2 年内自然消退；血管畸形则出生后就具有一定的面积和体积，增长缓慢，不能自然消退。大小分型：直径 <3cm 为小型、3~5cm 为中型、5~10cm 为大型、>10cm 为特大型。

【诊断要点】

1. 临床表现

（1）毛细血管：发生在皮肤的称为草莓状血管瘤，病变侵犯皮肤全层，表现为局部皮肤颜色紫红，高出皮面，如草莓样。多为生后一小红点，1~3 月内迅速增大，完全消退需要 1~2 年。

（2）海绵状血管瘤：位于皮下，常侵犯肌肉、骨膜。临床表现为柔软的包块，挤压不缩小。合并皮肤病变者称为混合性血管瘤。

（3）红斑痣：病变位于真皮层，局部皮肤鲜红，压之退色且不高出皮面，属血管畸形，不能自然消退。

（4）蔓状血管瘤和动静脉瘘者：病变主要累及静脉系统，病变范围广，受累肢体可缓慢增粗、增长，有的挤压可缩小。合并动静脉瘘者有皮温升高、震颤和搏动。病变属于血管畸形，不能自然消退，

（5）血管瘤亦可发生于肝脾、消化道及膀胱。可因出血就诊。并发症为血管瘤伴血小板减少性综合征（Kasabanch-Merritt 综合征）和心力衰竭等。

2. 辅助检查

（1）穿刺抽出可凝固的鲜血。

（2）B 超和 CT 增强延时扫描显示瘤体血流丰富；血管造影可观察动静脉瘘位置。

【治疗原则】

1. 观察随诊　可以自然消退的小型肿瘤如草莓状血管瘤、腮腺血管瘤、不影响功能、美容的可以观察，2 周至 1 月复诊一次，以便根据变化及时采取措施。

2. 瘤体内局部注射药物　如确炎舒松加地塞米松、平阳霉素等。用于小型和中型的血管瘤，尤其是头面部影响外貌的肿瘤，可避免手术、放疗和激光引起的毁容或功能障碍；也可用于术后复发的中小型病例。

3. 染料激光　用于红斑痣的治疗，疗效肯定。

4. 手术治疗　肿瘤局限可切除，肿瘤巨大可血管栓塞治疗。

5. 全身激素治疗：适用于 1 岁以内特大型血管瘤或各年龄合并 Kasabanch-Merritt 综合征或心力衰竭患者。

5. 血管畸形可以终身穿弹力衣裤或弹力绷带加压包扎缓解症状。

二十三、淋巴管瘤

淋巴管瘤是常见的先天性良性病变，大部分位于头颈躯干和四肢的表皮、皮下，少数位于纵隔、肠系膜、大网膜和腹膜后。分为单纯性淋巴管瘤及海绵状淋巴管瘤。

【诊断要点】

1. 临床表现

（1）局部皮肤或黏膜呈小水泡样，肥厚，有淡黄色淋巴

液渗出。

（2）皮下不规则包块，质软，挤压无缩小，皮肤可发蓝。

（3）巨舌，巨唇，象皮肿样肢体肥大。

（4）并发症表现：瘤体内出血、瘤体感染及压迫引起的症状。

2. 辅助检查

（1）肿物穿刺为淡黄色液，瘤内出血时为暗红色不凝血。

（2）B超、CT显示低密度影和瘤体内分隔情况及毗邻结构。

【治疗原则】

1. 局部注射药物　如激素、沙培林等，用于单囊和瘤内分隔少的瘤体，亦可用于术后复发的肿瘤。

2. 手术切除适应证

（1）局限、易于切除的肿瘤。

（2）位于气管周围及胸腹腔的肿瘤。

（3）产生威胁生命的并发症的肿瘤。

（4）局部注射药物失败的肿瘤。

二十四、生殖细胞肿瘤

生殖细胞肿瘤从部位上分为颅内和颅外、生殖腺内和生殖腺外的生殖细胞肿瘤。常见的部位为睾丸、卵巢、骶尾部、前纵隔、腹膜后和松果体。从肿瘤分化方向和程度分为恶性、不成熟性、成熟性生殖细胞肿瘤。常见的有成熟性畸胎瘤、不成熟畸胎瘤、恶性畸胎瘤、内胚窦瘤、卵黄囊瘤和无性细胞瘤等。良性肿瘤可出现恶变。

【诊断要点】

1. 临床表现

（1）肿块：良性肿瘤多为囊性，生长缓慢；恶性者生长迅速，多为实性、无痛性包块。

（2）压迫症状：肿瘤部位不同，可以出现呛咳、呼吸困难、便秘和尿潴留等。

（3）全身症状：卵巢肿瘤扭转可表现为急腹症症状，恶性肿瘤晚期可有恶病质和相应转移部位症状，如局部淋巴结转移和肝肺转移。

2. 辅助检查

（1）肿瘤标志物的检查：甲胎蛋白、绒毛膜促性腺激素、乳酸脱氢酶、特异性神经元烯醇化酶等，恶性肿瘤和恶变者增高。

（2）影像学检查：肿物囊性者或有牙齿骨骼影、多为良性瘤。

【治疗原则】

1. 新生儿期肿瘤应积极手术，术后随诊甲胎蛋白至1岁后，若不能降至正常或升高，有恶性或恶变的可能，应进一步治疗。

2. 骶尾部肿瘤手术必须切除尾骨，否则易复发和恶变。

3. 恶性肿瘤若肿瘤局限，手术全部切除后化疗。估计肿瘤不能切净，先化疗待肿瘤局限后再手术，术后继续化疗。术后注意随诊，定期检查肿瘤标志物、原发部位和易转移部位（肝、肺和引流淋巴结等）。

二十五、神经母细胞瘤

神经母细胞瘤是常见的儿童实体瘤，是来源于脊柱两侧交感神经链的恶性肿瘤，60%位于肾上腺部位，20%位于后纵隔，其余位于颈部和盆腔。早期即可出现血行转移，多见于肝、骨髓、骨骼及脑等。

【分期】

1. Ⅰ期　肿瘤局限，完整切除。

2. Ⅱ期a　肿瘤单侧、未完整切除，淋巴结阴性。

3. Ⅱ期b　肿瘤同前，同侧淋巴结阳性，对侧阴性。

4. Ⅲ期　肿瘤未切除，对侧淋巴结阳性。

5. Ⅳ期　远处转移。

6. Ⅳs期（特殊Ⅳ期）：年龄小于1岁，原发瘤为Ⅰ或Ⅱ期，有肝或皮肤转移、骨髓转移<10%。

【诊断要点】

1. 临床表现

（1）局部症状：无痛性肿物，质地较硬，结节状，固定不活动，腹部肿物常过中线。

（2）压迫症状：颈部和后上纵隔肿物可伴 Horner 综合

征。盆腔肿物可引起尿潴留、便秘。肿瘤经椎孔侵入椎管，压迫脊髓，引起下肢肌力下降、瘫痪和尿便功能障碍。

（3）转移症状：眼眶转移局部出现淤斑、眼球突出，称为"熊猫眼"。肝转移可有肝大。皮肤转移表现为皮下结节。骨盆骨转移患者常诉腿疼。

（4）全身症状：常见发热、消瘦、厌食和易激惹。肿瘤分泌肠肽类物质可引起顽固性腹泻。

2. 辅助检查

（1）B超、CT和MRI显示肿瘤有细小不规则钙化、包绕大血管及肾等重要结构生长、淋巴结肿大、肝占位等表现。

（2）骨扫描：见示踪剂浓集说明骨转移。

（3）骨髓穿刺检查：见深染、核大的小圆细胞浸润表明骨髓转移。

（4）24小时尿检测尿VMA（儿茶酚胺代谢产物）增高。

（5）血清LDH（乳酸脱氢酶）、神经元特异性烯醇化酶（NSE）增高。

【治疗原则】

1. 手术　Ⅰ期、Ⅱ期和Ⅳs期者可直接切除肿瘤；Ⅲ期、Ⅳ期者小切口或组织切割针活检；明确病理分型、N-myc基因扩增等生物学指标。

2. 化疗　常用药物有长春新碱、环磷酰胺、阿霉素、顺铂和足叶乙苷、口服顺式维A酸等，根据肿瘤分期、病理、生物学分型确定化疗方案。

①术前化疗：Ⅲ期、Ⅳ期患者先化疗3~6个月，肿瘤缩小，转移瘤消失后手术。

②术后化疗：Ⅱ期患者1年。Ⅲ期、Ⅳ期患者可行自体骨髓移植。

3. 放疗　Ⅲ期患者术后加瘤床放疗。

4. 随诊　术后每3~6月复查肿瘤标志物，肿瘤原发部位、肝、骨髓和全身骨扫描以观察肿瘤有无复发和转移，至少5年。

二十六、肾母细胞瘤

肾母细胞瘤（肾胚胎瘤）是儿童最常见的肾肿瘤。按照预后组织分型分为两种：预后好的组织结构包括上皮型、间叶型、胚芽型和混合型；预后差的组织结构包括间变型。临床上肿瘤分期为：Ⅰ期——肿瘤限于肾内，完整切除；Ⅱ期——肿瘤扩散到肾外而完整切除；Ⅲ期——腹部有非血源性肿瘤残存；Ⅳ期——肿瘤有血源性转移；Ⅴ期——双侧肾母细胞瘤。

【诊断要点】

1. 临床表现

（1）症状：①腹部肿块或腹大：为最常见症状，约95%病例在首诊时触及肿块；②血尿：30%左右患儿有血尿，其中10%～15%为肉眼血尿；③部分患儿可有高血压。

（2）体征：腹部检查常发现患侧腹部可及肿块，表面光滑，中等硬度，无压痛，大部分不越过中线，多数可有一定活动性。

2. 辅助检查

（1）静脉尿路造影：约2/3显示肾盂肾盏受压、伸长、移位、变形；1/3肾不显影。

（2）B超检查：可分辨肿块为囊性或实性、肿瘤大小、有无肿大淋巴结、腔静脉内有无瘤栓。

（3）CT检查：可进一步确定肿瘤浸润范围，肿瘤与周围脏器关系，造影剂增强后效果更好。

（4）胸部X线检查：了解有无肿瘤肺转移。

【治疗原则】

肾母细胞瘤需要综合治疗，包括手术、化疗、必要时加用放射治疗。常用的化疗药包括长春新碱、放线菌素D、阿霉素以及顺铂、足叶乙苷等。手术后按照临床分期及病理分型来决定化疗、放疗方案。

二十七、肾盂输尿管交界部梗阻

肾盂输尿管交界部梗阻是小儿先天性肾积水的常见病因，引起的肾积水可导致肾实质萎缩，肾功能严重损害。

【诊断要点】

1. 临床表现

（1）腹部肿块：新生儿及婴儿约半数以上以腹部肿块就诊，也有表现为腹大膨隆者。多为表面光滑，无压痛的囊性包块。

（2）腰腹部间歇性疼痛：除婴幼儿外，大多数患儿以上腹部或脐周痛就诊，年龄较大的患儿可指出疼痛来自患侧腰部。疼痛可伴恶心呕吐等消化道症状。

（3）血尿：发生率为 10%～30%。

（4）尿路感染：发生率低于 5%。

（5）高血压：可能因扩张的肾集合系统压迫肾内血管，引起肾缺血产生肾素所致。

2. 辅助检查

（1）B 超：产前即可诊断出肾积水，其中大部分为肾盂输尿管交界部梗阻。B 超是诊断肾积水最重要的手段，可见肾盂肾盏扩张，再结合未见扩张的输尿管，可明确诊断为肾盂输尿管交界部梗阻。并且可测量肾实质厚度，了解肾功能情况。

（2）X 线检查

1）腹部平片：可了解有无肾结石。

2）静脉尿路造影（IVP）：是重要的辅助检查，即可了解肾功能又能了解形态。可见肾盂肾盏扩张，造影剂突然终止于肾盂输尿管交界部。延缓拍片可清楚了解肾脏形态及有无扩张的输尿管。患肾功能差时，可能显影差。

3）逆行肾盂造影、经皮肾穿刺造影：了解梗阻部位，但目前应用不多。

（3）核素扫描：可很好了解分肾功能及梗阻情况。

（4）MRU 是了解肾形态最满意的一种检查手段。

【治疗原则】

1. 对于围生期 B 超发现的肾积水应于产后复查 IVP，了解肾功能及形态，大部分肾积水或因是假象或肾功能恢复正常不需处理。

2. 1 岁以内的肾积水，如果积水程度轻、没有症状，可以观察其进展。定期复查，如果肾积水加重、肾功能降低需要手术。

3. 对于明确诊断的肾盂输尿管交界部梗阻大部分应手术，手术方法为离断性肾盂成形术，即 Anderson-Hyne 术式。双侧肾积水可同时手术。

4. 肾切除要慎重，只是用于肾脏无功能，或肾功能极差，经引流后肾功能不足 10%，对侧肾功能正常者。

5. 肾盂成形术后只要病人的症状消失，肾功能好转即属治愈。术后影像学检查肾形态恢复正常者不足 10%。这一点必须向家长交代清楚。

二十八、尿道下裂

尿道下裂绝大多数发生于男孩，女孩罕见。病因为尿道发育过程中，各种原因使尿道沟融合不全，从而造成尿道开口于正常尿道口的近端。形成临床上各种类型的尿道下裂。尿道下裂按尿道外口的位置可分为阴茎头型、阴茎体型、阴茎阴囊型和会阴型。临床上以前型尿道下裂居多。此外，尚有单纯性阴茎下弯而无尿道下裂者。

【诊断要点】

1. 尿道开口异常。

2. 阴茎下弯。

3. 帽状包皮和包皮系带缺如。

4. 阴茎阴囊型和会阴型尿道下裂，阴茎弯曲较严重，故不能站立排尿。合并尿道口狭窄者，有排尿困难。

5. 外生殖器检查　确定尿道开口位置以作临床分型，性腺检查务必明确双侧睾丸存在并肯定下降至阴囊。

6. 重度尿道下裂并发隐睾的患儿和两性畸形相鉴别。

7. 对重度尿道下裂应做排尿性膀胱尿道造影或者超声除外前列腺囊。

【治疗原则】

1. 尿道下裂治疗应达到三个标准

(1) 正位尿道口。

(2) 阴茎下弯充分矫正。

(3) 阴茎外观接近正常。可站立排尿，使成年后能有正常的性生活。

2. 手术治疗　手术年龄一般在 1 岁以后。尿道下裂手术方法很多，手术方法可根据尿道下裂病变程度、术者的经验与条件而定。按有无合并阴茎下弯手术方法分为：

(1) 无或轻度阴茎下弯

1) 阴茎头型：可采用尿道口前移阴茎头成形术（MAG-

PI 方法），如有阴茎头明显下弯也可在阴茎背侧作白膜紧缩纠正。

2）冠状沟、阴茎体前型、阴茎体型：加盖岛状包皮瓣尿道成形术（onlay island flap）。由于很多阴茎下弯并不是因尿道板发育异常引起，所以结合背侧白膜紧缩纠正下弯的方法，对很多病人可应用 onlay 方法。尿道板发育好的病人可以用尿道板纵切卷管法（snodgrass）。

（2）合并阴茎下弯：多选择 Duckett 带蒂岛状包皮瓣尿道成形术。重度尿道下裂病例需应用 Duckett + Duplay 方法。

二十九、隐睾

隐睾症是指睾丸未能按正常发育过程从腰部腹膜后下降到达阴囊底部，而停留在腹腔、腹股沟区、阴囊入口处或其他部位，是常见的先天性泌尿生殖系统畸形。隐睾症包括：睾丸下降不全；睾丸异位；睾丸缺如。

【诊断要点】

1. 临床表现

（1）患儿多无自觉症状，主要表现为患儿阴囊发育不良，阴囊内空虚，睾丸缺如。

（2）体征　要求检查室和检查者双手保持温暖，让患者取立位、卧位、下蹲等不同体位检查，明确睾丸位置及大小。

睾丸回缩是由于提睾肌过度收缩所致，体检时用手轻柔地向下推移睾丸可入阴囊，并停留片刻。一般不需治疗，待至青春期可自行降入阴囊。

睾丸异位是睾丸下降经腹股沟管后，离开正常的径路，而停留于腹股沟管的浅层皮下、大腿上方、会阴部或阴茎根部等异常部位。体检时可触及，需手术治疗。

2. 辅助检查

（1）B 超或 CT、MRI：对未触及型进行定位，但结果不确切。

（2）腹腔镜检查：用于未触及睾丸的隐睾的检查，诊断准确率达 95% 以上。

（3）激素试验：绒毛膜促性素（HCG）试验主要用于双侧不能扪及的类型。先测血浆睾酮基础值、FSH、LH，肌注

HCG 后复查睾酮，如浓度上升，提示存在功能性睾丸，再作定位检查。

【治疗原则】

1. 激素治疗　出生后 10 个月仍为隐睾者，应开始激素治疗，目的是促进睾丸发育及下降。

(1) HCG 疗法：剂量 1000 ~ 1500u，每周肌注两次，共 10 次，总量为 10000 ~ 15000u。

(2) LHRH 疗法：黄体生成激素释放激素（LHRH）或称促性腺激素（GNRH），采用鼻黏膜喷雾给药。

2. 手术治疗

(1) 睾丸固定术：手术应在 1 岁之后，2 岁之前进行。方法为肉膜囊外固定法。

(2) 位置高的睾丸下降不全：可用分期睾丸固定术，睾丸自家移植，保留引带、输精管血运，切断精索的 Fowler-Stephen 手术。

(3) 腹腔内睾丸：可以先阻断精索，6 个月后待睾丸引带、输精管血运重建，再行 Fowler-Stephen 手术。

三十、鞘膜积液

小儿的鞘膜积液是由于腹腔液体经未闭的鞘突管进入鞘膜内积留过多而形成。根据鞘突管闭合异常的部位，分为精索鞘膜积液和睾丸鞘膜积液两种类型。由于出生后鞘突管继续发生闭塞，鞘膜的淋巴系统发育趋向成熟，少量液体可逐渐自行吸收而自愈。年龄越小，积液越少，自愈率越高。年长儿童，积液较多，自愈的时间较长。

【诊断要点】

1. 症状　腹股沟部、阴囊一侧或两侧出现肿块，增长较慢，不引起疼痛。如果未闭鞘突管口径较粗，平卧或睡眠后肿块缩小。

2. 体征　肿块呈囊性，边界清楚，透光试验阳性。精索鞘膜积液的肿块位于精索部位，体积较小，呈卵圆形，在肿块下方可扪及睾丸。

3 辅助检查　对于怀疑有睾丸肿物者，需要做超声检查，除外睾丸病变。

【治疗原则】

1. 保守治疗　年龄小、鞘膜积液张力低者可以观察。

2. 如果年龄大于一岁，鞘膜积液张力较高需手术。手术方法为鞘状突高位结扎术。

三十一、包茎及包皮过长

包茎指包皮不能完全上翻显露阴茎头。包皮与阴茎头间有生理性粘连，在婴儿期属正常现象，随着年龄的增长，阴茎的发育，粘连逐渐分离吸收，包皮可自行向上退缩。17岁以后仅有不足1%的包茎。

包皮过长指包皮覆盖阴茎头，但能上翻使阴茎头外露，在小儿也是正常现象。

嵌顿包茎指包皮被翻至阴茎头上部后，包皮环紧勒于冠状沟部，导致静脉和淋巴回流障碍，引起阴茎头水肿，使包皮不能复原。

【诊断要点】

1. 症状

(1) 包皮口狭小，呈针孔样，可引起不同程度的排尿困难，尿流缓慢、细小，排尿时包皮膨起。

(2) 包皮下积聚由皮脂腺分泌物和上皮脱屑组成的包皮垢，呈白色小毛块。包皮垢可引起阴茎头包皮炎，急性炎症时包皮口红肿，有脓性分泌物。

(3) 嵌顿包茎：疼痛剧烈，包皮水肿，有排尿困难，时间过长嵌顿包皮可发生坏死。

2. 体征

(1) 观察包皮口大小，将包皮试行上翻，便可作出判断。检查后应及时将上翻的包皮推下，以免嵌顿。

(2) 嵌顿包茎时，水肿的包皮翻在阴茎头的冠状沟部，在其上缘可见到狭窄环，阴茎头水肿呈暗紫色。

【治疗原则】

1. 包茎

(1) 对于5岁以下无排尿困难、无感染的包茎不必处理。

(2) 有症状者可先试行手法扩大包皮口。可将包皮反复试行上翻，使包皮口扩大。若包皮口宽大易于上翻，要经常上翻清洗，保持局部清洁，无需手术。大多数小儿经此治疗，随年龄增长均可治愈。

（3）包皮环切术适用于：①包皮口有纤维性狭窄环；②反复发作阴茎头包皮炎；③5岁以后包皮口重度狭窄，包皮不能退缩而显露阴茎头。

2. 嵌顿包茎 用手法复位，如复位失败，急诊作包皮背侧切开术。

三十二、锁骨骨折

锁骨呈S形弯曲，在生物力学上存在应力集中，易发生骨折。锁骨骨折多发生在锁骨中、外1/3交界处。新生儿由于难产可发生锁骨骨折；婴幼儿常因坠床导致；大一些的孩子常由于游戏或运动中摔倒、肩部直接撞击造成。

【诊断要点】

1. 临床表现

（1）症状：患儿受伤后表现为患肢的"假性瘫痪"，即患肢垂于胸前，不敢活动。

（2）体征：婴幼儿有青枝骨折时，由于脂肪较厚，局部肿胀可不明显。较大儿童的移位骨折局部多有隆起及压痛。

2. X线检查 可清晰显示骨折部位和错位情况。

【治疗原则】

1. 新生儿如无症状可不进行处理，在生长发育过程中畸形可自行矫正。或者将患肢与躯干捆绑固定2~3周。

2. 儿童用"8"字绷带或锁骨带固定3周。缠绕"8"字绷带时腋窝下应加棉垫，避免压迫神经和血管。移位骨折极少数需要整复。

三十三、桡骨小头半脱位

桡骨小头半脱位也称为"牵拉肘"，1~3岁儿童较多见，5岁以后随着桡骨小头的发育，发病逐渐减少。

【诊断要点】

1. 有肘关节被动牵拉的病史。

2. 症状 小儿啼哭并拒绝患侧上肢活动和持物。

3. 体征 肘关节处于半屈曲位，前臂旋前位，局部无肿胀和畸形。

【治疗原则】

手法复位：一手握住前臂，另一只手握住肱骨下端，并用拇指压迫桡骨小头，屈曲肘关节并做前臂旋后的动作，即可感到复位的弹跳，疼痛随之消失，患儿可用患肢取物，完成上举动作。

三十四、发育性髋关节脱位

发育性髋关节脱位，以前也称为先天性髋关节脱位，为小儿骨骼肌肉系统常见病。

【诊断要点】

1. 临床表现

（1）症状：新生儿表现为患肢活动少、蹬踏无力、双下肢不等长。儿童常以跛行就诊。

（2）体征

1）外观与皮纹：大腿皮纹不对称，患侧短或消失，臀部皮纹也不相称，患肢有外旋。

2）Ortolani 试验（外展试验）：屈髋90°时外展受限。当外展到一定程度突然弹跳，则外展可达90°，称为 Ortolani 征阳性，此为髋关节脱位最可靠的体征。

3）Galeazzi 征：单侧病例两足尖摆齐，屈髋屈膝时两膝不等高。

4）髋关节松弛：被动活动患侧髋关节时，可感觉髋关节松弛。

5）股动脉搏动触摸不清。

6）套叠试验（活塞征）：内收患肢，牵拉推动髋关节时有活塞样活动感觉。

7）Trendelenburg 试验：患侧下肢负重站立时，健侧骨盆下垂。

8）barlow 试验（弹出试验）：是诊断髋关节发育不良，髋关节不稳定的可靠方法。双髋双膝屈曲90°，拇指放在大腿小转子处加压向上方推压股骨头，感到股骨头从髋臼内滑出髋臼外的弹跳，去掉拇指的压力，则股骨头又自然回到髋臼内，为阳性表现。

9）跛行步态：一侧脱位时跛行，两侧脱位时表现为

"鸭步"。

2. 超声检查 适用于 5~6 岁以内患儿，最常用的方法是 Graf 超声诊断法。

3. X 线检查

（1）股骨头骨化中心出现迟，晚于生后 9 个月，出现后位于 Perkin 象限之外上或外下象限。

（2）髋臼指数增大，大于 25°。

（3）Shenton 线不连续，中断。

（4）CE 角（中心边缘角）小于 15°。

（5）假臼形成。

（6）颈干角增大，大于 130°。

（7）前倾角增大，大于 15°。

【治疗原则】

1. 生后至 6 个月 用 Pavlik 吊带等外展法固定 4 至 6 个月。

2. 6 至 18 个月 尝试手法闭合复位。复位成功后，用髋人字石膏固定于"人类体位"（屈髋 90°，外展 60°~70°），每两个月更换一次石膏。第二、三次石膏由"人类体位"改为髋伸直屈膝 15°外展内旋位。每次更换石膏后均应拍 X 线片复查。

3. 18 个月 以上 常需要髋关节切开复位手术治疗。

4. 8 岁以上 可酌情采用一些姑息手术方法，如骨盆内移截骨（Chiari）术，原地臼加盖稳定髋关节或采用髋臼加深贴骨膜手术等。

三十五、先天性马蹄内翻足

先天性马蹄内翻足是常见的一种先天性畸形，畸形包括前足内收，踝关节马蹄，跟骨内翻，常伴发胫骨内旋，小腿发育不良等畸形，随着年龄的增长畸形日趋加重。发病率约为 1‰，男孩为女孩的 2 倍多，单侧稍多于双侧。

【诊断要点】

1. 临床表现 生后即有足畸形，前足内收，足内翻及足下垂。

2. X 线检查 足前后正位片显示距骨长轴线向外远离第一跖骨；侧位片显示跟距骨长轴交角（Kite 角）缩小或消

失。先天性马蹄内翻足的诊断通常不需要 X 线检查，但对治疗效果的分析有帮助。

【治疗原则】

1. 保守治疗　从新生儿期即可采用 Ponseti 方法治疗。先矫正前足内收，内翻，5～6 次手法和石膏矫形之后，用皮下切腱法纠正足下垂。每周更换一次矫形固定石膏。

2. 手术治疗

（1）Turco 后内侧软组织松解术：适于保守治疗而不能彻底矫正的 6 个月以后的患儿。

（2）Dwyer 跟骨截骨术：适用于治疗后跟骨仍有内翻或顽固马蹄畸形。

（3）跟骰关节融合术：适用于彻底内后侧软组织松解，不能完全矫正前足内翻和内收畸形的 4 岁以上患儿，目的是短缩足的外侧以矫正前足内收。

（4）跗跖关节松解和跖骨截骨术：适用于保守或手术治疗仍有残余顽固的前足内收和跟骨内翻的畸形。

（5）肌腱转移术：胫前肌或胫后肌转移纠正残存足内收、内翻。

（6）三关节固定术：患儿年龄到 10～12 岁以后切除距跟、距舟和跟骰三个关节面，楔形切除的程度取决于畸形的轻重，以矫正马蹄足的残余畸形。

三十六、软组织损伤

【诊断要点】

软组织损伤是指皮肤、皮下组织、肌肉、韧带的损伤，是儿童最常见的损伤类型，软组织损伤以开放性损伤多见，即皮肤、黏膜的完整性遭到不同程度的破坏，这类损伤一目了然，容易判断。

1. 擦伤　擦伤一般是指表皮或部分真皮的损伤，即通常说的"擦破点皮"。

（1）浅擦伤：表皮擦破，有少量组织液渗出，几乎不出血，伤口略痛。愈合快，不结痂，不留瘢痕。

（2）深擦伤：伤口深至真皮，创面有少许渗血，出血量不大，疼痛较明显。愈合较慢，结痂较厚，有时留有瘢痕。

（3）渣土擦伤：多见于跑动中摔倒，身体某一部分与地面摩擦致伤，地面上有煤渣、土渣或砂粒，而脏东西嵌入皮肤深层或划破皮肤，形成黑色、棕色、血色交错的创面。愈合较慢，创面着色或异物残留，影响美观。

2. 裂伤　裂伤是皮肤全层及皮下软组织裂开的创伤，即常说的"磕破了个口子"，低龄儿多见于头部，年长儿多见于手部。多为单一创面，创缘整齐，伤口较深，呈窄条状，出血较多。少数伤口呈三角形或不规则形，受伤较重的创面，有大片皮肤及皮下软组织撕脱，形成撕裂伤。

3. 挫伤　挫伤一般指皮肤完整的软组织受伤伴有小血肿而言。局部肿胀疼痛，皮肤青紫或有淤斑，也可与擦伤、裂伤共同存在。

4. 血肿　血液渗出或流出血管外聚集在人体组织中，即称"血肿"，俗称"青包"。包块大小不一，皮色发青，触之软，有波动的感觉，触痛不明显。血肿分为多发性血肿和孤立性血肿。

5. 软组织异物伤　指尖锐、细长状物体刺入人体浅表部位引起的损伤。儿童常见的异物种类为木刺、竹刺、仙人掌刺、缝衣针、碎玻璃和砂石等。检查可见异物残头突出于皮肤表面，异物区域组织轻微肿胀，手沿皮肤表面摩擦时，感到有刺，同时患儿哭闹或诉痛。

【治疗原则】

1. 注意有无其他合并伤　软组织损伤多为单一孤立、一目了然的损伤，但不能忽略其他合并伤，如骨折或内脏损伤。注重询问受伤情景，观察伤后表现，全面查体，以免漏诊。

2. 嘱患儿禁食禁水　对于不配合治疗的婴幼儿或软组织损伤严重的儿童，需在全身麻醉下进行清创缝合，故受伤患儿来院就诊时，先令其禁食禁水，即能创造麻醉下手术的条件，又能避免局部治疗时患儿过度哭闹发生的呕吐窒息。

3. 坚持无菌操作原则　无菌操作是医疗的基本要求，可以减少或杜绝伤口感染。对伤口的处理过程中应严格按照无菌操作的原则进行。

4. 及时对伤口进行处理　软组织损伤的开放伤口已有污染的可能，延时处理创面将增加感染的机会，伤后力争在

6 小时内处理伤口。

5. 创面出血的处理

（1）直接压迫法：小的伤口且伤口无异物，可将敷料直接压迫在伤口上。如敷料被血液浸湿，可在上面再加敷料继续施压，切勿更换原有敷料。

（2）间接压迫法：伤口较深出血较多时，直接压迫仍不能达到止血目的，或伤口有异物，可在伤口四周施压，压迫出血部位附近的动脉止血。

前头部出血（耳前眼以上部分）：在患侧颞浅动脉搏动处（相当耳屏前上方凹陷处），以拇指或其余 4 指用力将血管压在下面的骨面上。

后头部出血（耳后发际以上部分）：在患侧摸到耳后动脉搏动处（相当耳后下方骨突起后方处），以拇指或其余 4 指用力将血管压在下面的骨面上。

指或趾出血：用示指和拇指攥住患儿指或趾的根部，适当用力。

手或足出血：先抬高患肢，用双手配合攥住患儿腕或踝部，适当用力。

前臂或小腿出血：先抬高患肢，用双手配合攥住肘上或膝上部，适当用力。

（3）止血带法：在肢体大出血或等待手术的情况下，可采用此法。用止血带，在出血部位上方，绕肢体一圈，然后从空隙内塞入一短棍，将止血带旋转绕紧，其程度以伤口不再出血为度，出血伤口另作包扎。

使用止血带注意要点：①止血带不能直接和皮肤接触，压迫处应内放置敷料作垫；②绕紧止血带之前必须将患肢抬高；③记录上止血带的准确时间，隔 30 分钟左右放松 1 次。

6. 清创缝合步骤

（1）麻醉：小创面以 0.5% 的丁卡因外敷麻醉，大创面或较深伤口以 2% 普鲁卡因局部浸润麻醉，严重创面或不合作的小儿则应用全身麻醉。

（2）清洁伤口：无菌纱布覆盖伤口，剃除伤口周围毛发，先用汽油或乙醚擦去油垢，再用肥皂水、生理盐水清洗伤口周围皮肤。取去覆盖伤口的纱布，用 1:1000 苯扎溴铵

（新洁尔灭）溶液冲洗伤口，然后伤口内涂以 3% 过氧化氢（双氧水）溶液，伤口缘外以络合碘（碘伏）消毒。

（3）去除坏死、污染组织：清除伤口内血凝块及异物，切除不整齐皮肤外缘，剪除污染及失活组织。

（4）粘合伤口：适用于伤口长度 1cm 左右、创缘整齐、肌肉活动不活跃的部位（如额部）的伤口。伤口内彻底止血，可用医用组织胶粘合。

（5）缝合伤口：用可吸收线按组织层次缝合创缘，头皮伤口采用间断结节缝合法，面部伤口可采用表皮下缝合。

（6）无菌纱布覆盖伤口，胶布固定。

7. 肌注破伤风类毒素或 TAT 预防破伤风。

8. 各种软组织损伤的局部处理

（1）擦伤：用生理盐水冲洗，外涂络合碘（碘附），可暴露创面或敷盖无菌敷料。在伤口愈合中可再涂擦络合碘几次，直至痂皮脱落。

（2）裂伤：局麻或全麻下清创，止血，粘合裂口或缝合伤口。

（3）挫伤：局部外敷为主，伤后早期（24 小时内）采用冷敷，以冷毛巾、冰袋、冰块置于受伤部位。受伤中后期可用多磺酸黏多糖乳膏、活血止痛散外敷，使用含氟利昂和局麻药的气雾剂喷撒患处，也可起到镇痛消肿作用。关节附近肿胀明显者，可能弹性绷带加压包扎。

（4）血肿：早期冷敷，24～48 小时后改为热敷或药敷。多数血肿可自行吸收，为促进吸收可采用蜡疗、热敷，外用多磺酸黏多糖乳膏、活血止痛散等中西药物。可配合用止血药。

（5）软组织异物：

1）小刺异物伤：有外露残头，可用注射针对挑拨，沿异物刺入方向往外挑或外拨。或用眼科小镊子向外拔出。无外露残头，局部以 75% 乙醇消毒后，沿皮肤的洞孔或刺迹，以针尖刺入，触到刺时向外挑出。皮肤外看不清或看不见刺，可以观察，暂不取刺，异物存留可引起慢性感染，感染或纤维包裹形成后，则有助于异物的取出。仙人掌刺可用医用胶布粘贴或逐根拔除。

2）大异物伤：首先确证异物的存在及位置，通过B超、X线摄片、CT等检查进行异物定位。取异物前应做好充分的准备，确定手术要慎重，权衡其利弊，熟悉异物局部的解剖特点，切忌盲目手术探查。

三十七、犬咬伤

小儿被犬咬伤较常见。被普通犬咬伤局部轻者将留有瘢痕，重者会影响外观及功能。如被疯犬咬伤，则可引起狂犬病，其死亡率极高。

【诊断要点】

1. 犬咬伤史。

2. 牙痕咬伤　多发生在小腿部位，遗留一对牙痕孔，深达皮下，伴有疼痛和出血。

3. 撕裂伤　受伤面积较大，可损伤皮肤、肌肉、血管、神经、肌腱。出血多，伤口参差不齐，深浅不一，呈现一块或一条甚至多处组织缺损。

4. 破伤风及狂犬病　为犬咬伤的并发症。

【治疗原则】

1. 伤口处理

（1）普通犬咬伤：迅速自伤口向外挤血，依次用2%肥皂水、双氧水、碘附、乙醇消毒，彻底清除坏死组织，创口进行松散缝合。

（2）狂犬病动物咬伤：伤口按上述方法清创后，继用脓硫酸或石炭酸烧灼，再用95%乙醇中和剩余腐蚀剂，切除坏死组织，伤口敞开，不予缝合。

2. 预防注射　注射狂犬疫苗、破伤风类毒素或TAT。

3. 抗生素治疗　选用青霉素或头孢菌素类药物。

三十八、烧烫伤

烧烫伤是由热液、热力、电能、放射线及某些化学物质引起的组织损伤，是小儿常见的急症之一。

【诊断要点】

1. 临床表现

（1）局部表现

1）深度：临床多采用三度四分法。

Ⅰ度：局部轻度肿胀，疼痛明显，无水疱形成。伤后3～5天痊愈，深色坏死的表皮脱落，不留瘢痕。

浅Ⅱ度：水疱较大，将疱皮去除，可见创面基底红润，渗出多，局部组织水肿明显，触痛明显。如无感染受压，伤后2～3周左右创面自行愈合，可有色素沉着，不留瘢痕。

深Ⅱ度：水疱较小，将疱皮去除，创面基底红白相间，渗出较少，局部组织水肿较重，触痛迟钝。如无感染受压，伤后3～4周创面自行愈合，有瘢痕形成。

Ⅲ度：焦痂形成，皮肤呈皮革状，可为苍白、蜡黄或炭黑色，表面干燥，发凉，无水疱，知觉丧失，可见粗大栓塞的血管网。较小创面靠周围上皮组织由外周向中心长入而自行愈合，创面较大则需手术治疗。有瘢痕形成。

不同深度烧烫伤对比表

深度	损伤层次	特点	触痛	愈合时间	瘢痕
Ⅰ度	表皮层	红斑	明显	1周	无
浅Ⅱ度	真皮浅层	大水疱	明显	2～3周	无
深Ⅱ度	真皮深层	小水疱	不明显	3～4周	有
Ⅲ度	皮肤全层	焦痂	无	需手术	有

2）面积：烧烫伤面积用创面面积占患者体表面积的百分比表示（Ⅰ度不算面积）。常用计算方法有：

Ⅰ．改良九分法

头颈部面积 = 9% × 1 + （12 − 年龄）%

双上肢面积 = 9% × 2

胸腹、背、会阴部面积各为 = 9% × 3

双下肢、臀部面积 = （9 × 5 + 1）% − （12 − 年龄）%

Ⅱ．手掌法

即患儿五指并拢，每个手掌的面积约为其体表面积的1%，此法应用简便，适用于烧伤创面较小且较分散者。当烧伤面积超过90%时，可用手掌法计算出未受伤皮肤的面积，从而推算出烧伤面积。

（2）全身表现

1）低血容量性休克：可发生在伤后数小时至 48 小时内。休克早期表现：烦渴、尿量减少、心率加快、血压不降、脉搏有力、皮肤发白、肢端发凉。休克晚期表现：嗜睡、昏迷、无尿、心率缓慢、心音低钝、血压下降、脉搏减弱、肢体发花、发紫。

2）贫血及血红蛋白尿：见于深度烧伤。

（3）常见并发症：应激性溃疡、侵袭性感染和抽搐。

2. 辅助检查

（1）血常规：早期血红蛋白可升高，白细胞计数及中性粒细胞分类均可升高。

（2）血生化：血糖升高、血钠、血钙均可降低，血钾常升高。

（3）肝、肾、心功能：早期 GPT、GOT、BUN、ALT、AST 均可升高。2~4 周病情平稳后多恢复正常。

（4）便常规：便潜血阳性提示有应激性溃疡。

（5）创面脓培养及血培养：其结果可指导临床用药。

【治疗原则】

1. 面积小于 5% 的Ⅱ度烧烫伤可门诊治疗

（1）创面处理：皮肤液清洗创面后，用凡士林或紫草油纱布覆盖创面并用厚吸水纱布包扎，及时更换被渗液浸湿的敷料。面颈部、会阴部不便包扎部位创面涂药直接暴露于空气中。

（2）抗生素：口服广谱抗生素 3~5 天即可，发热、感染者需延长用药时间。

（3）预防破伤风：肌内注射 TAT1500 单位或破伤风类毒素 0.5ml。

（4）对症处理：镇痛、镇静、降温等。

2. 面积大于 5% 的Ⅱ度烧伤或大于 1% 的Ⅲ度烧伤需住院治疗

（1）全身治疗

1）防治休克

液量：伤后第一个 24 小时创面补液量为每 1% 烧伤面积 2~3ml/kg，头面部或大面积烧伤为每 1% 烧伤面积 3~4ml/

kg。第 2 个 24 小时液量减半。

成分：包括晶体液与胶体液，前者为 2：1 液、生理盐水等含钠等张液，后者为中分子右旋糖苷、血浆、白蛋白等，晶胶体之比为 1：（0.5～1）。

注意事项：先快后慢、先晶后胶、见尿补钾。根据血压、心率、脉搏、呼吸精神、末梢循环情况调整补液量、成分及速度。

2）防治感染：常规注射 TAT1500 单位预防破伤风。伤后早期应用抗球菌药物，以后应用抗杆菌药物。深度且受压创面需用抗铜绿假单胞菌药物。

3）保护脏器功能：西咪替丁预防应激性溃疡，20% 甘露醇（5ml/kg）防治脑水肿，能量合剂保护心脏等。

4）抗氧化：应用大剂量维生素 E 和维生素 C 防止再灌注损伤。

5）营养支持：增强免疫力、促进创面愈合。

6）对症处理：镇痛、镇静、降温等。

（2）创面治疗

1）原则：防止创面受压和继发感染，起到镇痛、保护功能。

2）方法

包扎：适于肢体烧伤。

暴露：适于头面部、颈部、躯干部及会阴部烧伤。

Ⅱ度创面外覆紫草油纱，在无明显感染、受压及营养不良情况下均可自行愈合。

Ⅲ度创面早期涂用 SD-Ag，病情平稳后可尽快切行痂植皮术，也可待坏死组织脱落后行植皮手术。

三十九、颅脑损伤

【诊断要点】

1. 神志情况　患儿的意识状态可参考格拉斯哥昏迷计分（Glasgow coma scale，GCS）进行判断。

格拉斯哥昏迷记分

睁眼反应	记分	言语反应	记分	运动反应	记分
正常睁眼	4	回答正确	5	遵命动作	6
呼唤睁眼	3	回答错误	4	定位动作	5
刺激睁眼	2	含混不清	3	肢体回缩	4
无反应	1	惟有声叹	2	肢体屈曲	3
		无反应	1	肢体过伸	2
				无反应	1

GCS 记分最高为 15 分，最低为 3 分。分数越低表明意识障碍程度越重，8 分以下为昏迷

2. 瞳孔状态　观察瞳孔的大小、形态、双侧是否对称及对光反射的敏感度，瞳孔的变化可以直接提示颅脑损伤的程度。

3. 全身检查　主要是检查有无颈、胸、腹、脊柱及骨盆、四肢的合并伤。

4. 头部检查　包括颅部、颌面、五官及颈部，注意着力点损伤情况，有无开放伤，眼眶周围皮下有无淤血，眼球是否突出，外耳道及鼻腔有无脑脊液外溢等。

5. CT 检查　头颅 CT 是急性颅脑损伤的首选检查，MBI 仅在颅内有血管性损伤或实质性病变属 CT 等密度时，才能发挥其特殊功效。

【治疗原则】

1. 头部处于平位置，肩部垫高，双侧下颌轻轻抬起，确保呼吸道畅通。如患儿已处于昏迷状态，应采取侧卧位，避免呕吐物或呼吸道分泌物堵塞呼吸道。

2. 如有脑脊液外漏时，不能堵塞，头部应向患侧偏斜，令脑脊液自然引流。

3. 制止头部出血。

4. 氧气吸入。

5. 治疗休克，维持正常循环状态。

6. 颅内高压的处理 首先需排除颅内血肿，治疗已存在或即将发生的脑水肿，应用脱水、利尿药物，20%甘露醇每次 1~2g/kg，必要时 4~6 小时可重复。

7. 制止高热。

8. 镇痛与镇静。

9. 有开放伤口的颅脑损伤应肌内注射破伤风抗毒素 1500IU 或破伤风类毒素 0.5ml。

10. 开颅手术指征

(1) 颅骨凹陷性骨折，骨折片陷入颅腔深度超过 1cm，或大面积骨折片（一般指骨折面积直径大于 5cm）陷入颅腔使颅腔容积缩小导致颅内高压者，以及骨折片压迫脑组织引起脑损害症状者。

(2) 急性硬膜外血肿出血量大于 30ml，有或无中线移位但一般状况不佳者。

(3) 急性硬膜下血肿出血量大于 30ml，有或无中线移位但一般状况不佳者。

(4) 脑挫裂伤并脑内血肿。

(5) 颅后窝血肿。

(6) 脑室内血肿。

(7) 多发血肿。

11. 开颅手术

(1) 单纯颅骨骨折合并颅内出血的患儿，可以在骨折边缘颅骨钻孔，将塌陷颅骨撬起。

(2) 颅内血肿可根据不同情况，行开颅血肿清除术或颅骨钻孔血肿引流等术式。

(3) 脑实质出血且高度脑水肿中线移位者，为挽救患儿生命可依据具体情况行颞肌下去骨瓣减压术。

四十、胸部损伤

【诊断要点】

1. 病史 胸部受伤史，伤后有胸闷、呼吸困难等症状。

2. 全身检查 重点检查受伤儿童九个重要体征，即脉搏、呼吸、血压、温度、皮肤颜色、瞳孔、意识状态、运动能力及对疼痛的反应

3. 胸部检查 胸壁隆起或凹陷提示胸骨或肋骨骨折；

胸部皮下气肿常提示肺、气管、食管等脏器的损伤；眼球结膜下出血，眼睑、面颈及上胸部皮肤有紫蓝色淤血点，均为创伤性窒息的典型表现；胸部开放伤，应对创口和伤道进行检查，包括伤口的位置、外观、径路、有无出入口。

4. 胸部 X 线检查　是胸部损伤首选的检查，可观察有无气胸，有无张力性气胸纵隔移位的情况，有无气管破裂造成的纵隔气肿，对比双侧胸腔的密度以发现有无血胸，隔不连续及下肺野的不规则的多囊状影可考虑创伤性膈疝。

5. 胸部超声检查。

6. 纤维支气管镜检查　明确气管断裂部位，最好手术前在手术室进行，以减少造成再次损伤和发生窒息，同时可引导麻醉气管插管。

7. 胸部 CT 检查。

8. 血气分析、中心静脉压测定。

【治疗原则】

1. 绝对卧床，吸氧，保持呼吸道通畅，必要时机械通气。

2. 抗休克，止血，预防性广谱抗生素应用及预防破伤风。

3. 胸腔穿刺排气减压治疗张力性气胸。

4. 气胸、血胸时胸腔闭式引流。

5. 连枷胸的急救　手指按压刺激气管或吸引保持呼吸道通畅，加压包扎固定浮动胸壁。

6. 开胸探查指征

（1）血胸探查的指征

1）每小时胸腔闭式引流量超过 100ml，持续 3 小时以上；血红蛋白测定及红细胞计数与周围血液相似。

2）胸腔穿刺抽出的血很快凝固，胸腔穿刺抽出胸内积血后，很快又见积血增长。

3）脉搏加速、血压下降，经输血、补液等抗休克措施不见好转，或情况暂时好转不久又恶化。

4）血红蛋白和红细胞进行性持续下降。

5）出现体温及白细胞增高，并伴有其他全身中毒症状的血胸感染征象。

（2）气胸探查指征：在施行胸腔闭式引流后仍不能控制气胸，肺不能复张，并疑有其他脏器损伤时，应尽早开胸探查。

7. 开胸手术　血胸应首先控制出血，气胸应寻找断裂气管、支气管，行气管、支气管重建术，重建后肺不能复张，应行肺叶或全肺切除。

四十一、腹部损伤

【诊断要点】

1. 全身检查　首先明确是否存在休克及危重生命体征，是否有空腔脏器穿孔及腹腔内大出血，是否有腹腔外其他致命伤。重点检查受伤儿童九个重要体征，即脉搏、呼吸、血压、温度、皮肤颜色、瞳孔、意识状态、运动能力及对疼痛的反应。

2. 腹部检查　腹部外观，是否对称，有无胃肠型及蠕动波，有无肌紧张、压痛及反跳痛，肝区、脾区、肾区是重点检查部位。

3. 腹腔穿刺　抽出不凝固血液可确定为实质脏器损伤，抽出混浊液体、粪便样液体提示空腔脏器破裂，抽出胆汁提示胆道损伤，抽出尿液提示输尿管、膀胱破裂。穿刺液可做涂片及镜检，观察白细胞、红细胞、细菌，并检查淀粉酶、胆红素。

4. 迅速采血测定血常规，红细胞计数、血红蛋白和血细胞比容降低对腹腔内出血有诊断意义。空腔脏器损伤可出现白细胞及中性粒细胞增高。完成血型鉴定及输血前检验。

5. B超检查是腹部创伤首选及必查的检查项目，可发现实质脏器损伤。

6. 腹部立位 X 线平片用于观察有无气腹征。

【治疗原则】

1. 绝对卧床。

2. 吸氧。

3. 建立静脉通道：腹部创伤输液，应开放上腔静脉通路，不宜在下肢建立输液通道。

4. 禁食，腹胀严重者胃肠减压。

5. 休克复苏　首选生理盐水，按 20ml/kg 快速输入，输入三个治疗量后，血压仍不稳定，即应迅速施行剖腹探查术。当患儿有明显的失血征象时，应毫不犹豫地输血。

6. 预防性广谱抗生素应用　选用头孢三代及甲硝唑等。

7. 止血药物　小儿经静脉联合使用多种止血药达到止血目的。常用的药物为立止血、维生素 K_1、卡巴克洛、酚磺乙胺、氨苯甲酸等。

8. 镇静　缓解患儿的恐惧，避免躁动加重出血，利于腹部检查。可采腹静脉推注地西泮、肌注鲁米钠或 10% 水合氯醛灌肠等方式镇静。

9. 预防破伤风　开放性腹部损伤者应肌内注射破伤风抗毒素 1500IU 或破伤风类毒素 0.5ml。

10. 开腹探查指征

（1）抢救性开腹：来院时即有严重休克征象，腹腔内有活动性出血，患儿处于濒死阶段，应立刻剖腹探查，边抢救边开腹。多见于消化道穿孔（X 线平片提示气腹），腹穿腹腔内有肠内容物。肝脾破裂大出血（休克征象），B 超或 CB 见严重撕裂伤或碎裂伤，腹穿为新鲜血液。

（2）准备后开腹：必须经手术治疗方可治愈的创伤，来院时生命体征尚可维持，允许术前综合治疗，情况稳定后再开腹。多见于：十二指肠腹膜后破裂 – 胃肠减压有血性引流液，造影剂外溢入腹腔。胰腺损伤断裂-B 超及 CT 见胰裂影，腹穿有血，血清及腹水淀粉酶增高。

（3）观察后开腹：经正规液体复苏后生命体征仍不平稳，腹部体征加重，影像学复查变化，病情逐渐恶化。多见于：迟发性肠穿孔 – 腹胀加剧，腹膜刺激征出现或加重，肠鸣音渐消失，发热，腹 X 片显示腹腔游离气体。实质脏器破裂 – 难以控制的活动性出血，休克进行性加重，腹穿血多，血红蛋白及血细胞比容进行性下降，B 超或 CT 复查显示腹腔积血增多。腹膜后积血 – 发热、腹胀、B 超或 CT 见血肿进行性增大。

11. 开腹探查

（1）原则：先控制出血，再探查脏器，后修复损伤脏器。

（2）手术探查程序：进腹后拖出全部小肠、横结肠及乙状结肠，取出凝血块、异物，吸净腹腔积血积液，先探脾，二探肝，三探肾，探查两侧后腹膜，探查盆腔，查看膀胱，剪开胃结肠韧带探查胰腺，剪开十二指肠降段外侧腹膜探查十二指肠，伸入小网膜囊，触摸肝十二指肠韧带，拉出胃，探查前后两壁，从屈氏韧带至盲肠探查全部小肠，探查乙状结肠及横结肠。

12. 动态监测指标　非手术治疗及剖腹探查术后小儿必须保证具有完善的监护体系。

（1）监测生命体征：包括心率、呼吸、血压、体温及血氧饱和度。

（2）监测尿量：插入 Foley 导尿管，尿量是指导液体复苏的重要指标。

（3）监测血常规及血生化指标：定期复查血常规、尿常规、肝功能、肾功能、淀粉酶。

（4）监测影像学：定期复查腹 X 线平片、腹部 B 超或腹部 CT。

（5）监测腹部体征：动态检查腹部，观察腹胀进展状况，测量腹围，检查腹部压痛、肌紧张位置、范围、性质的变化，听诊肠鸣音是否恢复、减弱、消失。

四十二、泌尿生殖系损伤

【诊断要点】

1. 肾损伤

（1）病史要点：有无暴力损伤史，直接暴力的车祸伤、坠落伤、摔伤、踢伤及牵拉可造成肾损伤。询问患儿有无原发肾疾病，如肾积水、肾母细胞瘤及巨输尿管症等，轻微外力即可造成病理性肾破裂。

（2）临床表现要点：有无血尿，血尿是肾损伤最常见的症状。血块阻塞输尿管可引起肾绞痛，膀胱充满血块可导致尿潴留。肾蒂断裂或肾盂输尿管交界部断裂、肾肿瘤损伤破裂时血尿很轻或没有血尿。有无腰区局限性疼痛，也是肾损伤的常见症状。

（3）全身查体：注意有无面色灰白、皮肤湿冷、血压降低、脉细速并呈进行性意识丧失等休克症状。

（4）肾区查体：20%出现肾区肿块，由肾周血肿或尿外渗所致。

（5）尿常规：可发现镜下血尿。

（6）血常规：血红蛋白及血细胞比容降低提示失血

（7）超声检查：可辨认肾结构改变及肾内、外血肿。最有诊断价值的是检出尿外渗及局限性肾周积尿。在进行保守治疗时，可随时复查监测肾损伤的变化。

（8）增强CT连续扫描：常作为肾损作的首选检查，CT对各型肾损伤的诊断非常敏感，可发现肾裂伤、肾周血肿、尿外渗以及并发的腹内脏器损伤，了解肾血液灌注情况，对肾损伤的分类较准确，可指导治疗方法的选择。

（9）静脉尿路造影：通过静脉尿路造影了解肾功能、肾盂肾盏形态及造影剂外溢情况。

（10）肾动脉造影：肾蒂损伤时、小儿可无内出血表现，也无腹内合并损伤，超声检查可以正常，而增强CT扫描患肾无增强或静脉尿路造影不显影，应即刻行肾动脉造影。肾动脉造影可以确诊肾蒂伤，也可显示严重肾裂伤。

（11）X线平片：当有尿外渗或肾周血肿时，脊柱凹向患侧，肾影模糊，腰大肌阴影消失。

（12）逆行肾盂造影：对诊断肾盂输尿管断裂很有意义。

2. 输尿管损伤

（1）病史要点：腹部钝伤、穿透性开放伤和医源性损伤都可造成输尿管损伤。

（2）临床表现要点：可有血尿，但无血尿也不能排除输尿管损伤。腹部肿块（肾旁局限性积尿），发热，胸腔积尿，尿性腹水等均是尿外渗及感染的症状。

（3）CT检查：首选检查，可了解肾实质的损害及有无合并其他腹腔脏器损伤。加用造影剂的增强CT可了解有无尿外渗，有时可通过观察输尿管的显影情况判断输尿管是否断裂。

（4）逆行肾盂造影检查：可明确输尿管是否断裂，但需注意防止感染。

（5）B型超声检查：对泌尿系病变的辨认很有帮助

3. 膀胱损伤

（1）病史要点：病因有腹部钝伤、膀胱穿透伤、刺伤、医源性损伤、病理性破裂。

（2）临床表现要点：膀胱挫伤的主要症状是痛性血尿（肉眼或镜下）。可有腹胀、弥漫性腹痛、耻骨上疼痛、耻骨上有或无肿块，可有压痛、肌紧张及肠麻痹。膀胱破裂口大时常不能排尿，大量血、尿外渗，在腹膜外沿输尿管上行，偶有经腹股沟管、闭孔及坐骨大孔积存于阴囊（大阴唇）、下腹、股部及臀筋膜深面。外渗的血、尿形成尿性腹水，初时尚可耐受，继之出现腹胀、呼吸窘迫、严重肠麻痹以及腹膜自行透析，产生低钠、高钾及氮质血症，最终发生严重败血症。

（3）X线腹平片：可显示骨折、耻骨联合分离或异物。

（4）静脉尿路造影：可检测泌尿系的完整性，发现膀胱移位、充盈缺损及尿外渗。

（5）排尿性膀胱尿道造影：在严格无菌操作下，做排尿性膀胱尿道造影是最重要的检查。膀胱要充盈到最大的耐受容量。摄取排尿前后正位及双侧斜位片。如有腹腔内破裂，则造影剂可逸至横膈下及肠曲间；如为腹膜外破裂，可见膀胱受盆腔血肿的压迫呈倒泪珠样，常可见膀胱前及其周围尿外渗。

4. 尿道损伤

（1）病史要点：尿道损伤是泌尿系常见的损伤，多见于男孩后尿道损伤。病因多为车祸或坠落伤所致骨盆骨折，也可有医源性损伤如内腔镜穿破、手术矫治先天性肛门闭锁或直肠尿道瘘时损伤尿道。当有骨盆骨折或会阴损伤时须想到尿道损伤。

（2）临床表现要点：尿道损伤最常见的症状是尿道口有血，肉眼血尿，排尿痛及尿潴留。会阴部蝴蝶形血肿、阴囊膨隆、变色说明有血肿或尿外渗。任何病儿有腹、盆腔或会阴损伤均应做肛诊，如后尿道损伤，可发现盆腔血肿或膀胱、前列腺上移。

（3）骨盆X线平片：可发现骨骼损伤及耻骨联合分离。

（4）膀胱尿道造影：导尿管插至尿道外口附近，无菌条件下注入静脉造影剂。后尿道损伤、外渗造影剂在尿生殖膈之上与腹膜外膀胱破裂不易区分，如辅以膀胱穿刺造影，可见膀胱壁完整，并可能向上移位。如尿生殖膈也破裂则造影剂泛溢于会阴部。

【治疗原则】

1. 肾损伤 肾损伤治疗目的是最大限度保存有功能的肾组织。肾血运丰富，代偿及修复力强，在出血停止后常可自愈。

（1）保守治疗：适用于轻度肾损伤，患儿绝对卧床休息直至镜下血尿消失，应用广谱抗生素预防感染。保守期间注意观察腰部肿块有无增大，压痛有无加重，进行循环系统监测和超声监测，复查血细胞比容测定，注意肾功能变化，复查静脉尿路造影。

（2）手术治疗

1）手术适应证：①肾蒂血管损伤；②肾盂输尿管交界部断裂；③肾区肿块逐渐增大；④持续严重肉眼血尿；⑤持续严重尿外渗。

2）手术方式：切开引流、肾缝合、肾部分切除、血管修复、肾自体移植和肾造瘘术，严重肾碎裂伤或肾蒂伤无法修复而对侧肾正常，可行肾切除术。

2. 输尿管损伤

（1）确诊输尿管损伤，应即行修复手术。对盆腔手术损伤下段输尿管者，如损伤段长，不能做端端吻合，可游离伤侧膀胱，采用腰肌膀胱悬吊术，或利用管状膀胱瓣输尿管成形术。若上段输尿管缺损过长，则可将肾游离、下移，以利吻合。如缺损输尿管过多，不能采用上述各术式时，尚可用一段游离回肠代输尿管。

如不能做修复术，应行经皮肾穿刺造瘘，争取日后进一步诊断及治疗。不能仅做肾周尿囊引流，会导致输尿管断端逐渐闭锁，引流尿液日渐减少、消失，会被误以为自愈，实际上肾功能丧失，肾萎缩。

（2）延误诊断的输尿管损伤，应对症治疗，予以抗感染及支持疗法，改善一般情况。

3. 膀胱损伤

（1）损伤小的腹膜外膀胱裂伤可留置导尿管 10 天。

（2）手术探查

几乎所有膀胱破裂均须手术探查。小心探查膀胱腔，包括膀胱顶部，用3-0或2-0肠线分两层在腹膜外修补膀胱破裂部分。在腹膜外的膀胱顶部，留置蘑菇头引尿管。除腹腔有严重污染外，一般不放腹腔引流。如有输尿管下端损伤，须同期做输尿管膀胱吻合，修复后留置输尿管支架管。膀胱前间隙留置皮片引流48小时。

如术后恢复顺利，则于术后第10天经膀胱造瘘管注入造影剂。拍摄排尿前后的前、后及斜位X线片。没有尿外渗时可夹闭膀胱造瘘管，嘱小儿经尿道排尿，观察24小时。小儿无不适可拔除膀胱造瘘管。

4. 尿道损伤

（1）对于疑为尿道损伤的患儿，切忌不要试图插导尿管，因其可使不全性尿道断裂被扯成完全性尿道断裂。

（2）手术方式选择

1）膀胱造瘘　单纯膀胱造瘘的优点是手术简单、迅速，有时间处理其他严重损伤。若尿道不完全断裂，膀胱造瘘可避免二次手术，膀胱造瘘不暴露耻骨后血肿，继发感染机会少，术后发生阳萎、尿失禁机会少。若后尿道完全性断裂仅做单纯膀胱造瘘，两尿道断端间形成瘢痕，日后不可避免地发生尿道狭窄或及闭锁，甚至合并尿道直肠瘘或尿道会阴瘘，二次手术治疗困难。

2）尿道修复术：如患儿情况稳定，医师经验丰富、造影检查诊为完全性后尿道断裂或及膀胱向上移位，宜行经耻骨上及会阴尿道端端吻合，导尿管做支架3周，同时置膀胱造瘘，会阴切口放皮片引流48h。术后不做常规尿道扩张。

四十三、骨折与脱位

【诊断要点】

1. 受伤史和既往疾病史　后者包括先天性成骨不全、慢性骨髓炎、骨或关节结核、骨囊肿、郎格汉斯细胞组织细胞增生症等。

2. 体查　局部肿痛、压痛、传导压痛、活动受限。感觉或听到骨擦音，或见到外露的伤骨断端。

3. X线摄片　有骨折征象。

4. MRI检查　可显示小龄儿童尚未出现的二次骨化中

心骨骺的轮廓，判断骺损伤，还有助于诊断骨骺软骨骨折。

【治疗原则】

1. 闭合复位石膏制动。

2. 闭合复位经皮穿刺内固定。

3. 外固定架固定。

4. 双向 X 线（C 形臂）监视下弹性髓内钉固定。

5. 切开复位内固定。

第十三节　小儿五官科疾病

一、急性中耳炎

是中耳黏膜急性炎症，可分为分泌性和化脓性，常见致病菌为肺炎链球菌，流感嗜血杆菌。婴幼儿的咽鼓管发育不成熟且短、宽，咽口近水平位，细菌易侵入；机体抵抗力低下，上呼吸道感染时可伴发此病。

【诊断要点】

1. 全身症状重，急性病容，发热等。

2. 剧烈耳痛，小婴儿可表现为搔耳、摇头、哭闹不安。

3. 耳渗：初起为浆液性，后为黏液性乃至脓性，有时可伴有血性。

4. 听力减退、耳鸣。

5. 查体　早期鼓膜松弛部充血，而后鼓膜弥漫性充血，呈暗红色，标志不清，鼓膜全部或部分向外膨出；穿孔一般位于紧张部，可见搏动性亮点，部分患者乳突尖或鼓窦区有压痛。

【治疗原则】

1. 应用足量抗生素全身治疗；必要时可行耳内分泌物细菌培养，根据药敏结果针对性用药。

2. 滴鼻，保持鼻腔通畅。

3. 局部清洁耳道，外用抗生素滴耳液（如氧氟沙星滴耳剂等）。

【预后及预防】

治疗及时，引流通畅，炎症消退后穿孔可自愈，听力可恢复正常，治疗不当，转为慢性炎症，可遗留鼓膜穿孔，甚至引起并发症。平时应注意锻炼身体,增强体质;广泛开展预防接种。如疑有鼓膜穿孔,禁止游泳,防止耳内进水。

二、急性鼻炎

是鼻黏膜的急性炎症,主要由病毒感染引起,可继发细菌感染。

【诊断要点】

1. 初起鼻腔、鼻咽部干燥,灼烧感,或有痒感。

2. 打喷嚏鼻塞,流清水涕,后可转为黏脓涕。

3. 全身乏力,发热,头痛。

4. 查体 鼻腔黏膜充血,有清水样或黏脓样分泌物,合并细菌感染可见脓涕。

【治疗原则】

1. 全身治疗 多饮水,卧床休息,可疑合并感染需全身应用抗生素。

2. 局部使用血管收缩剂,或减充血剂。

3. 中药治疗。

【预防】

1. 流行期间避免与病人接触,减少出入公共场所,注意室内通风。

2. 平时注意锻炼身体,增强体质,饮食调和。

三、口炎

疱疹性口炎是单纯疱疹病毒引起的感染,冬春季节较常见,6岁以下的儿童,特别是6个月~2岁的婴幼儿较易患此病。

【诊断要点】

1. 临床表现 发病通常比较突然,表现为发热,一般2~3天后,体温开始下降,可伴有头痛、烦躁不安、流涎、进食哭闹。

2. 查体 牙龈充血、红肿,呈暗紫色,易出血;口腔黏膜也充血,上面有许多针尖大小的水疱,水疱可以很快破溃,融合,形成大小不等、边缘不规则的溃疡或糜烂面,表面覆有黄白色假膜。

3. 出现继发感染时,假膜增厚,颜色变得污秽,可波及唇红及口周皮肤。

【鉴别诊断】

1. 口疮性口炎　儿童较少见，且溃疡多为散在分布，而不是成簇状，不会出现口周皮肤病损。

2. 手足口病　是由柯萨奇病毒 A16 感染引起的皮肤黏膜病。在口腔黏膜出现水疱和溃疡的同时，患儿的手掌、足底及臀部皮肤也可以出现水疱、斑疹和丘疹。

3. 疱疹性咽峡炎　柯萨奇病毒 A1 引起，全身症状较轻，小水疱成簇状，主要分布于软腭、腭垂、扁桃体等口咽区，较少发生于口腔前部。

【治疗原则】

1. 注意口腔卫生，饮食应清淡，多喝水。

2. 全身治疗　可服用抗病毒药，如利巴韦林及抗病毒口服液板蓝根冲剂、双花口服液等。同时可服用复合维生素 B 及维生素 C。

3. 如有继发感染还需服用抗生素。

4. 局部可涂用 2.5% 金霉素鱼肝油。感染严重者可用 3% 双氧水和 0.1% 雷夫奴尔清洗口腔后，再涂用口腔膏。

四、扁桃体炎

扁桃体炎是腭扁桃体的非特异性炎症，急性期多为上呼吸道感染的一部分，多发生于气候多变的春秋季节。致病菌主要为葡萄球菌、肺炎双球菌、流感杆菌及腺病毒等。

【诊断要点】

1. 突然发病，高热畏寒伴全身不适。

2. 咽痛　吞咽或咳嗽时加重，个别引起反射性耳痛。

3. 查体　咽部充血，以舌腭弓及扁桃体明显。扁桃体红肿，散在脓点或融合成片。

4. 辅助检查　白细胞增高，中性粒细胞升高。

【治疗原则】

1. 一般治疗　卧床休息，易消化半流质饮食。

2. 对症治疗　解热止痛。

3. 局部治疗　盐水漱口，喷雾剂。

4. 抗生素治疗　青霉素、红霉素、头孢菌素类，如合并病毒感染可考虑抗病毒治疗。

5. 中药治疗　清热泻火，解毒消肿。

五、急性喉炎

是喉黏膜急性弥漫性炎症，以 1～3 岁发病率高，多为病毒感染基础上合并细菌感染。因小儿营养不良，身体抵抗力低下，变态反应体质，上呼吸道慢性病灶，急性传染病期间易感而引起。

【诊断要点】

1. 起病急，常常夜间突然起病。

2. 声音嘶哑，犬吠样咳，吸气性呼吸困难，喉鸣。

3. 查体　三凹征阳性，双肺呼吸音可降低。

4. 喉镜检查　喉黏膜及声带充血、肿胀，声门下肿胀可成一狭窄裂隙。

【治疗原则】

1. 全身抗生素治疗　如 β-内酰胺类、大环内酯类等。

2. 激素治疗　症状较轻可口服泼尼松，症状较重需静脉点滴或肌注。

3. 雾化吸入、吸氧。

4. 支持疗法　注意患儿全身营养及电解质平衡。

5. 气管切开　对于呼吸困难明显，经保守治疗后症状不缓解者应及时手术。

六、腺样体肥大

腺样体是鼻咽部淋巴组织，又称咽扁桃体、增殖体。生理肥大期为 2～10 岁，2～6 岁是增生旺盛期，青春期后可逐渐萎缩。急性上呼吸道感染，炎症反复刺激导致其反应性增生，另有慢性鼻炎或鼻窦炎分泌物刺激、变态反应等因素。

【诊断要点】

1. 临床表现

（1）入睡打鼾，张口呼吸，睡眠不安，甚至出现呼吸暂停，易惊醒。

（2）晨起头痛倦怠，由于长期缺氧，可导致记忆力差，反应迟钝等。

（3）鼻部症状：鼻塞、流涕，鼻炎反复不愈。

（4）耳部症状：反复分泌性中耳炎表现，耳痛、耳内闭塞感、听力下降、耳鸣。

2. 查体症状

(1) 腺样体面容：上唇短厚、外翻，牙齿排列不齐，门齿外突，甚至张口呆目，表情呆滞。

(2) 鼻黏膜慢性充血或苍白，下鼻甲肿大，鼻道可见黏性分泌物潴留，收缩鼻腔，从前鼻孔可见腺样体组织。

3. 辅助检查

(1) 鼻咽侧位片：鼻咽顶部可见增大软组织影，气道受压变窄。

(2) 纤维鼻咽镜：可见鼻咽顶部增生如桔瓣状软组织堵塞后鼻孔。

(3) 触诊可能摸到鼻咽顶部有软组织团块。

4. 睡眠监测检查。

【治疗原则】

1. 病情轻者，用血管收缩剂或减充血剂滴鼻。

2. 病情重者需手术切除，对于反复出现分泌性中耳炎的患儿也可考虑施行该项手术。

七、上气道梗阻

由于各种原因所致上气道狭小、松弛而引起上气道阻力增高、费力呼吸，胸腔负压较正常增加称上气道梗阻。

【病因】

1. 局部解剖

(1) 鼻腔：鼻中隔偏曲、鼻息肉、鼻炎。

(2) 咽腔：腺样体肥大、扁桃体肥大、舌后坠、巨舌症。

(3) 喉腔：急性喉炎，喉异物，喉部外伤、肿瘤。

2. 先天性疾病　颌面发育畸形，后鼻孔狭窄或闭锁，喉部发育异常。

3. 代谢、内分泌性疾病：肥胖、甲状腺功能低下、黏多糖病等。

4. 神经、肌肉系统疾病。

【症状】

1. 鼻塞、张口呼吸　鼻炎，鼻息肉病人有反复流涕病史，用药后症状可以减轻。

2. 入睡打鼾　睡眠时鼾声较大，伴有睡眠不安、流涎、吐白沫、出汗、遗尿等。

3. 呼吸暂停　严重者出现呼吸暂停，憋醒。

4. 听力下降　鼻炎，腺样体肥大等可影响耳咽管功能引起传导性听力下降。

5. 其他表现　晨起头痛，白天睡眠或瞌睡，注意力不集中，发育延迟生长困难，语言缺陷。甚至出现反叛或攻击行为活动增多。

6. 声音嘶哑、喉鸣、犬吠样咳嗽；先天性疾病生后既出现症状，同时伴有呛乳或发音异常。

【诊断要点】

1. 病史及一般查体　发病时间，智力、生长发育，耳、鼻、咽部检查，鼻咽部检查可对鼻炎、鼻息肉、扁桃体肥大等做初步判断。

2. X线、CT　了解上气道阻塞情况。

3. 纤维喉镜检查。了解鼻腔、鼻后孔、鼻咽、口咽的狭窄部位，喉部情况。

4. 听力检测　听阈值，耳咽管功能。

5. 夜间睡眠监测　监测夜间睡眠时呼吸、脑电图、心电图及血氧饱和度等。

6. 其他检查。

【治疗原则】

1. 保守治疗　抗炎消肿，喷鼻剂，抗过敏治疗；雾化吸入等。

2. 原发病治疗　替代疗法。

3. 手术治疗　解除梗阻，切除腺样体、扁桃体，腭咽成形术，异物取出，肿物切除。

4. CPAP 治疗。

第十四节　小儿皮科疾病

一、头癣

头癣（tinea capitis）是由真菌侵犯头皮毛发而引起的感染性皮肤病，临床上将头癣分为黄癣、黑癣和白癣三种，其中黑癣和白癣可并发脓癣。

【诊断要点】

1. 临床表现

（1）黄癣：病原菌为许兰毛癣菌。典型皮损为黄癣痂，痂下为鲜红糜烂面。病发常干枯发黄、弯曲，但并不折断。当毛囊受到破坏，形成萎缩性瘢痕时，则遗留永久性秃发。

（2）黑癣：病原菌主要为紫色毛癣菌、断发毛癣菌和须癣毛癣菌，少数为红色毛癣菌。典型皮损为鳞屑性斑片上的病发无明显菌鞘，而是刚出头皮即折断，使鳞屑斑片上呈现黑色小点，这也正是黑（点）癣名称的由来。

（3）白癣：20世纪80年代以后，犬小孢子菌成为主要致病菌。常在儿童期患病，到青春期后可自愈。皮损呈"卫星状"分布、白色菌鞘和高位断发三点形成白癣的临床特点。继发脓癣者，可遗留不同程度的瘢痕性秃发。

（4）脓癣：是由亲动物或亲土壤的真菌感染引起的炎症反应，实际上是白癣或黑癣的继发损害。典型皮损为水肿性半球形丘疹或平顶痈状斑块，其上可见与毛孔一致的针头大小的小脓疱，可形成蜂窝状溢脓。患儿自觉疼痛难忍，以至影响睡眠。常伴疼痛性局部淋巴结肿大。

2. 辅助检查

（1）真菌直接镜检：黄癣病发内可见发内菌丝或关节孢子，可有气沟和气泡，黄癣痂中可见鹿角状菌丝及孢子。黑癣病发内可见较大的呈链状的发内孢子，很少是发外型。白癣病发外可见成堆或镶嵌状排列的圆形孢子。

（2）真菌培养：可确定真菌致病菌种。

（3）滤过紫外线灯检查（Wood灯）：黄癣呈暗绿色荧光，白癣呈亮绿色荧光，黑癣无荧光。

【治疗原则】

1. 全身治疗 ①灰黄霉素15～20mg/（kg·d），分三次口服，疗程3～4周；②特比萘芬，体重小于20kg者，每日62.5mg，体重20～40kg者，每日125mg，体重大于40kg者，每日250mg，疗程4～8周；③伊曲康唑，最大剂量为5mg/（kg·d），疗程6周。服药治疗期间，治疗前、后和治疗中每间隔2周，应分别查肝肾功能及血象。治疗前作真菌镜检和培养，之后每两周复查一次真菌镜检，连续 3 次镜检阴性再结合临床方可认为治愈。

2. 局部治疗　头癣的治疗除全身口服治疗外，局部的洗头、理发、擦药、消毒等措施对缩短疗程也是相当必要的。

3. 脓癣的治疗除上述全身和局部用药外，早期炎症反应明显时，可短期口服小剂量糖皮质激素。有继发感染时，应加服抗生素。

二、葡萄球菌性烫伤样皮肤综合征

葡萄球菌性烫伤样皮肤综合征（staphylococcal scalded skin syndrome，SSSS），又称新生儿剥脱性皮炎或 Ritter 病。由凝固酶阳性的金黄色葡萄球菌引起。

【诊断要点】

1. 临床表现　本病多见于 3 岁以内的婴幼儿。病初患儿可有皮肤化脓性感染、化脓性咽炎、鼻炎、结膜炎或外伤，新生儿常有脐部感染。几天后患儿突然出现发热，多数为 37~38℃，少数为 38~40℃或不发热。同时以口和眼为中心出现弥漫性红斑，在 1~3 天内皮损逐渐波及颈、腋下、脐周、腹股沟等皱褶部位和头皮及躯干，最后波及四肢远端和手足。弥漫性红斑出现后 1~2 天在红斑表面可出现皮肤皱褶和（或）松弛性大疱，此时尼氏征阳性，搬动或抚摸患儿即可使表皮剥脱，局部遗留鲜红色渗出性糜烂面，状似烫伤，此为本病的一个特征。皮损经过 2~3 天后，渗出减少，开始出现结痂和干燥脱屑，由于口、眼的运动使眼周、口周此时的皮损表现为放射状皲裂，成为本病的另一个特征。可有眼结膜炎，但无口腔黏膜受累。由于病变损害的部位较浅，一般在病程的 5~7 天口周、眼周的结痂和鳞屑即脱落，8~10 天时头皮及躯干呈糠秕样脱屑，11~12 天时手足呈大片膜样脱屑。愈后无瘢痕，少数患儿遗留暂时性色素减退斑。急性期皮肤疼痛，触痛明显，表现为拒抱，害怕医护人员走近床边；恢复期皮肤干痒。病情严重者可继发肺部感染、细菌性心内膜炎和（或）败血症等，可导致死亡。

2. 辅助检查　①外周血白细胞总数和中性粒细胞计数；②常规作原发皮肤感染灶、新生儿脐部、鼻咽部、眼结膜、外伤等处分泌物培养；③血培养。

【治疗原则】

1. 全身治疗　①全身应用抗生素：临床常用新青霉素Ⅱ、头孢一代和头孢二代，疗程 7～10 天；②支持疗法；③严重病例可用丙种球蛋白治疗，400mg/（kg·d）静点，疗程 3 天；或少量多次输新鲜血液。

2. 局部治疗　①急性期：由于皮损似烫伤，因此护理亦如护理烫伤患儿；②恢复期：由于自觉皮肤干痒，因此可应用润肤霜剂。

3. 糖皮质激素　国外认为系统应用糖皮质激素会加重病情并增加死亡率，应禁忌。国内意见尚不统一。

三、荨麻疹

荨麻疹（urticaria）是由于皮肤组织一过性暂时性水肿引起。儿童荨麻疹以食物、药物及感染因素诱发最为常见。

【几种常见的特殊类型的荨麻疹】

1. 急性蛋白过敏性荨麻疹　多在暴饮暴食动物蛋白或海产品后发生，无全身症状。

2. 血清病型荨麻疹　由于输血、接种疫苗或药物引起。为环形风团，伴有发热、关节痛、淋巴结肿大及肾功能损害。

3. 皮肤划痕症　可单独发生，或与其他型荨麻疹同时存在。表现为与抓痕一致的线状风团。

4. 寒冷性荨麻疹　发作与冷刺激有关。临床上分为遗传性和特发性两种。

5. 胆碱能性荨麻疹　因运动、摄入热的食物及情绪激动而诱发，表现为泛发全身的小风团，周围有明显的红晕。可合并腹痛、恶心、流涎、头痛、眩晕等症状。

【诊断要点】

1. 临床表现　瘙痒。

2. 红斑及风团。可合并手足、眼睑、甚至整个面部水肿。

3. 感染诱发者常有相应感染征象。

4. 若消化道、支气管或喉头受累可出现恶心、腹痛、胸闷、气促、甚至窒息等相应症状。

病程不定，数日或一至二周内痊愈者，称为急性荨麻疹。病程在二至三个月以上者，称为慢性荨麻疹。

【实验室检查】

血常规、尿常规、IgE及特异性IgE检测、冰块试验、皮肤划痕试验。

【治疗原则】

1. 停止接触致敏物。

2. 全身治疗 ①抗过敏：口服抗组胺药，如氯苯那敏0.35mg/（kg·d），分3~4次口服，2岁以上患儿可口服氯雷他定或西替利嗪，用法为：2~12岁，每日一次，每次5mg，12岁以上儿童或体重>40kg者，每日一次，每次10mg。皮损广泛者可静脉注射葡萄糖酸钙及维生素C；②抗感染：有感染征象时应用；③糖皮质激素：水肿严重或合并腹痛、关节痛等全身症状时，酌情予泼尼松［1mg/（kg·d）］口服，或地塞米松［0.3~0.5mg/（kg·d）］，或氢化可的松［6~8mg/（kg·d）］静脉滴注；④出现喉水肿症状，给予拟交感神经药，如肾上腺素。必要时行气管切开。

3. 局部治疗 外用炉甘石洗剂止痒。

四、重型多形红斑

又称为Steven-Johnson综合征，约占多形红斑总数的1/5，好发于年轻人及儿童。为急性皮肤炎症性疾患，皮疹多形，黏膜损害严重。药物和感染是最主要的诱发因素。致病药物包括抗惊厥药、解热镇痛药和磺胺类药；感染因素主要包括支原体感染和单纯疱疹病毒感染。

【诊断要点】

1. 非特异性前驱症状及用药史 可有发热、流涕、咳嗽、咽痛等不适，或有抗癫痫药物（如卡马西平）、解热镇痛药物（如安痛定、安乃近）服用史。

2. 皮肤黏膜损害 皮损全身分布，最先常出现于肢端，以后呈向心性发展。形态多样，为充血水肿性红斑，圆形或椭圆形，直径0.5~2cm不等，可融合。部分皮疹中心为淡红色、紫癜样，形成特征性的靶形损害。在红斑基础上，可出现水疱、大疱、血疱。眼、口、生殖器、呼吸道黏膜受累严重，出现大片渗出、糜烂和坏死。当皮损出现表皮坏死松解（尼氏征阳性），并伴有明显触痛，应诊断重型多形红斑相关性中毒性表皮坏死松解症（EM-TEN）；如果全身超过30%体表面积受累，并出现尼氏征阳性和皮肤触痛，应诊断为中毒性表皮坏死松解症（TEN）。

3. 系统症状　可出现高热、呼吸困难、胃肠道出血、肺炎、心肌炎等。

4. 辅助检查　单纯疱疹病毒、支原体抗体检查。血、尿、便常规检查。黏膜损害导致进食、进水受限，加之皮损部位体液渗出较多，应注意水电解质紊乱及出现低蛋白血症。

【治疗原则】

同重型药疹。

五、药疹

药疹（drug eruption）是药物进入体内所引起的皮肤、黏膜反应。常见的致敏药物有解热镇痛药、磺胺药、镇静安眠药和青霉素类抗生素。

【诊断要点】

常见的药疹有以下几种：

1. 固定红斑型　圆形紫红色水肿斑，好发于腔口周围，愈后有色素沉着，重复用药在原处复发。

2. 红斑发疹型　弥漫性鲜红色鸡皮样丘疹，或泛发性红色斑片，类似猩红热或麻疹，愈后有程度不等的脱屑。

3. 荨麻疹型　为红斑和风团。

4. 红皮病型　全身皮肤弥漫性潮红、水肿、浸润及脱屑，伴有明显的全身症状及黏膜损害，为重症药疹之一，可合并心、肝、肾、肺等内脏损伤。

5. 重症渗出性多形红斑型（Stevens-Johnson 综合征）圆形水肿性红斑、丘疹、靶形损害、水疱及大疱，2 个以上部位的黏膜损害及高热、嗜睡等全身症状。为重症药疹之一，可合并内脏损害。眼损害可导致失明。

6. 中毒性表皮坏死松解型（TEN 型）　鲜红至暗红色水肿性红斑、水疱、大疱及大片糜烂面，尼氏征（＋）。为重症药疹之一，伴有严重的中毒症状及明显的黏膜损害，若抢救不及时患儿可死于心力衰竭、肾衰竭及脑出血。

国外多数学者认为后两型药疹是一个病谱的不同阶段，当全身皮肤受累小于30%时为Stevens-Johnson征，当皮肤受累大于30%时为TEN。

此外，药疹还有其他10余种表现形式。

【治疗原则】

1. 停用致敏及可疑药物，并在病例首页标明。

2. 轻型药疹　内服抗组胺药、维生素C及钙剂。如氯苯那敏0.35mg/（kg·d），分3～4次口服，2岁以上患儿可口服氯雷他定或西替利嗪，用法为：2～12岁，每日一次，每次5mg，12岁以上儿童或体重大于40kg者，每日一次，每次10mg。必要时口服小剂量激素，如泼尼松，1mg/（kg·d）。外用炉甘石洗剂止痒。

3. 重型药疹

1）糖皮质激素：足量、尽早使用，如氢化可的松［6～8mg/（kg·d）］或地塞米松［0.3～0.5mg/（kg·d）］足量静脉滴注3～5天，依病情变化逐渐减量改口服。

2）抗生素：防止继发感染，

3）支持疗法，注意水、电解质平衡，纠正低蛋白血症

4）静脉丙种球蛋白：宜早期使用，单次冲击（1g/kg），或400mg/（kg·d），静脉滴注3～5天。

5）黏膜护理：尤其应注意眼部护理，以防眼睑粘连及失明。

6）皮肤护理：以暴露干燥疗法为宜，大疱无菌穿刺，糜烂面予3%硼酸水冷敷。

六、先天性梅毒

梅毒螺旋体由母体经胎盘血行感染胎儿称为先天性梅毒。

【诊断要点】

1. 早期先天梅毒，发病在2岁以内，损害与后天梅毒Ⅱ期相似，不发生Ⅰ期梅毒损害。

（1）全身症状：患儿常为早产儿，发育营养不良，常伴有贫血、血小板减少、肝脾大及虫蛀状脱发等。

（2）皮肤黏膜损害：有流涕、鼻塞等梅毒性鼻炎表现，常导致吸乳困难，皮肤可发生各种Ⅱ期梅毒疹，好发于掌跖

部。口周、肛周等腔口周围可见放射状皲裂，愈后形成放射状瘢痕。肛周、外阴部常发生扁平湿疣，口腔可见黏膜斑。

（3）骨损害：有骨软骨炎、骨膜炎、骨髓炎等，患肢疼痛而活动受限易造成假性瘫痪。还可见梅毒性指炎，甲沟炎及甲床炎等。

2. 晚期先天梅毒，发病在2岁以后，活动性损害见皮肤黏膜树胶肿、基质性角膜炎、神经性耳聋、胫骨骨膜炎、骨树胶肿等。无活动性损害见马鞍鼻，口周放射状裂纹，何秦森齿及桑椹状齿等具有特征性。

【实验室检查】

1. 暗视野检查　于患者皮肤或黏膜损害处取分泌物在暗视野显微镜下检查梅毒螺旋体。此方法是诊断早期梅毒快速而可靠的方法。

2. 梅毒血清学检查，应用不同抗原检测血清中是否存在非特异性抗体及梅毒螺旋体特异性抗体。

（1）非梅毒螺旋体抗原试验：常用于普查或筛查，目前常用性病研究试验室试验（简称 VDRL）及快速血浆反应素环状卡片试验（简称 RPR）。

（2）梅毒螺旋体抗原试验：其敏感性及特异性均强，对诊断意义大。目前常用荧光螺旋体抗体吸收试验（简称 FTA—ABS）及梅毒螺旋体血细胞凝集试验（简称 TPHA）。对于先天性梅毒 19S—IgM—FTA—ABS 试验阳性有诊断意义。

3. 脑脊液检查，对神经梅毒，尤其对无症状性神经梅毒的诊断，治疗及判断预后有意义。淋巴细胞 $\geq 10 \times 10^6$/L，蛋白量 > 50mg/dL 及 VDRL 或 FTA—ABS 试验阳性有诊断价值。

4. 长骨 X 线摄片。

5. 组织病理检查　必要时对皮损进行病理检查，对诊断和鉴别诊断有意义。

【治疗原则】

1. 早期先天梅毒（2岁以内）

（1）脑脊液异常

1）水剂青霉素 G，10万~15万 U/(kg·d) 静滴，每次

5 万 U/kg，出生 7 天内的新生儿，每 12 小时一次；出生 7 天后的婴儿，每 8 小时一次，连用 15 日。

2）普鲁卡因青霉素，每日 5 万 U/kg，肌内注射，每日一次，连用 10 日。

（2）脑脊液正常者：苄星青霉素 5 万 U/kg，1 次注射。未查脑脊液者，可按脑脊液异常者治疗。

2. 晚期先天梅毒（2 岁以上）

（1）水剂青霉素 G，20 万～30 万 U/（kg·d）静滴或肌内注射，每次 5 万 U/kg，每 4～6 小时一次，连用 10～14 日。

（2）普鲁卡因青霉素每日 5 万 U/kg，肌内注射，连续 10 日为一疗程，总量不超过成人剂量。

（3）对青霉素过敏者可用红霉素，每日 7.5～12.5mg/kg，分 4 次服，连服 30 日，8 岁以下儿童禁用四环素。

七、湿疹

湿疹（eczema）是皮肤对多种外在和内在因子的过敏反应。

【诊断要点】

1. 瘙痒　轻重不一。

2. 皮疹特点　对称性及多形性，局限于体表任何部位或泛发全身。

（1）急性期：红肿、丘疹、水疱、糜烂和渗出。

（2）亚急性期：丘疹、鳞屑、结痂。

（3）慢性期：红斑、肥厚、苔藓化及皲裂。

3. 婴儿湿疹常局限于头面部，分为二型。

（1）渗出型：红肿、糜烂、渗出，伴有剧烈瘙痒。

（2）干燥型：成片的小丘疹、鳞屑，瘙痒相对较轻。

4. 特殊类型的湿疹

（1）盘形湿疹：丘疹及丘疱疹密集而成的圆形损害，界限清楚，似钱币状，好发于手背，臀部和四肢伸侧。

（2）传染性湿疹样皮炎：局部先存在化脓性感染灶，病灶周围红肿、丘疹、水疱、脓疱、渗出及结痂。

湿疹病程呈慢性，易反复发作。

【实验室检查】

血常规、嗜酸细胞计数、IgE 及特异性 IgE 检测、斑贴试验。

【治疗原则】

1. 全身治疗 ①抗组胺药：如氯苯那敏 0.35mg/（kg·d），分 3～4 次口服；②抗生素：有继发感染征象时应用；③激素：不主张应用，除非皮损严重，可酌情小剂量、短疗程口服，如泼尼松 1mg/（kg·d），疗程 7～10 天。

2. 局部治疗 ①急性期：3% 硼酸水冷湿敷；②亚急性期：外用含有糖皮质激素的霜剂，如：丁酸-氢化可的松、1% 糠酸莫米松、丙酸倍氯美松等；③慢性期：外用糠馏油、焦馏油或含有激素的软膏；④局部有细菌感染时，外用莫匹罗星软膏、雷糊等。

八、尿布皮炎

本病是由于粪便中的氨生成菌分解尿布上残留的尿液而产生氨，氨再刺激婴儿皮肤造成的刺激性接触性皮炎。常见于腹泻及尿布更换不及时婴儿。

【诊断要点】

皮损发生在与尿布接触部位，如臀部、外阴、大腿上部。典型皮损为弥漫性界清红斑，其上可见红色丘疹、丘疱疹、水疱、脓疱及鳞屑；有时皮损也可仅为少量的尿布区红色丘疹；继发念珠菌感染时，可见卫星状分布丘疹，上附白色鳞屑。

辅助检查：

局部皮损刮片，经 10% 氢氧化钾处理后，显微镜检查，以明确是否合并有念珠菌感染。局部皮损培养，以明确是否合并有其他细菌感染。

【治疗原则】

1. 每次排便后应用中性皂液清洗外阴、肛周，余部位可用清水清洗。

2. 勤更换尿布。

3. 一般皮损可用氧化锌软膏，并可加用 1% 氢化可的松软膏；如合并有细菌感染，加用外用抗生素，如莫匹罗星软膏；合并念珠菌感染加用咪康唑霜。

九、银屑病

银屑病（psoriasis）又名"牛皮癣"，是一种常见并易复发的慢性炎症性皮肤病。

【诊断要点】

1. 寻常型银屑病　为临床最多的一型，大多急性发病，初起一般为炎性红斑、丘疹，粟粒至绿豆大，以后可逐渐扩大或融合成为棕红色斑块，边界清楚，周围有炎性红晕，基底浸润明显，表皮覆盖多层干燥的银白色鳞屑，轻轻刮除表面鳞屑，则露出一层淡白色发亮的半透明薄膜，称薄膜现象。再刮除薄膜，则出现小出血点，称点状出血现象。白色鳞屑、薄膜现象、点状出血为银屑病的三大临床特征。银屑病的皮损可呈点滴状、地图状、环状、带状等多种形态。如果皮损累及头皮可使头发呈束状，累及指（趾）甲，则甲板上出现点状凹陷，称为"顶针甲"。银屑病病程可分为三期：进行期、静止期、退行期。在进行期，患者正常皮肤如被针刺或外伤，常会在该处产生同样的覆有鳞屑的丘疹或斑块，这种现象称为"同形反应"具有诊断意义。

2. 脓疱型银屑病　一般分为泛发性脓疱型银屑病和掌跖脓疱型银屑病两型。小儿脓疱型多为泛发性脓疱型银屑病，大多急性发作，可在数周内泛发全身，常伴有高热、关节病和肿胀、全身不适及白细胞增高等全身症状，并在银屑病的基本损害上出现密集的针头至粟粒大小的潜在的无菌性脓疱，或呈圆弧形或波浪形向四周扩展，并融合成大片脓糊。脓疱干涸后表面覆盖有不典型的银屑病鳞屑，如此脓疱成批反复发作，病程可迁延数月或数年之久。

3. 关节病型银屑病　高发年龄为 30～50 岁，儿童中罕见。主要临床表现为银屑病皮损并发关节的红肿、疼痛，以后出现渐进性骨质破坏，终至残毁性关节炎。

4. 红皮病型银屑病　本型多从寻常型银屑病演变而来，或由于不适当的外用药刺激，或在内服糖皮质激素治疗银屑病的过程中，减量太快或突然中断治疗，均可引起本病。临床表现为全身皮肤色红，渐呈红色浸润，并有糠秕样脱屑，伴有高热、淋巴结肿大、白细胞升高及肝、肾、心脏等多脏器损害。

【治疗原则】

1. 全身治疗

（1）抗感染治疗：对发病前有急性扁桃体炎或上呼吸道感染的，给予青霉素肌内注射或静脉注射 10～14 天可获得满意疗效，若急性扁桃体炎反复发作者，待急性症状消失后，可行扁桃体切除术，祛除病灶，皮损可望痊愈。

（2）维生素治疗：维生素 A、维生素 D、维生素 E 等均有一定疗效，而无明显副作用。

（3）中药治疗：青黛胶囊口服 2 粒/次，3 次/日。也可用中草药治疗，急性期以凉血、活血为主，可用凉血活血汤加减，静止期和消退期以养血、润肤为主，可用当归引子加减。

2. 局部治疗　对大部分寻常型银屑病可单纯采用外用药治疗。

（1）5% 水杨酸软膏、2.5% 氧化氨基汞软膏混合外用。

（2）糖皮质激素软膏或霜剂，如氢化可的松、曲安西龙软膏。

（3）煤焦油制剂对头皮银屑病效果更佳。

（4）中药普连膏。

3. 对于红皮病型、脓疱型银屑病可考虑口服阿维 A、糖皮质激素以及雷公藤、甲氨蝶呤等免疫抑制剂，但会产生依赖、停药反跳、骨髓抑制、肝肾功能不良、血脂升高、骨异常等副作用，用药时应注意对药物毒性作用的观察。

4. 对于关节病型银屑病在采用以上方法治疗的同时，应加入非甾体类抗炎药，如吲哚美辛等。

第七章　常用化验正常值

第一节　血　液

一、全血细胞计数正常参考值（均数）

| 项　目 | 正　常　值 | | 换算系数 |
	法定单位	旧制单位	旧→法
红细胞（RBC）			
新生儿	$(5.2 \sim 6.4) \times 10^{12}/L$	$(5.2 \sim 6.4) \times 10^6/mm^3$	1
婴儿	$(4.0 \sim 4.3) \times 10^{12}/L$	$(4.0 \sim 4.3) \times 10^6/mm^3$	1
儿童	$(4.0 \sim 4.5) \times 10^{12}/L$	$(4.0 \sim 4.5) \times 10^6/mm^3$	1
血红蛋白（Hb）			
新生儿	$180 \sim 190g/L$	$18 \sim 19g/dl$	10
婴儿	$110 \sim 120g/L$	$11 \sim 12g/dl$	10
儿童	$120 \sim 140g/L$	$12 \sim 14g/dl$	10
白细胞（WBC）			
新生儿	$20 \times 10^9/L$	$20000/mm^3$	0.001
婴儿	$(11 \sim 12) \times 10^9/L$	$11000 \sim 12000/mm^3$	0.001

项　目	正　常　值		换算系数
	法定单位	旧制单位	旧→法
儿童	$(8 \sim 10) \times 10^9/L$	$8000 \sim 10000/mm^3$	0.001
白细胞分类（百分率）			
中性粒细胞（N）	$0.50 \sim 0.70$ （新生儿–婴儿期 $0.31 \sim 0.40$）	$50\% \sim 70\%$ （新生儿–婴儿期 $31\% \sim 40\%$）	0.01
嗜酸粒细胞（E）	$0.005 \sim 0.05$	$0.5\% \sim 5\%$	0.01
嗜碱粒细胞（B）	$0.0 \sim 0.0075$	$0 \sim 0.75\%$	0.01
淋巴细胞（L）	$0.20 \sim 0.40$ （新生儿–婴儿期 $0.40 \sim 0.60$）	$20\% \sim 40\%$ （新生儿–婴儿期 $40\% \sim 60\%$）	0.01
单核细胞（M）	$0.01 \sim 0.08$ （生后 2～7 天 0.12）	$1\% \sim 8\%$ （生后 2～7 天 12%）	0.01

第七章　常用化验正常值

续　表

| 项　目 | 正　常　值 | | 换算系数 |
	法定单位	旧制单位	旧→法
未成熟细胞（百分比）	0.0 （生后 1～7 天 0.03～0.10）	0% （生后 1～7 天 3%～10%）	0.01
网织红细胞			
新生儿	0.03～0.06	3%～6%	0.01
儿童	0.005～0.015	0.5%～1.5%	0.01
网织红细胞（绝对值）	$(24～84) \times 10^9/L$	$24000～84000/mm^3$	0.001
血小板（PLT）	$(100～300) \times 10^9/L$	$(100～300) \times 10^3/mm^3$	1
嗜酸细胞绝对数	$(50～300) \times 10^6/L$	$50～300/mm^3$	1
血细胞比容	0.37～0.50	37～50 容积%	0.01
红细胞平均体积（MCV）	80～94fl	$80～94\mu m^3$	1
红细胞平均血红蛋白（MCH）	26～32pg	$26～32\mu\mu g$	1
红细胞平均血红蛋白浓度（MCHC）	320～360g/L	32%～36%	10

二、血液生化检验正常参考值

| 项　目 | 正　常　值 | | 换算系数 |
	法定单位	旧制单位	旧→法
总蛋白	60~80g/L	6~8g/dl	10
白蛋白	35~55g/L	3.5~5.5 g/dl	10
球蛋白	20~30g/L	2~3 g/dl	10
蛋白电泳 (S)			
白蛋白	0.55~0.71	55%~71%	0.01
α_1 球蛋白	0.014~0.029	1.4%~2.9%	0.01
α_2 球蛋白	0.07~0.11	7%~11%	0.01
β 球蛋白	0.08~0.13	8%~13%	0.01
γ 球蛋白	0.09~0.16	9%~16%	0.01
转铁蛋白	2~4g/L	200~400mg/dl	0.01
铁蛋白	7~140μg/L	7~140ng/ml	1

续　表

| 项　目 | 正　常　值 | | 换算系数 |
	法定单位	旧制单位	旧→法
红细胞原卟啉	<0.89μmol/L	<50μg/dl	0.0178
钠（Na）	135~145mmol/L	135~145mEq/L	1
钾（K）	3.5~5.5mmol/L	3.5~5.5mEq/L	1
氯化物（Cl）	98~108mmol/L	98~108mEq/L	1
总钙（Ca）	2.25~2.75mmol/L 新生儿3日内2mmol/L	9~11mg/dl 新生儿3日内8mg/dl	0.25
离子钙	1.12~1.27mmol/L	4.5~5.1mg/dl	0.25
无机磷（P）	1.45~1.78mmol/L	4.5~5.5mg/dl	0.323
铁（Fe）	8.95~21.48μmol/L	50~120μg/dl	0.179
新生儿	17.90~44.75μmol/L	100~250μg/dl	0.179

续 表

| 项 目 | 正 常 值 | | 换算系数 |
	法定单位	旧制单位	旧→法
婴儿	7.16~17.90μmol/L	40~100μg/dl	0.179
儿童	8.95~21.48μmol/L	50~120μg/dl	0.179
铁总结合力（TIBC）	44.75~71.60μmol/L（婴儿偏低）	250~400μg/dl	0.179
铁饱利度（IS）	0.20~0.55	20%~55%	0.01
镁（Mg）	0.8~1.2mmol/L	1.6~2.4mEq/L	0.5
铜（Cu）	12.6~29.8μmol/L	80~190μg/dl	0.157
锌（zn）	7.65~22.95μmol/L（新生儿偏低）	50~150μg/dl	0.153
铝	<0.48μmol/L	<100μg/L	0.0048

第七章 常用化验正常值

续 表

| 项 目 | 正 常 值 | | 换算系数 |
	法定单位	旧制单位	旧→法
糖（空腹）	3.9～6.1mmol/L（新生儿偏低）	70～110mg/dl	0.056
三酰甘油（TG）	0.4～1.7mmol/L	36～152mg/dl	0.0112
胆固醇（CHO）	3.12～5.20mmol/L（新生儿、婴儿偏低）	120～200mg/dl	0.026
高密度脂蛋白胆固醇（HDL-C）	1～1.55 mmol/L	38.5～59.6mg/dl	0.026
低密度脂蛋白胆固醇（LDL-C）	0～3.36 mmol/L	0～129mg/dl	0.026
极低密度脂蛋白胆固醇（VLDL-C）	0～0.77 mmol/L	0～29.26 mg/dl	0.026
总胆红素（TBIL）新生儿1周内	2～19μmol/L	0.12～1.11mg/dl	17.1

| 项 目 | 正 常 值 | | 换算系数 |
	法定单位	旧制单位	旧→法
早产儿	<274μmol/L	<16mg/dl	17.1
足月儿	<205μmol/L	<12mg/dl	17.1
直接胆红素（DBIL）	0~6.8μmol/L	0~0.4 mg/dl	17.1
间接胆红素（IBIL）	1.71~13.0μmol/L	0.1~0.76 mg/dl	17.1
红细胞沉降率（ESR）	男：0~15mm/h 女：0~20mm/h		
凝血酶原时间（PT）	11.0-15.0s		
凝血酶原时间（活动度）	60%~150%		
国际标准化比值（INR）	0.81~1.19 （监测口服抗凝剂<3.05）		
纤维蛋白原定量（FIB）	2.00~4.00 g/L		

| 项 目 | 正 常 值 | | 换算系数 |
	法定单位	旧制单位	旧→法
活化部分凝血酶活酶时间 （APTT）	28.0～45.0s		
丙氨酸氨基转移酶 （ALT）	5～40U/L		
天冬氨酸氨基转移酶 （AST）	5～40U/L		
γ-谷氨酰转肽酶（γ-GY）	5～50U/L		
肌酸激酶（CK）	25～200 U/L		
肌酸激酶同功酶 MB （CK-MB）	<25U/L		
乳酸脱氢酶（LDH）	50～240 U/L		
α-羟丁酸脱氢酶（HBD）	80～220 U/L		

续 表

| 项 目 | 正 常 值 | | 换算系数 |
	法定单位	旧制单位	旧→法
葡萄糖 6-磷酸脱氢酶 (G-6-PD)	>0.75	>75%	0.01
脂肪酶	13～63U/L	13～63U/L	1
淀粉酶 (AMY)	25～125U/L		
碱性磷酸酶 (ALP)	20～220 U/L		
铜蓝蛋白 (CER)	210～530mg/L (新生儿及婴儿偏低)	21～53mg/dl	10
尿素氮 (BUN)	1.7～7.1mmol/L	4.8～19.8mg/dl	0.357
肌酸	15～61μmol/L	0.2～0.8 mg/dl	76.3
肌酐 (CREA)	27～132μmol/L	0.3～1.5mg/dl	88.4
尿酸 (URIC)	119～416μmol/L	2～7mg/dl	59.5

项 目	正 常 值		换算系数
	法定单位	旧制单位	旧→法
尿素	$3.2 \sim 7.0$mmol/L	$19 \sim 42$mg/dl	0.167
氨（AMM）	<54μmol/L	<92μg/dl	0.587
血液酸碱度 pH（37℃）	$7.35 \sim 7.45$ （按体温修正的 H^+ 浓度 $44.7 \sim 35.5$mmol/L）	$7.35 \sim 7.45$ （按体温修正的 H^+ 浓度 $44.7 \sim 35.5$mEq/L）	1
标准碳酸氢盐（HCO_3^-）	$21 \sim 25$mmol/L	$21 \sim 25$mEq/L	1
实际碳酸氢盐	25 ± 3mmol/L	25 ± 3mEq/L	1
缓冲碱（BB）	$45 \sim 55$mmol/L	$45 \sim 55$mEq/L	1
碱剩余（BE）	$-4 \sim +2$mmol/L	$-4 \sim +2$mEq/L	1
二氧化碳结合力（CO_2CP）	$18 \sim 27$mmol/L	$40\% \sim 60$Vol%	0.449
二氧化碳含量	$20 \sim 28$mmol/L	$20 \sim 28$mEq/L	1

| 项 目 | 正 常 值 | | 换算系数 |
	法定单位	旧制单位	旧→法
二氧化碳分压（PaCO₂）	4.3~6.0kPa （新生儿、婴儿偏低）	32~45mmHg	0.133
氧分压（PaO₂）	10.6~13.3kPa （新生儿、婴儿偏低）	80~100mmHg	0.133
氧含量	0.15~0.22vol 或150~220ml/L	15~22vol% 或15~22ml/dl	0.01 10
IgA			
新生儿	0~0.022g/L	0~2.2mg/dl	0.01
半月~6个月	0.03~0.82g/L	3~82mg/dl	0.01
6个月~2岁	0.14~1.08g/L	14~108mg/dl	0.01
2~6岁	0.23~1.9g/L	23~190mg/dl	0.01

| 项　目 | 正　常　值 | | 换算系数 |
	法定单位	旧制单位	旧→法
6~12岁	0.29~2.7g/L	29~270mg/dl	0.01
12~16岁	0.81~2.32g/L	81~232mg/dl	0.01
IgD	阴性	阴性	
新生儿	0.001~0.004g/L	0.1~0.4mg/dl	0.01
成人	0.0001~0.0009g/L	0.01~0.09mg/dl	0.01
IgG			0.01
新生儿	7~14.8g/L	700~1480mg/dl	0.01
半月~6个月	3~10g/L	300~1000mg/dl	0.01
6个月~2岁	5~12g/L	500~1200mg/dl	0.01
2~6岁	5~13g/L	500~1300mg/dl	0.01
6~12岁	7~16.5g/L	700~1650mg/dl	0.01

| 项 目 | 正 常 值 | | 换算系数 |
	法定单位	旧制单位	旧→法
12~16岁	7~15.5g/L	700~1550mg/dl	0.01
IgM			
新生儿	0.05~0.3g/L	5~30mg/dl	0.01
半月~6个月	0.15~1.09g/L	15~109mg/dl	0.01
6个月~2岁	0.43~2.39g/L	43~239mg/dl	0.01
2~6岁	0.5~1.99g/L	50~199mg/dl	0.01
6~12岁	0.5~2.6g/L	50~260mg/dl	0.01
12~16岁	0.45~2.4g/L	45~240mg/dl	0.01
C3（β_1C-球蛋白）	0.85~1.93g/L	85~193mg/dl	0.01
C4	0.12~0.36g/L		
抗链球菌素"O"（ASO）	<200IU/ml		

| 项 目 | 正 常 值 | | 换算系数 |
	法定单位	旧制单位	旧→法
类风湿因子（RHF）	<30IU/L		
C反应蛋白（CRP）	<8mg/L		
T₃	1.08～3.23 nmol/L	70～210ng/dl	0.0154
T₄	58.5～162.5 nmol/L	4.5～12.5μg/dl	13
促甲状腺激素（TSH）	0.4～4.0μIU/ml		
胰岛素（Ins）	4～28.4μIU/ml		
C肽（C-P）	1.1～5.0μg/L		
促肾上腺皮质激素	0～46ng/L	0～46pg/ml	1
皮质醇（空腹8AM）	138～690nmol/L	5～25μg/dl	27.6
	下午4时≤上午8时的50%		
抗利尿激素	1～7 ng/L	1～7pg/ml	1

第二节　尿　　液

一、一般检查

项　目	正　常　值		换算系数
	法定单位	旧制单位	旧→法
蛋白			
定性	阴性	阴性	
定量	<40mg/24h	<40mg/24h	
糖			
定性	阴性	阴性	
定量	<2.8mmol/24h	<0.5 g/24h	5.6
比重	1.015~1.025	1.015~1.025	
酸碱度	pH4.5~8.0（平均6.0）		
渗透压	婴儿 50~700mmol/L 儿童 300~1400mmol/L	50~700mOsm/（kg·H$_2$O） 300~1400mOsm/（kg·H$_2$O）	
尿胆素	阴性	阴性	
尿胆原	3.2~16.0μmol/L或-/±	1:20以上稀释阴性	

项　目	正　常　值		换算系数
	法定单位	旧制单位	旧→法
潜血	阴性	阴性	
酮体	阴性	阴性	
沉渣检查			
白细胞	<5 个/高倍视野	<5 个/高倍视野	
红细胞	<3 个/高倍视野	<3 个/高倍视野	
管型	无或偶见	无或偶见	
1 小时尿沉渣计数	RBC　男　<3 万/小时	RBC　男　<3 万/小时	
	女　<4 万/小时	女　<4 万/小时	
	WBC　男　<7 万/小时	WBC　男　<7 万/小时	
	女　<14 万/小时	女　<14 万/小时	
	管型　<3400/h	管型　<3400/h	
	病理管型 <0 个/h		

二、尿液生化检查

项 目	正 常 值		换算系数
	法定单位	旧制单位	旧→法
肌酸	$0 \sim 456 \mu mol/24h$	$0 \sim 60 mg/24h$	7.6
婴儿	$<114 \mu mol/(kg \cdot 24h)$	$<15 mg/(kg \cdot 24h)$	7.6
肌酐			
婴儿	$88 \sim 176 \mu mol/(kg \cdot 24h)$	$10 \sim 20 mg/(kg \cdot 24h)$	8.8
儿童	$44 \sim 352 \mu mol/(kg \cdot 24h)$	$5 \sim 40 mg/(kg \cdot 24h)$	8.8
尿素	$200 \sim 600 mmol/24h$	$12 \sim 36 g/24h$	16.7
尿素氮	$357 \sim 535 mmol/24h$	$10 \sim 15 g/24h$	35.7
钙			
婴儿	$<1.0 mmol/24h$	$<40 mg/24h$	0.025
儿童	$<0.2 mmol/(kg \cdot 24h)$	$<8 mg/(kg \cdot 24h)$	0.025

续　表

| 项　目 | 正　常　值 | | 换算系数 |
	法定单位	旧制单位	旧→法
磷			
婴儿	<6.4mmol/24h	<200mg/24h	0.032
儿童	16~48mmol/24h 或 0.5~0.6mmol/（kg·24h）	500~1500mg/24h 或 15~20mg/（kg·24h）	0.032
钠	<5mmol/（kg·24h）	<5mEq/（kg·24h）	1
钾	1.03±0.7mmol/（kg·24h）	1.03±0.7mEq/（kg·24h）	1
氯	<4mmol/（kg·24h）	<4mEq/（kg·24h）	1
17-羟类固醇			
婴儿	1.4~2.8μmol/24h	0.5~1.0mg/24h	2.76
儿童	2.8~15.5μmol/24h	1.0~5.6 mg/24h	2.76
17-酮类固醇			
<2 岁	<3.5μmol/24h	<1mg/24h	3.467
2~12 岁	3.5~21μmol/24h	1~6 mg/24h	3.472

小儿脑脊液正常参考值

| 项 目 | 正 常 值 | | 换算系数 |
	法定单位	旧制单位	旧→法
总量			
新生儿	5ml		
儿童	100～150ml		
压力			
新生儿	0.29～0.78kPa	30～80mmH$_2$O	0.0098
儿童	0.69～1.96kPa	70～200mmH$_2$O	0.0098
细胞数（多为淋巴细胞）			
婴儿	（0～20）×10^6/L	0～20/mm^3	1
儿童	（0～10）×10^6/L	0～10/mm^3	1
蛋白总量			

项 目	正 常 值		换算系数
	法定单位	旧制单位	旧→法
新生儿	0.2~1.2g/L	20~120mg/dl	0.01
儿童	0.2~0.4g/L	20~40mg/dl	0.01
蛋白定性（pandy 试验）	阴性	阴性	
糖			
婴儿	3.9~5.0mmol/L	70~90mg/dl	0.056
儿童	2.8~4.5mmol/L	50~80mg/dl	0.056
氯化物（以 NaCL 计）			
婴儿	110~122mmol/L	650~720mg/dl	0.17
儿童	117~127mmol/L	690~750mg/dl	0.17
细菌	阴性	阴性	

第八章 儿科常用药物

一、抗感染药物

1. 抗结核药物

药名及 制剂规格	用法用量	备注
异烟肼(雷米封) [isoniazid(rimifon)] 片剂:0.1g 针剂：0.1g(2ml)	口服： 10~20mg/(kg·d) 清晨1次顿服，每日不超过0.3g。某些严重结核病患儿(如结核性脑膜炎)，30mg/(kg·d)，每日不超过0.5g	1.杀灭和抑制结核菌,用于各型结核病 2.易产生抗药性,宜联合用药 3.副作用较轻,主要对神经系统的兴奋作用 4.肝、肾功能减退,癫痫患者忌用或慎用
硫酸链霉素 streptomycin sulfate 针剂:1g (1mg=798单位)	肌内注射：20~30mg/(kg·d) 分2次,每日不超过1g	1.抑制结核菌,用于各种类型的结核病 2.易产生抗药性,宜联合用药 3.毒性反应：耳毒性、肾毒性
利福平 [rifampin(RFP)] 胶囊:0.15g 片剂:0.15g	口服： 10~20mg/(kg·d) 空腹顿服或分2次,1日极量0.6g	1.与异烟肼合用有协同作用,但肝毒性增强 2.毒性小,偶致腹胀、食欲减退及血清转氨酶升高 3.新生儿不用,3个月内婴儿少用

药名及 制剂规格	用法用量	备　注
吡嗪酰胺 （pyrazin- amide） 片剂:0.25g	口服： 15~30mg/（kg·d） 分3~4次	1. 抑制结核菌,为二线抗结核药 2. 肝损害较常见,发热厌食排尿困难 3. 常和 INH,RFP,SM 合作短程疗法
乙胺丁醇 （ethambutol） 片剂:0.25g	口服:15~25mg/ （kg·d）, 分2次,病情严重者开始时用25mg/（kg·d）,好转后减量	1. 副作用轻,可有视力减退、胃肠道障碍等 2. 主要用于链霉素或异烟肼治疗失效的患儿

2. 抗生素类药物

药名及 制剂规格	用法用量	备 注
青霉素 G （penicillin G） 粉针剂： 40万单位，80 万单位，100 万单位 （1mg = 1670 单位）	肌注：(一般感染) 2.5万～5万单位/ （kg·d）80万～160万 单位/（m²·d），分2～ 4次 静滴： 肺炎败血症：10万～ 20万单位/（kg·d） 流脑：20万～40万单 位/（kg·d） 肺炎链球菌脑膜炎及 亚急性心内膜炎： 40万～60万单位/ （kg·d），每6小时 一次 鞘内注射：5 000～ 10 000单位/日，(1000 单位/毫升) 胸腔内：5万～10万单 位/次 （2000～5000单位/毫 升）	1. 用于各种球菌、革兰氏 阳性杆菌和螺旋体所致 感染，此外配合抗毒素治 疗白喉、破伤风、气性坏 疽等 2. 易引起过敏反应，用前 须询问有无过敏史，并做 皮试 3. 静滴速度不宜太快 4. 本品水溶液很不稳定， 要冷藏，24小时内用完
苯唑西林（苯 唑青霉素、新 青霉素Ⅱ） [oxacillin （prostaphlin， P₁₂）] 粉针剂： 0.5g、1 g	肌内注射、静脉滴注： 50～100mg/ （kg·d） 分2～4次	1. 不被青霉素酶水解，故 对产酶的葡萄球菌有效 2. 使用前作青霉素皮试 3. 溶解后不稳定，应冷藏 并于24小时内用完 4. 副作用有上腹部不适、 腹泻、恶心、食欲缺乏、皮 疹等

药名及 制剂规格	用法用量	备　注
氯唑西林（邻 氯青霉素） （cloxacillin） 针剂：0.5g	肌内注射、静脉注射： 30～50mg/（kg·d） （每6或8小时1次）	1.作用类似苯唑青霉素， 适用于葡萄球菌感染 2.使用前做青霉素皮试 3.其副作用同苯唑青 霉素
苄星青霉素 （长效西林） （benzathine penicillin） 针剂：120万 单位	肌内注射： 30万～60万单位/次 每半月或每1月1次	1.作用同青霉素G，但维 持时间长，使用前做青霉 素皮试 2.本品加注射用水后成 混悬状，保存于室温中相 当稳定 3.用于风湿性心脏病患 儿预防感染
氨苄西林（氨 苄青霉素） ［ampicillin （penbritin， polycillin）］ 片剂：0.25g 粉针剂： 0.5g、1 g	口服、肌内注射： 50～100mg/ （kg·d） 静脉注射：100～ 200mg/（kg·d） 分4次	1.为广谱抗生素，使用前 做青霉素皮试 2.不被胃酸破坏，易被吸 收，但不耐青霉素酶 3.肌内注射部位宜深，溶 解后不稳定，宜冷藏 4.副作用可有恶心、皮 疹、轻度腹泻 5.用于大肠杆菌、变形杆 菌、非溶血性链球菌引起 的尿路感染，流感杆菌、 肺炎链球菌引起的呼吸 道感染、伤寒、沙门氏菌 属肠道感染、痢疾、脑膜 炎等

药名及制剂规格	用法用量	备　注
阿莫西林(羟氨苄青霉素)(amoxicillin) 干糖浆: 0.125g 胶囊、片剂:0.25g	口服: 50~100mg/(kg·d) 分3~4次	1. 广谱抗生素,杀菌力强。也可杀灭钩端螺旋体 2. 口服吸收完全,作用迅速,体内分布广泛 3. 毒性作用轻
卡比西林(羧苄青霉素)(carbenicillin) 粉针剂:0.5g (1mg = 1000单位)	肌内注射:100mg/(kg·d) 分4次 静脉注射:严重感染 100~300mg/(kg·d) 分2~3次	1. 主要用于治疗铜绿假单胞菌感染及部分变形杆菌、大肠埃希菌引起的感染 2. 毒性低,肌内注射时,局部疼痛较明显 3. 忌用于青霉素过敏者,用前做皮试 4. 本品不耐热,应存于冰箱内,溶解后应立即使用 5. 可作浆膜腔内注射,每次0.5~1g
哌拉西林(氧哌嗪青霉素)(piperacillin) 针剂:0.5g、1g	肌内注射或静脉注射: 80~200mg/(kg·d) 分3~4次 严重者 可用300mg/(kg·d)	1. 为半合成的氨脲苄类抗假单胞菌青霉素 2. 用于严重感染,肠道或泌尿道感染 3. 副作用同青霉素类
磺苄青霉素(磺西林)[sulbenicillin(kedacillin)] 针剂:0.5g、1.0g	静脉滴注:40~80mg/(kg·d) 严重病例 可达180mg/(kg·d) 分2~4次	作用及用途同羧苄青霉素

药名及 制剂规格	用法用量	备　注
氨苄青霉素＋舒巴坦(优立新、舒氨西林、舒氨新)针剂：750mg(舒巴坦250mg，氨苄西林500mg)	肌内注射或静脉滴注：75～225mg/(kg·d)分3～4次	1. 舒巴坦对β-内酰胺酶有强大的抑制作用 2. 二药伍用，扩大氨苄西林的抗菌谱，增强抗菌作用
阿莫西林/克拉维酸钾(potassium clavulanate/amoxicillin)颗粒：阿莫西林125mg，克拉维酸钾31.25mg针剂：0.6 g，1.2 g	口服：30～40mg/(kg·d)分3～4次静脉滴注：每次20～30mg/kg,3～4次/日	1. 羟氨苄青霉素为广谱抗生素,本品适用于敏感菌引起的各种感染。克拉维酸钾是一种不可逆性高效β-内酰胺酶抑制剂 2. 青霉素钠的皮试阳性者禁用 3. 连续治疗期一般不超过14天
替卡西林/棒酸(特美汀)[ticarcillin (timentin)]针剂：3.2 g(3g/0.2 g)	静脉注射：200～300mg/(kg·d)，分4～6次	1. 替卡西林是广谱杀菌剂，二药伍用增强其抗菌作用，扩大了抗菌谱，用于敏感菌所致的各种感染 2. 青霉素过敏者禁用

药名及 制剂规格	用法用量	备　注
头孢氨苄（先锋霉素Ⅳ）（cefalexin） 片剂、胶囊： 0.125g， 0.25g	口服： 25～50mg/（kg·d） 分3～4次服	1.对耐药金葡菌、溶血性链球菌、肺炎链球菌、大肠埃希菌、奇异变形杆菌、肺炎杆菌、流感嗜血杆菌、卡他球菌等所致的感染有效，对铜绿假单胞菌感染无效 2.青霉素过敏者慎用
头孢唑啉（先锋霉素Ⅴ）（cefazolin） 针剂：0.5g	肌内注射或静脉滴注： 30～50mg/（kg·d） 分2～3次 严重感染 100mg/（kg·d）分2～4次	同上，特点为对革兰阴性菌作用较强
头孢拉定（先锋霉素Ⅵ）（cefradine） 片剂、胶囊、干混悬剂 0.125g， 0.5g，1.5g 针剂： 0.5，1g	口服： 50～100mg/（kg·d） 分3～4次 肌内注射或静脉滴注：同上	1.抗菌性能同头孢氨苄 2.注射剂刺激性较低，适宜于肌内注射
头孢克洛（cefaclor） 胶囊、 干糖浆： 125mg， 250mg	口服： 20～40mg/（kg·d） 分3次 一日量不超过1g	1.系半合成头孢菌素，抗菌性能与头孢唑啉相似 2.宜空腹给药，与青霉素有部分交叉过敏性

第八章　儿科常用药物

药名及 制剂规格	用法用量	备 注
头孢羟氨苄 （cefadroxil） 胶囊： 0.125g,0.25g 颗粒：0.125g	口服： 20~40mg/(kg·d) 分2次	同头孢氨苄
头孢孟多 （cefaman- dole） 针剂：0.5g, 1g	肌内注射或静脉 滴注： 50~100mg/(kg·d) 分2~3次	1.为半合成二代头孢菌 素,对革兰阳性及阴性菌 皆有效 2.大剂量可致出血倾向 3.新生儿不推荐使用
头孢美唑（先 锋美他醇） [cefmetazole （Cefmeta- zon）] 针剂：0.25g, 0.5g,1g	肌内注射或静脉 注射： 25~100mg/(kg·d) 分2~4次	1.为半合成二代头孢菌素 2.对革兰阴性菌作用强于 阳性菌,本品的耐酶性 极强 3.与青霉素有交叉过敏 性,有消化道反应 4.本品可影响某些检验结 果,如库敏反应及血肌酐
头孢呋辛（头 孢呋肟,西力 欣） （cefuroxime） 针剂： 0.75g,1g 片剂（头孢呋 肟酯）： 125mg, 250mg,500mg	口服： 30~100mg/(kg·d) 分2~4次 肌内注射或静脉 滴注： 50~100mg/(kg·d) 分2~4次	1.对金葡菌、表皮葡萄球 菌、化脓性及肺炎链球 菌、流感嗜血杆菌、大肠 埃希菌、肺炎球菌、奇异 变形杆菌、淋病及脑膜炎 链球菌有效 2.对青霉素过敏者慎用 3.不良反应有皮肤瘙痒、 胃肠道反应、血红蛋白降 低及肝、肾功能损害等 4.不可与氨基糖苷类抗 生素置同一容器注射。肌 内注射需深注,静滴应 缓慢 5.药品不可嚼碎服用,应 于餐后服

药名及 制剂规格	用法用量	备　注
头孢替安(替他欣)(cefotiam) 针剂:0.25g,0.5g,1g	静脉注射: 40～80mg/(kg·d) 分3～4次 严重感染: 160mg/(kg·d)	1.为半合成二代头孢菌素 2.对革兰阳性菌活性与头孢唑啉相似,对不动杆菌属和绿脓杆菌敏感性差 3.对青霉素过敏者慎用
头孢噻肟(头孢氨噻肟,凯福隆)(cefotaxime) 针剂:0.5g,1g	肌内注射或静脉滴注: 50～100mg/(kg·d) 分2～3次 新生儿:每次25mg/kg 2～3次/日	1.对革兰阴性菌有较强的抗菌效能,对革兰阳性菌较头孢氨苄弱,对绿脓杆菌不敏感 2.长期用药可致二重感染如念珠菌病,假膜性肠炎等 3.对头孢菌素过敏者禁用,青霉素过敏者慎用
头孢哌酮－舒巴坦(舒普深) [cefoperazone-sulbactam(sulperazon)] 针剂:1g	肌内注射或静脉滴注: 40～80mg/(kg·d) 分2～4次 严重者可至160mg/(kg·d)	1.对葡萄球菌、铜绿假单胞菌、脆弱类杆菌均作用较强 2.对头孢菌素过敏者禁用,青霉素过敏者慎用 3.早产儿、新生儿慎用
头孢曲松(头孢三嗪,罗氏芬)(ceftriaxone) 针剂:0.25g,0.5g,1g	静脉滴注: 20～80mg/(kg·d)	1.对革兰阳性菌有中度抗菌作用,对革兰阴性菌的作用较强。但粪链球菌及耐青霉素的葡萄球菌对本品耐药 2.消化道不吸收。半衰期长,可每日一次应用

药名及制剂规格	用法用量	备　注
头孢克肟(世福素)[cefixime(cefspan)]干糖浆:50mg胶囊:50mg	口服:3~6mg/(kg·d)分2次	1. 本品用于敏感菌引起的呼吸系统、泌尿系感染,也可用于耳鼻喉科的细菌性感染 2. 不良反应主要有腹泻、头痛、恶心、皮疹等
头孢他定(头孢羧甲噻肟)[ceftazidime(fortum)]针剂:1g,0.75g	肌内注射或静脉注射:30~100mg/(kg·d)分2~3次	1. 对革兰阴性菌的作用突出,尤其对铜绿假单胞菌的作用强 2. 对青霉素过敏或过敏体质者慎用
头孢布烯(先力腾)(ceftibuten)干混悬剂:90mg/5ml,180mg/5ml	口服:9mg/(kg·d),1次/日饮食前1小时或2小时后服用	1. 肾功能不良者应减量 2. 对头孢菌素过敏者禁用,青霉素过敏者慎用
氯霉素(chloram-phenicol)针剂:0.125g(1ml)0.25g(2ml)	静脉注射或静脉滴注:25~50mg/(kg·d)分3~4次	1. 用药期间必须密切观察血象变化 2. 忌与碱性药物配伍 3. 副作用较多,现已少用 4. 新生儿及早产儿禁用
红霉素(erythromycin)片剂:100mg针剂:红霉素乳糖酸盐250mg,300mg	口服:20~40mg/(kg·d)分3~4次静脉滴注:20~30mg/(kg·d)分2~3次	1. 用于耐青霉素的金葡菌感染,如肺炎、败血症、假膜性肠炎等 2. 需空腹与水同服 3. 与其他大环内酯类药物有效耐药性 4. 用注射用水溶解,不可使用氯化钠注射液溶解

药名及 制剂规格	用法用量	备　注
琥乙红霉素 片剂： 0.125g，0.25g 干糖浆： 0.125g，0.25g	口服： 30～50mg/(kg·d) 分2～4次	本品为红霉素乙酰琥珀酸酯，在体内水解释放出红霉素发挥抗菌作用。无味，胃液中稳定，适应证同红霉素
交沙霉素 (josamycin) 片剂：0.1g 颗粒剂： 0.125g	口服： 30mg/(kg·d) 分3次	1. 抗菌作用与红霉素相似 2. 应空腹整片吞服以免接触胃酸影响疗效
罗红霉素 (roxithromy- cin) 分散片： 0.05g 片剂：0.05g， 0.1g	口服：5～8mg/(kg·d) 分2次 早晚饭前服用	1. 临床用于呼吸道感染、生殖器及皮肤感染 2. 宜空腹服用。但与牛奶同服可提高本品的生物利用度
克拉霉素 (clarithromy- cin) 片剂：0.25g， 0.5g 颗粒：0.125 g	口服：15mg/(kg·d) 分2次	1. 主要用于由敏感菌引起的呼吸系统感染、中耳炎等 2. 本品与红霉素的体外抗菌作用相当，临床疗效优于红霉素
阿奇霉素 (azitromycin) 胶囊：0.25g， 0.5g 颗粒：0.1 g 针剂：0.5g	口服、静脉滴注： 10mg/(kg·d)， 1次/日 连用3日	1. 本品与红霉素有着相似的抗菌谱和不完全的交叉耐药性，作用较强 2. 用于敏感微生物所致的呼吸道、皮肤和软组织感染

药名及 制剂规格	用法用量	备　注
硫酸链霉素 （straptomycin sulfate） 针剂：1g	肌内注射： 15～30mg/（kg·d） 分2次	1. 对革兰阴性菌均有不 同程度的杀菌作用 2. 与β-内酰胺类抗生 素合用治疗流感杆菌、草绿 色链球菌或肠球菌等所 致的各种感染 3. 与其他抗结核药物联 合应用
庆大霉素 （gentamycin） 针剂：4万u、8 万u 口服液：4万u	口服：10～15mg/ （kg·d） 分3～4次 肌内注射、静脉滴注： 3～5mg/（kg·d）分 2～3次	1. 用于敏感菌引起的呼 吸道、尿路、胃肠道感染 及败血症 2. 口服吸收差，仅用于肠 道感染 3. 具有耳毒性和肾毒性， 6岁以下小儿慎用
卡那霉素 （kanamycin） 针剂：1g	肌内注射、静脉滴注： 15～25mg/（kg·d） 分2次	1. 对产气、变形、痢疾等 杆菌、大肠埃希菌和铜绿 假单胞菌感染作用强，对 金葡菌感染有抑制作用 2. 本品可用作二线抗结核 药，但不宜长期使用 3. 小儿应慎用，与强利尿剂 合用会加重肾毒性
丁胺卡那 霉素 （阿米卡星） （amikacin） 针剂：0.05g, 0.1g,0.2g	肌内注射、静脉滴注： 首剂10mg/kg,继以每 12小时7.5mg/kg	1. 本品耳毒性、肾毒性与 卡那霉素相似 2. 其抗菌作用同红霉素 3. 不可与青霉素类同一 容器混合使用

药名及 制剂规格	用法用量	备　注
妥布霉素(to-bramycin) 针剂40万u, 80万u	肌内注射、静脉滴注: 2～2.5mg/(kg·d) 分2～3次	抗菌谱与庆大霉素相似, 对铜绿假单胞菌的抗菌 作用较庆大霉素强3～ 5倍
多黏菌素E (黏菌素,可 利迈仙) (polymyxin E) 片剂:12.5万 单位,25万 单位 针剂:50万 单位 (1mg = 6500 单位)	口服: 5～10万单位/(kg·d) 分3～4次 肌内注射(深部)、静 脉滴注: 1.5～2.5万单位/ (kg·d) 分2次	1.用于致病性大肠杆菌、 铜绿假单胞菌或其他革 兰阴性杆菌所致严重 感染 2.对肠道感染疗效较多 黏菌素B为好 3.肌内注射时可加1%普 鲁卡因以减轻疼痛
克林霉素(氯 洁霉素) (clindamy-cin) 片剂、胶囊: 0.075g,0.15g 针剂:0.15g	口服:10～30mg/ (kg·d) 分3次 肌内注射、静脉滴注: 10～40mg/(kg·d) 分3～4次	1.主要用于厌氧菌感染, 金葡菌骨髓炎的首选药, 还可用于敏感的革兰阳 性菌引起的感染 2.与林可霉素有交叉耐 药性,与红霉素有拮抗 作用
万古霉素 (vancomycin) 针剂:0.5g	静脉滴注: 20～40mg/(kg·d) 分2～4次	1.用于耐药性金葡菌所 致严重感染 2.本品不应与其他有耳 毒性或肾毒性药物合用
去甲万古霉素 (norvancomy-cin) 针剂:0.4g(效 价相当于万古 霉素0.5g)	静脉滴注: 15～30mg/(kg·d) 分2～3次	1.主要用于葡萄球菌(包 括产酶株和乃甲氧西林 株)、难辨梭状芽胞杆菌 所致的系统感染和肠道 感染 2.新生儿禁用

3. 抗真菌药物

药名及制剂规格	用法用量	备注
制霉菌素（nystatin）片剂:25万u,50万u	口服:5~10万u/(kg·d)分3~4次	可用于预防及治疗肠道内及皮肤黏膜等处念珠菌感染,对深部霉菌病无效。
两性霉素B（amphotericin B）针剂:10mg,25mg,50mg	静脉滴注:开始时0.1~0.25mg/(kg·d)每日1次或隔日1次,以后渐增至1mg/(kg·d)	1.抗深部真菌感染 2.本品与咪唑类抗真菌药出现拮抗作用;与氟胞嘧啶、四环素、利福平有协同作用
两性霉素B脂质体（amphotericin B.liposome）针剂:2mg,10mg	静脉滴注:5mg/(kg·d)每日1次	1.抗深部真菌感染 2.本品与咪唑类抗真菌药出现拮抗作用;与氟胞嘧啶、四环素、利福平有协同作用
氟康唑(大扶康)（fluconazole）胶囊剂:0.05g,0.1g,0.15g,0.2g 针剂:0.1g,0.2g	口服:3~6mg/(kg·d)每日1次 静脉滴注:(3岁以上儿童)浅表真菌感染:1~2mg/(kg·d)每日1次 深部真菌感染:3~6mg/(kg·d)每日1次	1.抗菌谱广,与酮康唑相似 2.1岁以下儿童禁用

药名及 制剂规格	用法用量	备　注
伊曲康唑(依他康唑) (itraconazole) 胶囊剂: 0.1g、0.2g	口服: 3～5mg/(kg·d) 分1～2次	1. 主要用于浅表真菌感染,也适用于全身性真菌病的维持治疗 2. 与华法林、地高辛、阿司咪唑、环孢素及特非那丁等药物合用时,应减少剂量;尽量避开与利福平、苯妥英钠合用
伏立康唑(威凡) (voriconazole) 片剂:50mg、200mg 针剂:50mg、100mg、200mg	口服: 12～16岁维持剂量: 体重≥40kg,每次200mg,每12小时1次;体重<40kg者,每次100mg,每12小时1次 静脉滴注: 12～18岁的侵袭性曲霉病患者,使用维持剂量4mg/kg每次,每12小时1次	1. 用于侵袭性曲霉病及对氟康唑耐药的严重侵袭性念珠菌感染和由足放线菌属和镰刀菌属引起的严重感染 2. 2岁以下儿童禁用

二、抗病毒药物

药名及 制剂规格	用法用量	备 注
利巴韦林(三氮唑核苷、病毒唑) (ribavirin) 片剂、口服液:0.1g 针剂:0.1g	口服: 10～15mg/(kg·d) 分3～4次 肌内注射、静脉滴注、静脉注射: 10～15mg/(kg·d) 分2次	1.用喷雾及滴鼻的方法治疗上呼吸道病毒感染,气溶胶、气雾剂常用于治疗流感和呼吸道合胞病毒肺炎 2.是流行性出血热的首选药 3.注射用疗程不超过7天,口服用疗程不超过10天
阿昔洛韦(无环鸟苷) [acyclovir(zovirax)] 胶囊剂:0.2g 片剂:0.1g 针剂: 0.025g,0.5g	口服: 10～20mg/(kg·d) 4次/日 静脉滴注: 5～10mg/(kg·d) 每日3次	1.本品为单纯疱疹病毒(HSV)感染的首选药,对带状疱疹病毒、EB病毒、巨细胞病毒(CMV)也有效 2.临床用于治疗局部、全身性疱疹病毒感染及疱疹性脑炎。也用于乙型肝炎的治疗

三、镇静、催眠、抗惊厥药

药名及 制剂规格	用法用量	备注
苯巴比妥钠 （鲁米那） ［phenobarbi- tal （luminal）］ 片剂：0.015g 针剂：0.05g， 0.1g	镇静、催眠： 口服：每次2～3mg/ （kg·d） 3次／日 抗惊厥： 肌内注射：每次6～ 10mg/（kg·d） 必要时过4小时可重 复，每次极量不超 过0.2g	1.用于镇静、惊厥、麻醉 前给药。可用于新生儿高 胆红素血症 2.静注时用生理盐水稀 释成10%，缓慢注入，不 超过1ml/min，注射时用 其钠盐，不可与酸性药物 配伍 3.偶可引起药物过敏、烦 躁、多睡、头晕、抑制呼 吸、皮疹、胃肠症状等 4.严重肝肾损害者慎用
水合氯醛 （chloral- hydrate） 溶液：10% 合剂：10%	镇静、催眠： 口服或灌肠： 每次30～40mg/kg 抗惊厥： 口服或灌肠： 每次40～60mg/kg	1.为长效类催眠药且作 用较快 2.大剂量可影响循环系 统和抑制呼吸，一次极量 不超过1g（儿童） 3.对胃有刺激作用 4.长期使用易成瘾或产 生耐药性 5.心脏病、肝肾功能严重 减退者忌用或减量慎用

药名及制剂规格	用法用量	备 注
盐酸氯丙嗪（冬眠灵）（chlorpromazine）Hydrochloride（Wintermin）片剂：5mg，12.5mg，25mg 针剂：25mg（1ml）50mg（2ml）	口服、肌内注射、静脉滴注：0.5~1mg/（kg·d）	1.除镇静作用外，可使体温下降，基础代谢率降低，并有扩张血管、降低血压作用。用药后应平卧，防止体位性休克，保持呼吸道通畅 2.可发生黄疸、直立性低血压、便秘、尿潴留、粒细胞减少等副作用 3.勿与麻黄碱、咖啡因或茶碱同时使用，不可与苯巴比妥钠配伍 4.肝功能严重减退、中枢神经系统明显抑制及心血管病患者慎用
谷维素（oryzanalum）片剂：10mg	口服：每次10mg，3次/日	1.主要用于调整自主神经功能 2.服后偶有恶心、呕吐、口干、皮疹等副作用，停药后消失

四、抗癫痫、抗震颤麻痹药

药名及 制剂规格	用法用量	备 注
苯巴比妥（鲁米那）（phenobarbital） 片剂：0.015g 针剂：0.05g，0.1g	口服：2～3mg/(kg·d) 分2～3次 （渐加量直至发作控制后恢复开始剂量） 肌内注射：6～10mg/(kg·d)	1.一般首选应用于大发作病人 2.与地西泮或苯妥英钠合用治疗大发作，疗效较好 3.久用可产生耐药性，长期服用时切勿突然停药 4.一般需达到血浓度20～40μg/ml，才发生疗效
苯妥英钠（大仑丁） [phenytoin sodium (dilantin)] 片剂：0.05g，0.1g 针剂：0.05g，0.1g，0.25g	口服： 5～8mg/(kg·d) 分2～3次 肌内注射： 3～5mg/(kg·d)	1.常用于癫痫大发作、局限性发作、精神运动性发作 2.该药毒性作用较大，治疗量与中毒量接近。且不易早期发现，故小儿不做首选 3.一般需达血药浓度10～20μg/ml，才显效；长期应用者应定期查血象
地西泮（安定） (diazepam) 片剂：2.5mg 针剂：10mg	口服： 0.04～0.2mg/(kg·d) 3～4次/日 缓慢静脉注射： 0.25～0.5mg/(kg·d) 每次不能超过10mg	1.抗痫作用较强且快，但作用短暂（约20分钟）。常与其他抗痫药合用 2.突然停药可致癫痫发作、寒战等症状 3.6个月以内的婴儿禁用 4.有效血浓度为0.15～0.2μg/ml 5.副作用可见嗜睡、共济失调、粒细胞减少等

药名及 制剂规格	用法用量	备　注
卡马西平(酰胺咪嗪、得理多) (carbamaz-epine) 片剂:0.1g, 0.2g	口服: 10~20mg/(kg·d) 分3次	1. 对精神运动性发作最有效,对大发作、局限性发作和混合型癫痫也有效 2. 可促进抗利尿激素分泌,用于神经原性尿崩症 3. 与苯巴比妥、苯妥英钠合用使其血浓度降低;与大环内酯类抗生素、异烟肼合用使血浓度升高 4. 长期应用需定期检查血象、肝功能及尿常规
氟哌啶醇(氟哌丁苯) [haloperido-lum(serena-se)] 片剂:2mg, 4mg	口服: 3~12岁的精神病或多动症患儿,开始0.05mg/(kg·d),分2~3次,5~7日后酌情增加	1. 本品系丁酰苯类药,作用与氯丙嗪相似 2. 有明显的镇吐作用 3. 副作用多见锥体外系反应、失眠、头痛等,亦可影响肝功能,停药后可恢复
拉莫三嗪(利必通)(lam-otrigine) 片剂:50mg	口服: 2~12岁儿童,初始0.15mg/(kg·d),2周后0.3mg/(kg·d),1日1次。	1. 12岁以下不推荐单药治疗 2. 2岁以下患儿的使用治疗经验不足
托吡酯(妥泰) (topiramate) 胶囊剂:25mg 片剂:0.1g	口服: 2~16岁儿童,5~9mg/(kg·d),分2次。	1. 新型抗癫痫药,用于2~16岁及成人部分性癫痫发作的加用治疗 2. 胶囊可拆开服用。片剂不要碾碎

药名及 制剂规格	用法用量	备　注
奥卡西平（曲莱）（oxcarbazeplne） 片剂：0.15g	口服： 初始8～10mg/（kg·d），分2次	1. 治疗原发性全面性强直－阵挛发作和部分性发作，伴有或不伴有继发性全面性发作 2. 5岁以下患儿资料不全
丙戊酸钠（抗癫灵）（sodium valproate） 片剂：0.2g	口服： 开始15mg/（kg·d），分3次，以后根据情况每周增加5～10mg/（kg·d），直至发作控制，但不应超过40mg/（kg·d）	1. 丙戊酸及其钠盐为广谱抗癫药，用于治疗各类型癫痫，副作用少 2. 对失神性小发作和肌阵挛疗效较好 3. 一般血浓度需达到40～90μg/ml才生效

五、解热镇痛药

药名及 制剂规格	用法用量	备　注
阿司匹林（乙酰水杨酸）［aspirin（acetylsalicylic acid）］ 片剂、水溶片： 0.1g， 0.3g，0.5g	口服： 解热镇痛： 30～60mg/（kg·d）分4～6次 或每次5～10mg/（kg·d） 抗风湿： 80～100mg/（kg·d）分3～4次，后期减量	1. 用于解热、镇痛、消炎、各种风湿性疾病，儿科用于川崎症的治疗 2. 与其他非甾体抗炎镇痛药同用时疗效并不加强，而胃肠道副作用（包括溃疡和出血）增加 3. 应与食物同服或用水冲服 4. 国外报道有个别病例可引起Reye综合征

药名及 制剂规格	用法用量	备　注
对乙酰氨基酚（醋氨酚，扑热息痛） ［paracetamol（acetaminophen）］ 糖浆剂： 1.5g：15ml， 3.2g：100ml	口服： 每次10～15mg/kg 分3～4次服	1.解热作用与阿司匹林相似,镇痛作用较弱 2.WHO推荐为儿科解热镇痛药,但3岁以下儿童慎用
赖氨匹林（阿司匹林赖氨酸） ［Venopirin（Aspirin-DL-Lysine）］ 针剂：0.5g（相当于Aspirin 0.28g），0.9g（相当于Aspirin 0.5g）	肌内注射、静脉注射：10～25mg/（kg·d）分2次	用于治疗多种原因引起的发热、头痛以及手术后或癌性疼痛

六、抗炎镇痛药

药名及 制剂规格	用法用量	备 注
萘普生(消痛灵) [naproxen (naprosyn)] 片剂:0.25g 胶囊剂: 0.25g	口服:(抗风湿) 10~20mg/(kg·d) 分2次 每日剂量不大于2g	1.其抗炎镇痛和解热作用比阿司匹林、扑热息痛强 2.与阿司匹林等非甾体抗炎药有交叉过敏反应
布洛芬(异丁苯丙酸) [ibuprofen (brufen)] 片剂: 0.1g,0.2g 糖浆剂: 2g:100ml	口服: 每次5~10mg/kg 每日3次 宜饭后服	1.本品抗炎、镇痛、解热作用比阿司匹林强 2.对阿司匹林或其他非甾体抗炎药过敏者对本品可有交叉过敏反应 3.长期用药时应定期检查血象及肝、肾功能
双氯芬酸(双氯灭痛、扶他林) (diclofenace) 片剂:25mg	口服: 0.5~2mg/(kg·d) 分3次	1.其消炎镇痛作用比阿司匹林强20~50倍 2.阿司匹林可降低本品的生物利用度 3.长期或大剂量服可能出现胃肠道反应和肝肾功能异常

七、镇痛药

药名及制剂规格	用法用量	备注
盐酸吗啡 （morphine hydrochloride） 针剂：10mg	皮下注射： 每次0.1~0.2mg/kg 极量：每次10mg	1. 为中枢抑制药，具有镇痛、镇静等作用。可用于心力衰竭或严重疼痛 2. 长期使用可致成瘾，故不能随便使用，极量1次不超过10mg 3. 有腹胀或呼吸障碍时禁用。1岁以内不用
盐酸哌替啶 （度冷丁） ［pethidine hydrochloride（dolantin）］ 针剂：50mg（1ml） 0.1g（2ml）	肌内注射、静脉注射： 每次0.5~1mg/kg	1. 用于剧烈疼痛，"人工冬眠"疗程与盐酸氯丙嗪及盐酸异丙嗪合用，婴儿忌用 2. 久用可成瘾，过量可致惊厥，瞳孔散大，心动过速，呼吸抑制等
芬太尼 （fentanyl） 针剂：0.1mg	肌内注射、静脉注射： 每次2~3μg/kg	1. 适用于各种疼痛及手术中、手术后的镇痛 2. 与中枢抑制药连用可增强镇痛效果，剂量应适当减少1/4~1/3 3. 与单胺氧化酶抑制剂合用可加强呼吸抑制
曲马多 （tramadole） 针剂：50mg，100mg	皮下注射、肌内注射、静脉注射： 每次1~2mg/kg	1. 适用于中度至剧烈的急性和慢性疼痛 2. 切不可与中枢抑制剂、单胺氧化酶抑制剂配伍

八、中枢兴奋药

药名及 制剂规格	用法用量	备 注
盐酸山梗菜碱（洛贝林） （lobeline hydrochloride） 针剂：3mg（1ml） 10mg（1ml）	皮下注射、肌内注射： 每次1～3mg/kg 静脉注射： 每次0.3～3mg/kg，必要时每隔30分钟可重复使用一次。	1. 对呼吸中枢有兴奋作用，大剂量能引起心动过速、传导阻滞、呼吸深度抑制及强直阵挛性惊厥 2. 用于治疗新生儿窒息、一氧化碳中毒和重感染所致呼吸衰竭 3. 静脉注射应缓慢
尼可刹米（可拉明） ［nikethamide（coramine）］ 针剂：0.25g（1ml） 0.375g（1.5ml）	皮下注射、肌内注射、静脉注射： 每次10～15mg/kg，必要时每30分钟可重复一次。	1. 为延髓兴奋药，作用于呼吸中枢及血管运动中枢 2. 用于中枢性呼吸及循环衰竭，对吗啡中毒效果好 3. 大剂量时易引起阵挛性惊厥
脑活素 针剂： 1ml， 2ml， 5ml，10ml	静脉滴注： 每次10～30ml 1次／日，慢滴 10～14天为一疗程	1. 本品为脑蛋白水解物 2. 用于颅脑外伤及脑血管疾病后遗症、神经衰弱及轻度婴儿智力迟钝

九、平滑肌、横纹肌兴奋药（拟胆碱药）

药名及 制剂规格	用法用量	备注
新斯的明 （neostigmine） 针剂：0.5mg （1ml） 1mg（2ml）	皮下注射、肌内注射： 每次0.03~0.04mg/kg	1. 抑制胆碱酯酶，增强乙酰胆碱的作用。用于重症肌无力和肠蠕动减弱的腹胀 2. 机械性肠梗阻及哮喘患儿忌用 3. 超量时可引起呕吐、腹痛、流泪等，可用阿托品对抗

十、骨骼肌松弛药

药名及 制剂规格	用法用量	备注
氯化琥珀胆碱（司可林） ［succinylcho-line（scoline）］ 针剂：50mg （1ml） 100mg（2ml）	静脉注射：2%~5% 每次1~2mg/kg 维持量浓度0.1%~0.2% 2.5mg/min 静脉注射	1. 属去极化型肌松药。最常用于全麻下气管内插管 2. 静注最常用，深部肌内注射可用于小儿 3. 本品诱发恶性高热的危险在小儿远比成人高
罗库溴铵（爱可松） 针剂：50mg （5ml）	插管剂量： 0.6mg/kg； 维持剂量： 0.15mg/kg	1. 全身麻醉辅助用药，用于常规诱导麻醉期间气管插管，以及维持术中肌肉松弛 2. 为中效非去极化型肌肉松弛药，起效迅速

药名及 制剂规格	用法用量	备　注
维库溴铵(万可松) (vecuronino bromide) 针剂：4mg (2ml)	插管剂量： 0.1～0.15mg/kg 静脉注射： 首剂量0.08～0.1mg/ kg 追加量0.025～ 0.05mg/kg	1.为中效非去极化型肌肉松弛药，竞争胆碱能受体位点而阻断乙酰胆碱的作用 2.婴儿对本品较敏感，应先试用小量

十一、全身或局部麻醉药

药名及 制剂规格	用法用量	备　注
氯胺酮(凯他敏) [Ketamin (Ketalar)] 针剂：10mg (1ml) 50mg(1ml)	静脉注射： 每次1～2mg/kg，缓慢 肌内注射： 每次4～8mg/kg 个体间差异大	1.为具有镇痛性的静脉全麻药。无肌松作用 2.适用于无需肌松的短小诊断检查或小手术，常用于吸入全麻的诱导或麻醉辅助用药
硫贲妥钠(戊硫巴比妥钠) [sodium Pentothal (Pentothal)] 针剂： 0.5g,1g	静脉注射： 每次5～10mg/kg	1.单独应用仅适于小手术，常作诱导麻醉和基础麻醉 2.容易引起呼吸抑制及喉痉挛，故注射应缓慢，并随时准备插管以备急救 3.新鲜配制，药液不应漏至血管外及皮下，以免引起局部组织坏死

续　表

药名及 制剂规格	用法用量	备　注
利多卡因(赛罗卡因) [Lidocaine (Xylocaine)] 针剂：10ml (0.2g) 20ml(0.4g)	小儿常用量随个体而异，一次给药总量不得超过4.0 ～ 4.5mg/kg，常用0.25 ～ 0.5%溶液	1.局麻作用比普鲁卡因强，且持续时间长，但毒性也较大 2.心、肝功能不全者应减量，Ⅱ～Ⅲ度房室传导阻滞者应禁用

十二、解痉药（抗胆碱药）

药名及 制剂规格	用法用量	备　注
颠茄 Bella-donna 片剂：10mg	口服：0.2 ～ 0.6mg/ (kg·d) 分3次 极量1mg/kg	1.适用于胃肠痉挛、输尿管痉挛和膀胱刺激等 2.可有口干、面红、心悸、兴奋等不良反应
硫酸阿托品 (Atropine Sulfate) 片剂：0.3mg 针剂：0.5mg (1ml)	解痉：口服、皮下：每次0.01mg/kg 极量每次0.3mg 抗休克：静脉注射：每次0.03 ～ 0.05mg/kg	1.解除平滑肌痉挛效果好，用于胃、肠、胆、肾绞痛，有机磷中毒等 2.用于早期感染性休克时，其有效量与中毒剂量很相近。故应用时，如临床好转即可停用 3.用注射用生理盐水或10%葡萄糖注射液稀释后静注，根据病情需要隔15 ～30分钟用一次

药名及制剂规格	用法用量	备　注
山莨菪碱（654-2）（Anisodamine）片剂：5mg,10mg针剂：5mg（1ml），10mg（1ml），20mg（1ml）	口服：每次0.3～2mg/kg每日3次肌内注射、静脉注射：每次0.5～1mg/kg，用于感染性休克时，每15～30分钟一次，至血压恢复即减量使用	1. 可使平滑肌明显松弛，解除微血管痉挛与阿托品作用相似2. 多用于抢救休克3. 使用剂量及次数取决于病情，但剂量过大仍有类似阿托品中毒症状
东莨菪碱［Scopolamine（Hyoscine）］针剂：0.3mg（1ml）0.5mg（1ml）	皮下、肌内注射：每次0.006mg/kg极量：每次0.5mg	1. 作用和阿托品相似2. 乳幼儿、婴儿应慎用

十三、祛痰镇咳药

药名及制剂规格	用法用量	备　注
乙酰半胱氨酸（痰易净）［Acetylcysteine（Mucomyst）］颗粒剂：0.1g	口服：0.1g 每次2～4次／日	1. 本品是一种黏液溶解性祛痰剂，使痰液稀释易咳出2. 使用时偶尔会发生恶心、呕吐或支气管痉挛3. 避免与抗生素在同一溶液内混合服用

药名及 制剂规格	用法用量	备 注
复方甘草 合剂 （棕色合剂） (mist. Glycyr- rhizae)	口服： 每次1毫升/岁 每日3～4次	1. 为镇咳祛痰药，不用于 婴儿期 2. 由甘草流浸膏、酒石酸 锑钾、复方樟脑酊、亚硝 酸乙酯醑、甘油等配成
右美沙芬（美 右甲吗喃） (dextro- methophan) 片剂：10mg， 15mg	口服： 每次5～10mg 2～3次/日	1. 为中枢性非成瘾性镇 咳药，有轻度支气管扩张 作用 2. 用于无痰干咳年长儿
氨溴索 (ambroxol) 片剂：30mg 糖浆：0.6g/ 100ml	口服： 1.2～1.6mg/ (kg·d) 2～3次/日	1. 本品能促进呼吸道内 黏稠分泌物的溶解及排 除，改善呼吸状况 2. 本品耐受性好，可以长 期使用

十四、平喘药

药名及 制剂规格	用法用量	备 注
盐酸肾上 腺素 (epinephrine hydrochloride) 针剂：0.5mg， 1mg	过敏性休克： 肌内注射：每次0.5～ 1mg 急性支气管哮喘： 皮下注射：每次 0.25～0.5mg	1. 本品为 α、β 肾上腺素 受体激动药，作用表现为 心脏收缩力加强，心率和 传导速度加快，支气管平 滑肌舒张，使支气管黏膜 血管收缩，有利于消除黏 膜水肿 2. 用于急性支气管哮喘、 过敏性休克等

药名及 制剂规格	用法用量	备　注
盐酸异丙肾上腺素 （isoprenaline hydrochloride） 片剂：10mg 气雾剂： 0.25~0.5%	舌下： 5岁以上每次 2.5~10mg 每日2~3次 气雾吸入： 0.25%吸入 每日2~3次	1. 对支气管平滑肌有显著舒张作用 2. 由于对心肌有显著兴奋作用，故用作止喘药时不作全身性给药 3. 用作抗休克药时，静脉给药，副作用有心悸、头晕、恶心、喉干等 4. 不宜口服。大剂量易致血压升高甚至脑出血，长期用易产生耐受性
特布它林（间羟叔丁肾上腺素，博利康尼） （terbutaline） 片剂： 2.5mg,5mg 针剂：1mg （1ml） 气雾剂（喘康速）：50mg, 100mg （0.25mg/掀）	口服、皮下注射： 每次1.25~2.5mg 2~3次/日 亦可喷雾吸入	1. 作用同舒喘灵，亦是β_2受体激动剂 2. 少数患者会出现手颤、头痛、心悸等副作用

药名及 制剂规格	用法用量	备 注
沙丁胺醇(舒喘灵,羟甲叔丁肾上腺素) (salbutamol) 片剂:2.4mg (含主药2mg) 控释片: 4mg,8mg	口服:0.1 ~ 0.15mg/ (kg·d) 2 ~ 3次/日 控释片: 每次4mg(3 ~ 12岁) 2次/日 气雾吸入: 每次0.1 ~ 0.2mg 每4小时1次	1.为强力肾上腺素受体兴奋剂,有舒张支气管作用 2.剂量过大可有心率加速、头痛等不良反应 3.长期或过多应用气雾剂,可引起受体耐药性
氨茶碱 (aminophyl-line) 片剂:50mg, 100mg 针剂:50mg (2ml) 250mg(10ml)	口服:3 ~ 5mg/(kg·d) 每日2 ~ 3次 静脉注射:2 ~ 4mg/kg (6.25 ~ 12.5mg/ml) 静脉滴注:同上 (1 ~ 2mg/ml)	1.口服可有恶心、呕吐等副作用,静脉注射过速、浓度过高时,可发生心悸、惊厥、血压下降等 2.静脉注射时以5% ~ 25%葡萄糖稀释后缓缓注入 3.对肝脏或心脏功能差的小儿,剂量宜较小,最好能监测血药浓度
福莫特罗 (formoterol) 片剂:40ug	口服: 4μg/(kg·d) 分2 ~ 3次	1.本品为$β_2$受体激动剂,可缓解由各种因素引起的呼吸道阻塞性障碍 2.过量使用可引起心律不齐。不良反应有震颤、麻木、头痛及胃肠道反应等

药名及 制剂规格	用法用量	备　注
盐酸普鲁卡 地鲁 （丙卡特罗， 美普清）（pro- cateral hydro- chloride） 片剂：25ug	口服： 大于6岁，每次25μg 或1mg/kg 2次／日或睡前服1次	1.是具有高度选择性的 β₂受体激动剂，有明显的 支气管扩张作用，作用强 而持久 2.早产儿、新生儿和年幼 儿慎用 3.忌与肾上腺素及异丙 肾上腺素等儿茶酚胺类 合用。

十五、助消化药、调节肠道菌群药

药名及 制剂规格	用法用量	备　注
乳酶生（表飞 鸣） （biofermin） 片剂： 0.15g，0.3g	口服：每次0.3～0.6g 3次／日，饭前服	1.是乳酸杆菌的干制剂， 用于消化不良性腹泻、 腹胀 2.不宜与抗菌药物及吸 附剂合用，必要时间隔 2～3小时
干酵母（食母 生） （yeast） 片剂： 0.3g，0.5g	口服： 每次0.5～1.5g 3次／日，嚼后服	1.本品系麦酒酵母菌的 干燥菌体，含B族维生 素，用于食欲不振、消化 不良及维生素B缺乏症 2.不宜与磺胺药同时，可 影响后者疗效；不可和单 胺氧化酶抑制剂（如优降 宁等）并用，可引起血压 升高 3.用量过大，可发生腹泻

药名及 制剂规格	用法用量	备 注
枯草杆菌肠球菌制剂(妈咪爱) (combined bacillus subti-lis) 颗粒:1g/袋	口服: 2岁以下,1袋/次 大于2岁,1~2袋/次 1~2次/日	1.本品为肠道益生菌活菌制剂及多种维生素复合制剂 2.冲服时水温不得超过40℃
双歧杆菌制剂 (bifidobio-gen) 胶囊:每粒含双歧杆菌活菌0.5亿	口服: 1/2~1粒/次 早晚餐后各服1次	1.本品为双歧杆菌活菌制剂,对维持和调整肠道微生态平衡有良好效果 2.适用于各种急慢性肠炎,尤其是难治性、复杂性腹泻、便秘等 3.防治多种原因所致的菌群失调

十六、抗酸药及止吐药

药名及 制剂规格	用法用量	备 注
甲氰咪胍(西咪替丁) [cimetidine (tagamet)] 片剂:0.2g,0.4g,0.8g 针剂:0.2g (2ml)	口服、肌内注射、静脉注射: 每次5~10mg/kg 2~4次/日	1.为 H_2 受体拮抗剂,用于治疗胃十二指肠溃疡、上消化道出血 2.本品多用于年长儿溃疡病或危重病儿应激性溃疡

药名及 制剂规格	用法用量	备 注
雷尼替丁(ra- nitidine) 片剂:150mg 胶囊:150mg	口服:大于8岁 每次3~5mg/kg,2~3 次/日,于早晚饭时服	1.本品系选择性的第二 代 H_2 受体拮抗剂,对胃、 十二指肠滞疡疗效高,具 有速效、长效的特点 2.8岁以下儿童慎用
奥美拉唑 (omeprazole) 胶囊:20mg 针剂:40mg	口服: 每次0.4mg/kg 1次/日	1.具有独特的胃酸分泌 抑制作用,用于胃和十二 指肠溃疡、反流性食管炎 及胃泌素瘤 2.本品抑制胃酸分泌的 作用强,时间长,故应用 本品时不宜同时服用其 他抗酸剂或抑酸剂
多潘立酮(吗 丁啉) (domperi- done) 混悬剂: 0.1% (100ml) 片剂:10mg	口服: 每次0.3~0.5mg/kg 3~4次/日	1.拮抗多巴胺受体效应, 恢复上消化道的正常功 能,促进胃排空 2.用于呕吐、恶心、暖气、 腹胀、反胃,也有健胃 作用 3.婴儿期可出现神经系 统症状,1岁以内应特别 慎用
磷酸铝(alun- inum) 凝胶:20g/包	口服:每次5~10g 2~4次/日,用前摇匀	适用于胃、十二指肠溃疡 或出血、急性胃黏膜病 变、胃酸过多、肠炎等
麦滋林-S (marzulene-S) 颗粒剂: 0.67g	口服: 每次30~40mg/kg 3~4次/日	用于胃及十二指肠溃疡 病、急慢性胃炎、原发及 继发性胃炎及其他疾病 并发的胃炎

药名及 制剂规格	用法用量	备 注
液体石蜡(石蜡油) (liquid paraffin)	口服:每次0.5ml/kg 睡前服	入肠后不被吸收,能使大便量增大、变软,同时润滑肠壁易于排出。久用可妨碍脂溶性维生素和钙磷的吸收
开塞露 10ml,20ml	肛门注入:每次 5~10ml 慢慢插入肛门,将药液挤入直肠,保留5分钟	为适量的甘油或三梨醇制剂,刺激直肠壁,反射引起排便,并有润滑作用
药用炭(活性炭) (activated charcoal) 片剂:0.3g	口服:每次0.3~0.6g 3次/日	能吸附肠内化学物质及毒物,减少肠黏膜刺激,有止泻作用 受潮湿后可使吸着力减低
蒙脱石(diosmectite) 散剂: 每袋含双八面体蒙脱石3g	口服: 1岁以下,1袋/日 1~2岁,1~2袋/日 2~3岁,2~3袋/日 3岁以上3袋/日 分3次	1. 有抗细菌、病毒的作用,对抗外来侵害 2. 与黏液蛋白结合,恢复和加强消化道黏膜屏障的生理功能 3. 不进入血液循环系统 4. 除食管炎患者在餐后服用,其他患者都在两餐之间服,不与其他药物同时服用 5. 急性腹泻,首剂可加倍,慢性腹泻剂量酌减

药名及 制剂规格	用法用量	备 注
地高辛(狄高辛) (digoxin) 片剂:0.25mg 针剂:0.5mg (2ml) 酏剂: 0.005% (30ml)	口服饱和量: < 2 岁, 0.06 ~ 0.08mg/kg > 2 岁, 0.04 ~ 0.06mg/kg 口服分3~6次完成,1~2日用完,以后用上述量的1/4为每日维持量。 静脉注射:饱和量: < 2 岁, 0.04 ~ 0.06mg/kg > 2 岁, 0.02 ~ 0.04mg/kg	1.作用同洋地黄,但作用较快,易于排出 2.用于各种原因引起的心力衰竭 3.如出现中毒现象,应立即停药或加服氯化钾 4.早产儿、新生儿宜用1/3或1/2量 5.禁止与钙注射剂合用
毛花苷 C(西地兰) [lanatosideC (cedilanid)] 针剂:0.4mg (2ml)	静脉注射,肌内注射: 饱和量: < 2 岁, 0.03 ~ 0.04mg/kg > 2 岁, 0.02 ~ 0.03mg/kg 分数次注射,维持量为饱和量的1/3~1/4。亦可改为口服洋地黄制剂	1.作用甚快排泄更易。适用于急性心力衰竭患者 2.用此药前10天内应未使用过洋地黄,用此药24小时后方可用洋地黄毒苷或地高辛进行洋地黄化 如静脉注射困难可肌内注射,但作用较慢

药名及 制剂规格	用法用量	备 注
毒毛旋花子苷 K(康吡箭毒子素)(strophanthin K) 针剂:0.25mg(1ml)	静脉注射: 每次 0.007 ~ 0.01mg/kg 必要时,可重复1 ~ 2次 维持量改为口服洋地黄制剂	1.作用快,用于急性心力衰竭,毒性较大 2.此药注射12小时后,方可应用洋地黄等作用缓慢的制剂。于1~2周内用过洋地黄制剂者忌用或慎用
胺碘酮(乙胺碘呋酮,安律酮)(amiodarone) 片剂:0.2g	口服:5 ~ 10mg/(kg·d) 分3次,4~8次后改为5~6mg/(kg·d)	1.适用于阵发性心房扑动和颤动、室上或室上性心动过速或早搏、预激综合征,对顽固性阵发性心动过速尚能奏效 2.有胃肠性反应
普萘洛尔(心得安)[propranolol(inderal)] 片剂:10mg 针剂:5mg(5ml)	口服:0.5~1mg/(kg·d),3次/日 静脉滴注:每次0.05 ~ 0.15mg/kg,(必要时用,需缓滴)	1.为β肾上腺素能受体阻滞剂,减慢心率,抑制心脏收缩力与房室传导 2.用于各种心律失常、心绞痛、心肌炎,对室性早搏效果较好
辅酶 Q_{10}(coenzyme Q_{10}) 胶囊:10mg	口服: 每次5 ~ 10mg,2 ~ 3次/日 饭后服	1.是一种脂溶性醌类化合物,为参与人体生物氧化过程的辅酶 2.常用于心律紊乱或重症感染

药名及 制剂规格	用法用量	备　注
门冬氨酸钾镁(潘南金)[potassium magnesium aspartate (panangin)] 片剂： 门冬氨酸钾0.158g 门冬氨酸镁0.148g 针剂:(10ml) 门冬氨酸钾0.452g 门冬氨酸镁0.4g	口服：<5岁,1片/次 >5岁,2片/次 3次/日 静脉滴注：每次5～20ml,1次/日 (加入5%或10%葡萄糖注射液250ml～500ml缓慢滴注)	1.门冬氨酸与细胞亲和力强,在体内可转运钾、镁离子进入细胞 2.主要用于低钾、低镁血症、心律失常、心绞痛等。 3.静脉滴注速度不宜过快,不作肌内注射或静脉注射
氯化钾 (potassium chloride) 针剂:1g (10ml)	静脉滴注：0.15～0.3g/(kg·d)	1.用于低钾血症、洋地黄中毒引起阵发性心动过速或频发室性过早搏动 2.过量可引起恶心、呕吐、软弱、心律紊乱、反射消失或心搏停止 3.肾功能严重减退者,尿少时慎用,无尿或血钾过高时忌用 4.静滴时稀释后方可使用,浓度不超过0.3%

十九、小儿抗高血压药

药名及 制剂规格	用法用量	备 注
利血平(蛇根碱) [reserpine (serpasil)] 片剂:0.25mg	口服: 0.005 ～ 0.02mg/(kg·d) 分1～2次	1.该药主要是由于小动脉扩张,外周阻力降低而降压的,降压的同时,出现心率减慢 2.适用于早期轻度高血压 3.忌与洋地黄并用
硝普钠 (nitroprusside sodium) 针剂:50mg	静脉滴注: 稀释后应用,每分钟按体重1.4μg/kg。按效应逐渐调整用量	1.对血管平滑肌有直接松弛作用,作用迅速,临床用于高血压危象、脑血管痉挛 2.副作用有恶心、呕吐、头痛、厌食、皮疹等 3.溶液需新鲜配制,滴注瓶应用黑纸掩住避光
卡托普利(巯甲丙脯酸,开搏通) (captopril) 片剂: 12.5mg,25mg	口服:开始1mg/(kg·d),逐渐增加,求得最低有效量,最大可至6mg/(kg·d),分3次	1.为血管紧张素转换酶抑制剂,对各型高血压皆有降压作用,并能改善心脏功能 2.副作用有皮疹、瘙痒,个别有蛋白尿及过敏

药名及 制剂规格	用法用量	备　注
肼苯哒嗪 片剂：10mg， 25mg，50mg 针剂：20mg （1ml）	口服：0.75mg/（kg· d） 分4次 肌内注射（与利血平 合用）： 每次0.15mg/kg 每12～24小时一次	1.抑制血管运动中枢及 使周围血管扩张起降压 作用，作用较利血平迅速 2.易致耐受性，最好与其 他降压药合用 3.剂量过大可引起心悸、 头痛、恶心、呕吐、鼻塞、 皮疹和直立性低血压等 4.用于顽固性高血压症， 舒张压明显增高的肾炎 病人，有心力衰竭时禁用
硫酸镁 针剂： 2.5g（10ml）	肌内注射：25%溶液 0.2～0.4ml/kg 静滴：1%～2%溶液 0.1～0.15g/kg	1.用于高血压脑病。静滴 时须密切观察血压、脉 搏、呼吸 2.一半剂量在15～20分 钟内滴入，余量在90分钟 内滴完

二十、升压药及拟肾上腺素药

药名及 制剂规格	用法用量	备　注
去甲肾上腺素（去甲肾，正肾上腺素）（noradrenalin bitartrate）针剂：1mg（1ml）2mg（2ml）	静脉滴注：新生儿至1岁，每次0.3～0.5mg 2～12岁，每次0.5～1mg 加入5%～10%葡萄糖250ml中，每分钟0.02～1μg/kg，根据血压调节滴速	1. 主要兴奋α-受体，对β-受体作用较弱，具有很强的血管收缩作用。用于除心源性休克外的其他休克 2. 心力衰竭病人禁用 3. 过量时可出现严重头痛、高血压、心率缓慢、呕吐、抽搐及急性肾衰竭 4. 本品不宜与偏碱性药物配伍
重酒石酸间羟胺（阿拉明）［metaraminol bitartrate（aramine bitartrate）］针剂：10mg（1ml）100mg（10ml）	肌内注射：每次0.1mg/kg 静脉滴注：每次0.3～2mg/kg 以5%或10%葡萄糖注射液100～250ml稀释，速度以维持有效血压为度	1. 为拟肾上腺素药，作用比较缓和持久 2. 为抗感染性休克首选血管收缩药，适用于各种休克及手术时低血压 3. 从小量开始，无效时可逐渐加量

药名及 制剂规格	用法用量	备　注
多巴胺 （dopamine） 针剂： 20mg（2ml）	静脉滴注： 每次10～20mg,以5% 或10%葡萄糖注射液 100ml稀释,缓慢静脉 滴注	1.为儿茶酚胺类药物,能 　增强心肌收缩力,但心率 　增快不显著 2.升压作用强,改善末梢 　循环,尿量及尿钠排泄 　增加 3.用于各型休克病人 4.大剂量可使呼吸加速, 　心律失常,停药后即迅速 　消失 5.滴速应保持在2.5～ 　10μg/（kg·min）,休克症 　状好转后,再减慢点滴速 　度,直至休克完全恢复再 　停药
甲氧明（盐酸 甲氧胺,美速 克新命） 针剂：20mg （1ml）	静脉注射、静脉滴注： 0.08～01mg/kg （缓慢静脉注射）	1.为拟肾上腺素药,血管 　收缩作用较强,而对心脏 　无直接作用 2.副作用可致肾血管痉 　挛,大剂量时偶可见产生 　过度血压升高
多巴酚丁胺 （dobutamine） 针剂： 20mg（2ml）	静脉注射：10～20mg, 速度2.5～10μg/ （kg·min）,一般从小 剂量开始,视病情调 整剂量。	1.以兴奋β受体为主,能 　增强心肌收缩力,对心率 　影响比异丙肾上腺素少 2.多用于不伴有低血压 　或伴室性心律失常的急 　性心衰,其改善左心室功 　能优于多巴胺 3.可有心悸、恶心、头痛 　等副作用

药名及 制剂规格	用法用量	备　注
潘生丁 （persantin） 片剂： 25mg，50mg	口服：每次 0.5 ~ 1mg/kg 3次/日	1. 对冠状动脉有较强的扩张作用 2. 用于弥散性血管内凝血、抗休克、风湿性心脏病、心律失常，防止血栓形成和栓塞

二十一、利尿药及脱水药

药名及 制剂规格	用法用量	备　注
乙酰唑胺（醋氮酰胺） [acetazo-lamide（dia-mox）] 片剂：0.25g	口服： 每次5mg/kg 每日或隔日一次	1. 通过抑制碳酸酐酶发挥作用，阻止肾小管中 Na^+-H^+ 交换，大量 Na^+ 携带水分由肾排出 2. 某些疾病如癫痫、结核性脑膜炎，可加大剂量至每次10~30mg/kg 3. 可有嗜睡、手足麻木等不良反应，久用可致低血钾和酸中毒。故需加用氯化钾和碳酸氢钠 4. 肝、肾功能减退者慎用
氢氯噻嗪（双氢克尿噻） （hydrochlo-rothiazide） 片剂： 25mg，50mg	口服： 1~2mg/（kg·d） 1~2次/日	1. 抑制近端肾曲管 Na^+ 的回吸收，起利尿作用，兼有降血压作用 2. 可致低血钾 3. 肝、肾功能减退者慎用

药名及 制剂规格	用法用量	备　注
螺内酯(安体舒通) [spironolactone(antisterone)] 胶囊:20mg	口服: 1~3mg/(kg·d) 分2~4次	1.有对抗醛固酮的作用,用于醛固酮增多症引起的水肿、肾病综合征、肝硬化性腹水等 2.利尿作用较弱 3.副作用主要为头痛,大剂量时嗜睡,偶见皮疹,并能引起低血钠、高血钾症
呋塞米(速尿、呋喃苯胺酸) (furosemide) 片剂:20mg 针剂:20mg (2ml)	口服: 2~3mg/(kg·d) 分2~3次 静脉滴注、静脉注射: 每次1~2mg/kg 最大剂量:6mg/(kg·d)	1.抑制近端肾曲管及髓袢升支对 Na^+ 和水的回吸收,利尿作用出现快。用于充血性心力衰竭早期、肝硬化(晚期可因低血钾诱发肝昏迷)及肾脏疾病所致的水肿、肺水肿、脑水肿等 2.长期用药可致电解质紊乱,用药期间定期检查血清电解质、二氧化碳结合力及尿素氮 3.急性肾小球肾炎超量使用洋地黄、低钾血症、肝昏迷的患者忌用

药名及 制剂规格	用法用量	备　注
甘露醇（mannitol） 针剂： 20%（100ml，250ml）	静脉注射： 每次1~2g/kg 必要时可每6~8小时一次	1.增加血液渗透压，降低颅内压。用于脑水肿、急性肾衰竭、少尿症 2.静脉推注在20~30分钟内完成或快速点滴。漏出血管外可发生局部组织坏死 3.室温过低时，可析出结晶，用热水加温溶解后再用

二十二、抗过敏药

药名及 制剂规格	用法用量	备　注
盐酸异丙嗪 （非那根） ［promethazine hydrochloride （phenergan）］ 片剂： 12.5mg，5mg 针剂：25mg（1ml） 50mg（2ml）	口服、肌内注射、静脉滴注： 0.5~1mg/kg 1~3次/日	1.本品为组胺 H_1 受体拮抗剂，尚有显著的中枢安定作用，用于各种过敏性疾患及小儿哮喘、人工冬眠等 2.忌与碱性药及苯巴比妥钠混合注射，有刺激性，不作皮下注射 3.小儿可出现兴奋现象，肝、肾功能减退者慎用

药名及 制剂规格	用法用量	备　注
马来酸氯苯那敏 （扑尔敏） （chlorphenira-mine maleate） 片剂:4mg	口服: 0.3~0.4mg/(kg·d) 3~4次/日	1.与苯海拉明作用类似 2.易致中枢兴奋,可诱发癫痫 3.新生儿或早产儿不宜使用
富马酸酮替芬 （ketotifen fu-marate） 片剂、胶囊剂: 0.5mg,1mg	口服: <3岁,每次0.5mg >3岁,每次1mg 1~2次/日	1.本品是一种肥大细胞膜的保护剂,具有阻止过敏介质释放和促进β受体数量和功能的恢复 2.用于防治支气管哮喘、过敏性鼻炎及过敏性皮炎 3.避免与降血糖药同时使用
氯雷他定 （开瑞坦,克敏能） （loratadine） 片剂:5mg	口服: 2岁以上,1次/日,体重>30kg, 10mg/d 体重<30kg, 5mg/d	1.为强力长效三环抗组胺药,具有选择性阻断外周组胺 H_1 受体的作用 2.本品适用于缓解与过敏性鼻炎、急慢性荨麻疹及其他过敏性皮肤病有关的症状
西替利嗪 （cetirizine） 片剂:10mg 混悬剂:50mg (5ml)	口服: 2~6岁,每次5mg 6~12岁, 每次10mg 1日/次	为长效抗组胺药,具有选择性阻断外周 H 受体的作用,用于过敏性鼻炎、瘙痒、过敏性荨麻疹

续 表

药名及 制剂规格	用法用量	备 注
葡萄糖酸钙 (calcium glu- comate) 片剂:0.5g 针剂:1g (10ml)	口服:每次0.5~1g 2~3次/日 静脉注射、静脉滴注: >5岁,每次0.5~1g	1. 降低毛细血管渗透性,具有抗炎、抗过敏作用。保持神经肌肉正常兴奋性,加强大脑皮层抑制过程。常用于过敏性疾患及手足搐搦症 2. 静注过浓或注射过速会使心停止;漏出血管外有刺激性,可引起局部疼痛及组织坏死,应立即用5%普鲁卡因局封 3. 洋地黄治疗者忌用

二十三、抗贫血药及生白细胞药

药名及 制剂规格	用法用量	备 注
硫酸亚铁 (ferrous sulfate) 片剂:0.3g 糖浆:2.5%	口服: 20 ~ 30mg/(kg · d) 或 每次0.1~0.3g 3次/日,饭后服	1. 口服易吸收,有时可有胃肠道刺激,饭后服可减少胃肠道反应 2. 铁与肠道内硫化氢结合,生成硫化铁,使硫化氢减少,减少了对肠蠕动的刺激作用,可致便秘,并排黑便 3. 维生素 C 能促进 Fe^{3+} 还原为 Fe^{2+},从而促进铁吸收 4. 含钙、磷酸盐类、鞣酸药物、抗酸药和浓茶均可使铁盐沉淀,妨碍其吸收 5. 婴幼儿宜用2.5%硫酸亚铁合剂

药名及制剂规格	用法用量	备 注
富马酸亚铁 （富血铁） （ferrous fumarate） 片剂： 0.05g,0.2g	口服： 每次0.05~1.2g 3次/日	1. 含铁量较高,稍溶于水,较稳定,刺激性小而起效快 2. 应用及注意事项同硫酸亚铁
维生素B₁₂ （氰钴胺） ［vitamin B₁₂ （cyanocobalamin）］ 针剂： 100μg,500μg	肌内注射： 每次50~100μg 每日或隔日1次	1. 维生素B_{12}参与造血过程中核酸及核蛋白质的合成,用于营养性大细胞性贫血、肝炎、多发性神经炎等病 2. 应用本品时间过长,可出现缺铁性贫血,应给以铁剂治疗 3. 本品不能与大剂量维生素C同时应用,忌与葡萄糖溶液、氨基水杨酸等配伍
叶酸 （folic acid） 片剂：5mg	口服： 每次5mg 3次/日	1. 参与核酸的合成,用于婴儿营养性大细胞性贫血 2. 营养性巨幼红细胞贫血常伴有缺铁,应用时补铁,并适当补充蛋白质及B族维生素,特别是维生素B_{12}
多糖铁 胶囊：0.15g 糖浆剂： 20mg/ml （60ml）	口服：2.5ml/d 或5mg/(kg·d) 1次/日	1. 为低分子多糖和铁的复合物,其中铁元素含量46%,能以分子形式完整的被吸收 2. 不引起便秘、腹泻和恶心,不污染牙齿。用量过大时,可引起胃肠道反应

药名及制剂规格	用法用量	备　注
沙格司亭(重组人粒细胞巨噬细胞集落刺激因子)粉针剂:50μg,100μg,150μg,300μg,700μg	1.骨髓增生异常综合征、再生障碍性贫血:皮下注射3μg/(kg·d),1次/日;3~4日显效后调节剂量,使白细胞维持在所希望的水平 2.癌症化疗:皮下注射5~10μg/(kg·d),1次/日;于化疗停药后开始使用,持续7~10天	1.接受本品治疗的病人,如发生过敏性休克、血管神经性水肿、支气管痉挛等急性过敏反应时应立即停药 2.治疗期间应定期做全血检查 3.本品不能与抗肿瘤药合用,以防发生药物相互作用
维生素 B₄(磷酸氨基嘌呤,磷酸腺嘌呤)(vitamin B₄)片剂:10mg,25mg针剂: 20mg(2ml)	口服:每次5~10mg2次/日	1.有刺激白细胞增生作用,用于白细胞减少症 2.注射液中有磷酸氢二钠缓冲剂,不能与其他药物混合注射
利可君(利血生)(leucogen)片剂:10mg,20mg	口服:每次10~20mg3次/日	能增强造血系统功能,用于治疗各种白细胞降低

药名及 制剂规格	用法用量	备　注
非格司亭 针剂： 75μg， 150μg，300μg	静脉注射： ＜3岁75μg 每次 3～6岁150μg 每次 6～12岁300μg 每次 1次/日，可根据白细胞上升数减少剂量。	1. 即重组人粒细胞集落刺激因子，常用于在白血病化疗中的中性粒细胞减少症，或其他先天性白细胞减少症 2. 偶尔有皮疹及胃肠道反应，个别病人的转氨酶升高 3. 不应与抗癌化疗药物同时使用

二十四、凝血药、止血药

药名及 制剂规格	用法用量	备　注
酚磺乙胺(止血敏，止血定) Etamsylate (Dicynone) 针剂：0.25g (2ml) 1.0g(5ml)	肌内注射，静脉注射： 每次5～10mg/kg 2～3次/日	1. 促使血小板增加，增强血小板功能及血小板黏附性，加速血块收缩，副作用少 2. 适用于脑出血、眼底出血、鼻出血及其他出血性疾病的预防和治疗 3. 作用迅速，有效时间可维持4～6小时。手术前预防出血，应于术前15～30分钟应用 4. 不宜与碱性药物配伍。最好单独使用

药名及制剂规格	用法用量	备 注
维生素 K₁ Vitamin K₁ 针剂： 10mg(1ml)	肌内注射、静脉注射： 每次5~10mg 1~2次/日	1. 参与肝脏内凝血酶原的合成，用于凝血酶原过低症、新生儿出血病、阻塞性黄疸等 2. 静脉注射应缓慢，一分钟不超过5mg，可能出现面红、出汗、胸闷等副作用
6-氨基己酸6- Aminocaproic Acid 针剂： 1g(10ml) 2g(10ml)	静脉滴注： 每次0.1g/kg 每4~6小时一次	1. 为一种纤维蛋白溶解抑制剂 2. 用于外科手术大出血、肺出血及消化道出血 3. 排泄较快，须给维持量药，有血栓形成倾向者忌用 4. 不宜与酚磺乙胺混合注射
氨甲苯酸（止血芳酸） Para- aminom- ethylbenzoic Acid（PAM- BA） 片剂：250mg 针剂：50mg (5ml) 100mg(10ml)	静脉注射： 每次0.1g 溶于葡萄糖液或生理盐水中缓慢滴注	1. 具有很强的抗血纤维蛋白溶解作用，毒性极低 2. 适用于血纤维蛋白溶解所引起的各种出血，尤其多用于 DIC 的纤溶期，对一般慢性渗血效果特别显著

二十五、抗凝血药

药名及 制剂规格	用法用量	备 注
肝素 （heparin sodium） 针剂： 100单位 （2ml） 5000单位 （2ml） 12500单位 （2ml）	静脉滴注： 50单位/千克每次，溶 入10%葡萄糖溶液或 生理盐水50～100ml 中，在4小时内缓慢 滴入	1.肝素对血凝机制的各 个环节都有影响，用于防 治血栓形成，尤多用于 DIC的高凝期 2.用药过多可导致自发 性出血，每次注射前须测 定凝血时间 3.出血性素质及伴有血 液凝血延缓的疾病禁用

二十六、抗寄生虫药

1. 驱蛔虫、蛲虫、绦虫、血吸虫药

药名及 制剂规格	用法用量	备 注
枸橼酸哌嗪 （驱蛔灵） （piperazine citrate） 片剂： 0.2g,0.5g	驱蛔虫： 0.15g/（kg·d），最大 量不超过3g，睡前服， 连服2日 驱蛲虫 60mg/（kg·d），2次/ 日，连服7日，一日量 不超过2g	用于肠蛔虫、蛔虫性肠梗 阻、蛲虫等病
甲苯咪唑（甲 苯哒唑，安乐 士） （mebendazole） 片剂： 50mg,100mg	口服： 驱钩虫、鞭虫：4岁以 上，每次200mg， 每日2次，连服3日 驱蛔虫：顿服每 次200mg	用于驱蛔虫、蛲虫、钩虫、 鞭虫

药名及 制剂规格	用法用量	备　注
丙硫咪唑(阿苯达唑,肠虫清)(albendazole) 片剂、胶囊:200mg	口服: 驱钩虫、鞭虫:12岁以上400mg,2次/日,连服3日 驱蛔、蛲虫:顿服400mg,12岁以下200mg	用于蛲虫、血吸虫、绦虫、钩虫、蛔虫、鞭虫等病

2. 抗阿米巴病药

药名及 制剂规格	用法用量	备　注
甲硝唑(灭滴灵)(metronidazole) 片剂:0.2g	口服: 厌氧菌感染:20～50mg/(kg·d) 治阿米巴: 35～50mg/(kg·d) 分3次服,连用10日 治滴虫: 15～20mg/(kg·d) 分3次服,连用10日	1.用于阿米巴痢疾、阿米巴肝脓肿、阴道滴虫病,也可用于厌氧菌感染 2.毒性小,疗效高

3. 抗疟药

药名及 制剂规格	用法用量	备 注
磷酸氯喹 （chloroquine phosphate） 片剂：0.25g	首剂：25mg/kg 治疗：6～8小时后及 第2～3日，各服1次， 每次12.5mg/kg 预防：每次12.5mg/kg 每周1次	1. 能消灭裂殖体，用于良性及恶性疟的治疗、预防及恶性疟的根治 2. 长期服用能引起耳鸣、头昏、皮炎等，甚至发生阿斯综合征
乙胺嘧啶 （pyrime- thamine） 片剂：25mg	口服、预防用： 每次0.9mg/kg， 1次/周	1. 对恶性疟及间日疟的红细胞前型有效，用于疟疾的预防 2. 过量及长期服用，可引起巨红细胞性贫血、恶心、呕吐、发绀、惊厥等症状

二十七、肾上腺皮质激素类药物

药名及 制剂规格	用法用量	备 注
氢化可的松 （考的索、皮质醇）（hydro-cortisone） 片剂：20mg 针剂： 10mg(2ml) 25mg(5ml) 100mg(20ml)	口服： 20～25mg/(m²·d) 分3～4次 静脉滴注： 4～8mg/(kg·d) 分3～4次	1. 作用、副作用及注意点同醋酸可的松 2. 可用于抢救严重中毒性感染、过敏性休克等 3. 关节腔、滑膜腔内或局部注射可用醋酸氢化可的松混悬液

药名及 制剂规格	用法用量	备　注
泼尼松（pred- nisone） 片剂：5mg	口服：1～2mg/ （kg·d） 分3～4次	1.用于严重细菌感染、结缔 组织病、肾病综合征、急性 白血病等 2.水钠潴留及促钾排泄 作用较小，而对糖代谢及 抗炎作用则显著增加，副 作用较醋酸可的松为小
泼尼松龙（去 氢氢化可的 松、氢化泼尼 龙） （predniso- lone） 片剂：5mg	口服：1～2mg/ （kg·d） 分3～4次	1.作用同泼尼松 2.关节腔、滑膜腔内注射 或局部注射可用醋酸氢 化泼尼松混悬液
地塞米松（氟 美松） （dexametha- sone） 片剂：0.75mg 针剂： 1ml（1mg、 2mg、5mg）	口服：0.1～ 0.25mg/（kg·d） 分3～4次 肌内注射、静脉滴注： 每次1～ 2.5mg 每日1～2次	1.本品为人工合成的长 效制剂，抗炎及控制皮肤 过敏作用强 2.因肾上腺皮质激素可 抑制患儿的生长和发育， 如需长期使用，避免使用 地塞米松等长效制剂
促肾上腺皮 质激素（促皮 质素） （adrenocorti- cotropine） 针剂：10单 位，25单位 （1mg＝1单 位）	肌内注射：每次1.6单 位/千克 50单位/（/m²·d） 分2～3次 静脉滴注：每次0.4单 位/千克，8小时内 滴入 每日1次	能刺激肾上腺皮质释放 皮质激素，作用与醋酸可 的松相似 忌与中性和偏碱性药物 混合静滴， 用本品加5%葡萄糖液 中静滴，一般不用生理盐 水作溶媒

二十八、皮肤疾病外用药

药名及 制剂规格	成分	备注
碘酊(碘 酊)2% (tincture iodine)	碘2g,碘化钾 0.8g,75%酒精	用于皮肤感染和皮肤消 毒,对黏膜有刺激性
红汞 (mercu- rochrome)2%	红汞2g,加蒸馏水	杀菌力较弱,无刺激性, 用于皮肤、黏膜及小伤口 的消毒
高锰酸钾 (potassium permanganate) 溶液: 0.1%, 0.02%	高锰酸钾	用于洗涤伤口、坐浴、食 具消毒。0.02%用于某些 药物中毒之洗胃用
依沙吖啶(利 凡诺、雷佛奴 尔) 溶液:0.1%	利凡诺	用于外科创伤,皮肤黏膜 的洗涤及湿敷
呋喃西林 (furacilin) 溶液:0.02%	呋喃西林	杀菌力强,刺激性小,适 用于冲洗伤口、洗眼、湿 敷等,可用于洗涤痈毒
新洁尔灭 (bromo- geramine) 溶液:0.1%	新洁尔灭	用于皮肤、黏膜、创面及 器械消毒。器械消毒时可 同时加入0.5%亚硝酸钠 防锈,忌与肥皂及合成洗 涤剂接触,浸泡时间30分 钟以上
硼酸 (boric acid) 溶液:3% 软膏:5%	硼酸	有收敛作用,溶液用于洗 涤伤面及黏膜面。软膏常 用于皮肤溃疡、烧伤、 褥疮

药名及 制剂规格	成　分	备　注
硝酸银 （silver nitrate） 溶液： 5%，10%	硝酸银	用于黏膜收敛，10%溶液用于烧灼黏膜上的溃疡，除去腐肉
水杨酸软膏5%	水杨酸	用于治疗皮肤霉菌病、银屑病及鱼鳞癣等
鱼石脂软膏 （ichthammol ointment）	鱼石脂	用于局部炎症
鞣酸软膏20% （tannic acid ointment	鞣酸	有收敛作用，常用于烫伤及婴儿臀部红斑等
丙酸倍氯米松霜	丙酸倍氯米松0.025%	激素类药物，适用于湿疹、过敏性皮炎、接触性皮炎、神经性皮炎、干癣及银屑病等
维生素B₆霜	含维生素B₆1.2%	用于痤疮、酒渣鼻、脂溢性湿疹、硬皮病等。
醋酸去炎松尿素软膏	醋酸去炎松0.1%、尿素10%	用于神经性皮炎、慢性湿疹、皲裂性湿疹、脂溢性皮炎、瘙痒、银屑病及扁平苔藓
硝酸咪康唑霜	每克含20mg硝酸咪康唑	为广谱抗真菌药，同时对革兰阳性球菌和杆菌也有很强的杀菌力
小儿痱毒粉	樟脑，薄荷脑，升华硫	用于小儿痱毒
脐带粉	雷佛奴尔，氧化锌等	用于婴儿脐带

二十九、五官疾病外用药

药名及制剂规格	成份	备注
酚甘油滴耳液1%	液化酚	用于外耳道炎、无穿孔性中耳炎
呋麻滴鼻剂	呋喃西林,麻黄素	用于各种鼻炎
碘甘油2%	碘	为黏膜消毒剂,低浓度用于咽喉炎,高浓度用于牙龈炎、牙周炎
氯霉素滴眼液0.25%(8ml)	每次1~2滴,每日3~4次	用于细菌性或病毒性结膜炎、角膜炎
利福平滴眼液5mg(10ml)	每2小时一次,每次1~2滴。	用于敏感细菌引起的眼部感染。配制后的滴眼液为橙红色,在室温贮存可用二周,如发现浑浊变色,不得使用
三氮唑核苷滴眼液	每次1~2滴,每2~3小时一次	用于单疱性角膜炎、急性流行性结膜炎(红眼病)
醋酸可的松滴眼液15mg(3ml)	每次1~2滴,每日3~4次	用于虹膜炎、非溃疡性结膜炎、巩膜炎、过敏性结膜炎、疱疹性角膜炎、交感性眼炎等
盐酸金霉素眼膏(每克内含盐酸金霉素5000单位)	2~4次/日,涂于眼皮内	用于结膜炎、角膜炎、沙眼

药名及 制剂规格	成份	备 注
四环素可的松眼膏(每克内含四环素2500单位,醋酸可的松2.5mg)	3～4次/日,涂于眼皮内	用于过敏性眼炎、手术后虹膜炎、结膜炎等
阿昔洛韦Aciclovir眼药水:0.1%眼膏:1%～3%	眼药水:每2～3小时一次 眼膏:每日3～4次	用于单疱性角膜炎和眼部带状疱疹

ISBN 978-7-81136-447-7

定价: 42.00元